Ich widme dieses Buch all jenen,
die versuchen, für ihr Leben einen anderen,
gesunden Weg zu finden.

Und Kurt Knuth-Siebenlist,
dessen Gene ich in mir trage.

Sabine Wery von Limont
mit Jarka Kubsova

DAS
GEHEIME
LEBEN
DER SEELE

Was unsere Psyche formt, wie sie arbeitet
und was sie krank macht

GOLDMANN

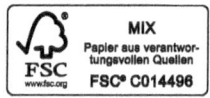

Penguin Random House Verlagsgruppe FSC® N001967

4. Auflage
Vollständige Taschenbuchausgabe Februar 2021
Copyright © 2018 der Originalausgabe: Mosaik Verlag
Copyright © 2021 dieser Ausgabe: Wilhelm Goldmann Verlag, München,
in der Penguin Random House Verlagsgruppe GmbH,
Neumarkter Str. 28, 81673 München
Umschlag: Uno Werbeagentur, München,
nach einem Entwurf von zeichenpool, München
Umschlagmotiv/Hintergrund: shutterstock/oomph
KW · IH
Satz: Satzwerk Huber, Germering
Druck und Bindung: GGP Media GmbH, Pößneck
Printed in Germany
ISBN 978-3-442-17896-4

www.goldmann-verlag.de

Inhaltsverzeichnis

Kapitel I
Das limbische System

Kapitel II

Das Konsistenzprinzip

Wie das Bedürfnis der Seele nach Gleichgewicht entsteht

Kapitel IV
Die Psychosomatik

Vorwort

Mit Anfang zwanzig hätte ich mir nie vorstellen können, Psychologie zu studieren. Ich hatte mich stattdessen für etwas Handfestes entschieden: Betriebswirtschaftslehre. Das war logisch und einfach. Ich mochte, wenn es im Leben so zuging. An meiner Uni waren die BWLer im zweiten Stock untergebracht, die Psychologen im vierten. »Unten die Schnösel mit ihren Formeln, oben die Spinner mit ihrer Pseudowissenschaft!« – Wir pflegten unsere Vorurteile. Aber manchmal fragte ich mich – sehr, sehr leise –, ob die da oben vielleicht etwas lernten, was mir verschlossen blieb. Ich fragte mich, ob sie etwas über mich wissen könnten, was nicht einmal ich selbst wusste. Ob sie mich und andere durchschauen. Diese Vorstellung verunsicherte mich sehr. Denn eigentlich wusste ich selbst nicht viel über mich, nicht einmal, was ich wirklich wollte. BWL jedenfalls wohl doch nicht, denn das Studium machte keinen Spaß, und kurz vor Ende brach ich es ab.

Ich wechselte zwischen ein paar Jobs hin und her, heiratete meinen Freund, bekam zwei Kinder. Aber noch bevor sie in die Schule kamen, war die Scheidung durch, mein Leben auf links gedreht, und obendrein bekam ich Krebs. Das Leben war weniger logisch und einfach, als ich dachte. So viel wusste ich jetzt.

Im Krankenhaus verbrachte ich viel Zeit mit Menschen, die dieselbe Krankheit hatten. Noch nie war ich bis dahin anderen Menschen so nahegekommen, ihren Ängsten, Abgründen und Überlebensstrategien. Dabei fiel mir etwas auf, das mich faszinierte: Obwohl jeder von uns mit demselben Problem kämpfte, ging jeder völlig anders damit um.

Manche der Patienten waren optimistisch, andere völlig mutlos. Einige waren jeder Therapieoption gegenüber misstrauisch, wieder andere ließen sie arglos über sich ergehen. Es gab Paare, die diese Krankheit auseinandertrieb, und Paare, die durch sie so stark wurden wie nie zuvor. Mir fiel auch auf, dass sich jede Haltung wandeln konnte. Manchmal nach nur einem intensiven Gespräch mit jemandem, der etwas anders dachte. Es gab Pessimisten, die neue Zuversicht fanden und anfingen zu kämpfen. Menschen, die ihre Partner wieder näher an sich heranließen, und eine scheinbar festgefahrene Situation veränderte sich dadurch völlig.

Mich ließ das nicht los. Beinah mehr als meine Krankheit beschäftigte mich jetzt die Frage, wieso Menschen so sind, wie sie sind. Wieso reagieren sie auf dasselbe Ereignis derart unterschiedlich? Was muss im Leben eines Menschen passieren, dass er mehr Hoffnung entwickelt als ein anderer? Was macht uns mutig, empathisch, zuversichtlich? Wieso sind manche exzentrisch, andere voller Angst? Wieso gibt es Choleriker, Altruisten und Egomanen? Wie wurden sie dazu? Und bleibt man immer der, der man ist?

Jetzt hatte ich das Passende für mich gefunden. Ich wollte so viel wie möglich über diese Dinge erfahren! Und mir war klar, wo. Noch im Krankenhaus füllte ich die Einschreibunterlagen aus, und nur wenige Monate später stand ich im Foyer meiner Uni, lachte über meine Arroganz von früher und sagte mir: »Herzlichen Glückwunsch, Sabine. Du bist jetzt ein Spinner aus dem vierten Stock.«

Es machte verdammt viel Spaß, einer zu sein. Entsprechend anders verlief dieses zweite Studium: Ich sog alles auf, ich lernte voller Elan. Ich begann zu verstehen, wo und wie Angst in uns entsteht, warum manche Menschen Depressionen oder Zwänge entwickeln oder warum sie süchtig werden. Ich lernte, was Gefühle sind, wie sie uns durch das Leben lenken – aber auch umgekehrt, wie wir sie kontrollieren können, um zufriedener zu sein. Ich erfuhr, wie Erfahrung unsere Persönlichkeit formt und unsere Wahrnehmung steuert.

Dieses Wissen veränderte mich. Ich wurde neugieriger auf die Menschen um mich herum, darauf, was sie wirklich antrieb. Es war, als ob ein Vorhang fiel und etwas mehr Licht die dunklen Ecken ausleuchtete. Ich sah jetzt nicht nur, *wie* Menschen sich benahmen, ich konnte immer öfter erkennen, *warum* sie es auf ihre Art tun. Ich ärgerte mich nicht mehr wie früher über die unfreundliche Bibliothekarin, ich fragte mich jetzt, was in ihrem Leben wohl geschehen sein musste, dass sie so geworden war. Das half mir, freundlich auf ihre Patzigkeit zu reagieren – und mit einem Mal wurde ihre Patzigkeit seltener. Eine Kleinigkeit kann manchmal eine positive Spirale in Gang setzen.

Ich lernte, hinter dem Perfektionismus und dem Machtgehabe mancher Menschen die hilflose Suche nach Anerkennung zu sehen. Hinter Hass die Kränkung, hinter Verbitterung die Verletzung oder hinter Vorurteilen die eigenen Ängste. Ich verstand, dass etwas mehr Kenntnis über die Mechanik unserer Seele der Schlüssel ist, unser Leben grundlegend verändern zu können. Wir können lernen, gelassener mit schwierigen Situationen umzugehen, so dass Kränkungen uns weniger verletzen und wir nachsichtiger mit uns selbst und anderen werden.

Jahrhundertelang betrachtete man die Seele als etwas Theoretisches. Aber wenn etwas bloß theoretisch ist, wie soll man es ernst nehmen? Erst heute ändert sich die Sichtweise drastisch. Die Forschung gräbt immer mehr darüber aus, was die Seele tatsächlich ist – und wie falsch wir immer lagen. Die Seele ist etwas sehr viel Konkreteres, als wir glauben. Sie ist ein Organsystem mit erstaunlich vielen

Funktionen. Wir können sie betrachten. Verstehen, wie sie entsteht, wie sie arbeitet und was sie krank macht. Wir können Ursachen lokalisieren und Therapieergebnisse feststellen.

Viele Probleme können behandelt werden. Aber dafür brauchen wir einen neuen Blick auf die Seele, eine tiefgehende Sicht in die Funktionsweise dieses besonderen, unsichtbaren Organs, das uns so allumfassend im Griff hat. Diesen möchte ich hier vermitteln – mit all meiner Erfahrung, den neuesten Erkenntnissen aus der Hirnforschung – und mit einer Portion Humor. Zur Standardausstattung eines jeden Therapeuten gehört eine Kleenex-Packung auf dem Tisch. Aber dass es nichts zu lachen gibt, das ist bloß ein Vorurteil.

Einleitung
Die Entdeckung der Seele

Vor etwas mehr als hundert Jahren breitete sich in Europa eine rätselhafte Epidemie aus. Weil die Erkrankten schwach, blass und mager waren, nannte man diese Krankheit Schwindsucht. Sie suchte vor allem Menschen in größeren Städten heim, und obwohl sie häufig tödlich endete, wurde sie als *romantisch* betrachtet. In der Literatur und der Gesellschaft galt sie als Modekrankheit zarter und sensibler Charaktere. Es gab kein Mittel, um sie zu heilen, denn ihre Ursache war mysteriös. Im Verdacht standen Vererbung, ungünstige Ausdünstungen aus dem Boden und der allgemeine Verfall der Sitten.

Dann wurden 1882 unter dem Mikroskop von Robert Koch die wahren Übeltäter sichtbar: Mycobacterium tuberculosis, stäbchenförmige Bakterien, zwei bis fünf Mikrometer groß – die Erreger der Tuberkulose. Schlagartig war klar: Die Krankheit war gar nicht so mysteriös, sie war infektiös. Doch durch einfache Hygienemaßnahmen hatte man sie bald im Griff. Die Erkenntnis über ihre wahre Ursache hatte die Sicht auf die Krankheit vollkommen verändert und ihr den romantischen Anklang genommen.

Oft glauben wir Dinge erst, wenn sie sichtbar werden. So wie Bakterien unter dem Mikroskop oder ein Baby im Bauch durch Ultraschall. Wenn ihre Existenz bewiesen ist, werden sie für uns real. Und meist nehmen wir sie dann erst richtig ernst.

Nur wenige Jahre nach der Entdeckung der Tuberkuloseerreger hoffte ein junger Arzt aus Wien auf einen ähnlichen Durchbruch. Er wollte *sichtbar* machen, was ihm für eine andere Krankheitswelle ursächlich erschien: die Seele. Sie galt als mystisch und transzendent; im besten Falle als unsterblich. Solange keine Klarheit herrschte, war vieles möglich. Die Seele schien in unserem Körper zu wohnen, aber kein echter Teil von ihm zu sein, eher ein eigenes scheues Wesen ohne Form und Gestalt. Der junge Wiener aber dachte irdischer. Er war sich sicher, dass unser Verhalten, Denken und Fühlen nicht losgelöst von uns stattfinden würde, sondern zu uns gehörte wie ein realer Teil unseres Gehirns. Für ihn war klar: Die Seele ist ein Organ. Dass sie unsichtbar war, lag seiner Meinung nach nur daran, dass niemand sie bis dahin erkenntlich gemacht hatte. Das wollte er jetzt tun.

Er sezierte Gehirne und skizzierte Nervenfasern. Er stellte fest, dass Gehirnzellen untereinander offenbar zu Netzen verknüpft waren. Er vermutete, dass Emotionen und psychische Prozesse in diesen Netzwerken stattfinden. Und er wollte erkunden, wie das mit der Seele zusammenhing. Warum empfinden wir Trauer, Freude, Wut oder seelischen Schmerz? Was passiert, wenn wir uns inspiriert oder glücklich fühlen? Warum entwickeln wir Zwänge, Persönlichkeitsstörungen oder Phobien – und wie kann man sie heilen?

Der Wiener war einer Epidemie auf der Spur, die noch immer anhält. Er war überzeugt: Wenn es das Gehirn ist, das bestimmte seelische Störungen hervorbringt, dann müsse man das Gehirn medizinisch behandeln, um diese Störungen zu lindern. Er verbrachte Jahre mit Untersuchungen und Erhebungen, aber am Ende konnte er nichts beweisen. Die Seele blieb ein theoretisches Konstrukt, nichts Reales. Sie blieb ein geheimnisvolles unsichtbares Wesen.

Der Mann schlug daraufhin einen anderen Weg ein, um der Seele auf die Spur zu kommen. Er entwickelte eine Wissenschaft, die zugleich eine Behandlungsform war – und wurde damit weltberühmt. Sein Name war: Sigmund Freud, Begründer der Psychoanalyse. Dass Freud einst als Neurobiologe angefangen hatte, ist heute kaum bekannt. Er selbst hatte es aufgegeben, auf den Zeitpunkt zu warten, an dem seine ursprüngliche Theorie bestätigt werden konnte.

Dieser Zeitpunkt ist erst heute gekommen. Noch nie wussten Wissenschaftler mehr über das Gehirn als heute, und je mehr sie erfahren, desto deutlicher wird, wie nah Freud an der Wahrheit war, obwohl er bloß an der Oberfläche kratzte.

Die Seele verbirgt sich in Strukturen, die damals kein Mikroskop sichtbar machen konnte. Erst heute kann ein Rasterelektronenmikroskop mit hunderttausendfacher Vergrößerung in das Gewebe zoomen und die Feinmechanik unserer Seele sichtbar machen. Mit der funktionellen Magnetresonanztomographie, die es erst seit einigen Jahren gibt, kann man etwas erforschen, wovon Freud nur hätte träumen können: Wir können dem Kopf bei der Arbeit zusehen. Beim Wahrnehmen, Denken und Fühlen. Und was man sieht, sprengt jede Vorstellungskraft.

Noch nie wussten wir so viel über unser Gehirn wie heute

Was Wissenschaftler noch in den 1980er Jahren für eine durchschaubare Reiz-Reaktions-Maschine hielten, bestaunen sie heute als den komplexesten lebenden Organismus im uns bekannten Universum. Er entsteht aus einem Zellhaufen im Mutterleib. In der fünften Schwangerschaftswoche haben wir noch nicht einmal richtige Arme, aber wir haben ein Gehirn, in dem Unglaubliches geschieht: Pro Minute bilden sich rund 250 000 neue Nervenzellen. Winzige Kraftwerke, die später 16-mal so viel Energie verbrauchen wie eine Muskelzelle. Pro Sekunde entstehen 1,8 Millionen neue Verbindungen zwischen ihnen. Man muss sie dazu nicht einmal mit Mozart beschallen. Das passiert von ganz alleine.

Wenn wir auf die Welt kommen, warten etwa 100 Milliarden Neuronen auf Input von außen. Jeder Ton, jede Berührung, jede

Erfahrung erweckt sie zum Leben. Sie verknüpfen sich und bilden Schaltkreise. Ein gigantisches Netzwerk an Möglichkeiten wartet darauf, zu einer einzigartigen Persönlichkeit geformt zu werden. Würde man alle Nervenzellen eines Gehirns zu einer Schnur verbinden, man könnte sie 15-mal um den Äquator wickeln. Eine lange Leitung zu haben ist also keine Beleidigung. Es ist eine ziemlich beeindruckende Tatsache.

In der Summe dieses gigantischen Netzwerks entspringt weit mehr als unser Denken und unsere Motorik. Hier entstehen unsere Gefühle, unsere Ziele, Wünsche und unsere Hoffnungen – hier wird das entwickelt, was Freud gesucht hatte: unsere Seele. Ganz gleich, ob wir Angst vor Spinnen haben oder Hamster niedlich finden; warum wir essen, auch wenn wir keinen Hunger haben, oder die Finger nicht vom Smartphone lassen können – in unserem Gehirn werden die Grundlagen für all das gelegt, was uns ausmacht.

Manchmal verlieren die Dinge ihren Schrecken, wenn man sie genauer kennt. Manchmal verlieren sie jedoch auch ihren Zauber. Man könnte enttäuscht darüber sein, dass die Seele offensichtlich bloß den grauen Windungen unseres Gehirns entspringt und mit den medizinischen Tests technisch erfassbar geworden ist. Einige sagen, die Seele habe das Göttliche verloren, seit wir Psychologen ihr mit wissenschaftlichen Tests und Skalen zu Leibe rücken, um ihre Intelligenz, Lernfähigkeit und ihre Reaktionen zu testen. Seither ist sie bloß die »Psyche«, eine Funktionseinheit des zentralen Nervensystems. Aber weniger mystisch macht sie das nicht. Im Gegenteil. Die Seele wird nicht sachlicher, je mehr man über sie erfährt. Sie wird sogar spannender, denn sie ist eine materielle Substanz, die immaterielles Denken und Fühlen erzeugt. Wir können das Gehirn, von dessen Funktionen sie abhängt, zwar beobachten, aber wir werden trotzdem nie etwas darüber erfahren, was die untersuchte Person gerade wirklich denkt oder fühlt. Wir können ihre Neurochemie ergründen und erfahren doch nicht alles über ein so mächtiges Gefühl wie die Liebe oder was wir genau empfinden, wenn wir der Großen Symphonie in C-Dur von Schubert lauschen.

Die Seele ist mehr als der Output von Hirnprozessen, und sie ist mehr als das wissenschaftliche Konstrukt der Psyche. Sie ist gekoppelt an das Gehirn und macht doch, was sie will. Sie lässt sich logisch ergründen und bleibt doch ein großes Rätsel. Sie ist organisch – und gleichzeitig noch immer mystisch. Wir wissen heute so viel mehr über sie und können doch noch nicht alles erklären. Sie hat Geheimnisse und ist voll unerforschten Lebens, Seelenlebens. Sie ist wachsam und rettet uns ständig das Leben, sie tröstet und verteidigt uns. Sie steckt hinter fast jeder Entscheidung, die wir treffen, denn sie reagiert viel schneller, als wir denken können. Sie produziert die wirksamsten Drogen der Welt, sie organisiert unser Gedächtnis und verwaltet unsere Erinnerungen. Sie ist wunder- und wandelbar. Sie ist ein Teil von uns, ein echtes Organ. So wie Freud es sich vorgestellt hatte.

Wir sehen heute nicht nur, wie die Seele funktioniert. Wir sehen auch, was sie beschädigt. Eine Leber wird krank, wenn wir ihr zu viele Gifte zumuten. Unsere Seele wird krank durch schlechte Erfahrung: Versagen, Enttäuschung und Ablehnung sind wie Gift für sie. Jede Erfahrung verändert unser Gehirn, denn sie führt dazu, dass Zellen degenerieren oder neu entstehen. Anhaltende schlechte Erfahrungen können ein Gehirn regelrecht umformen.

Aber nicht nur das Gehirn, denn die Seele ist auch mit anderen Teilen unseres Organismus verbunden. Mit dem Immunsystem oder dem Herzen über eine direkte Achse. Zum Beispiel ist mittlerweile hinlänglich erforscht, dass Wut, Ärger, Trauer und Verzweiflung über diese Verbindung unmittelbar auf unser Herz einwirken. Depression und Ängste erhöhen das Risiko für Herzleiden ähnlich stark wie Rauchen oder eine ungesunde Ernährung. Auch wer sozial isoliert ist und die Unterstützung von vertrauten Menschen vermisst, stirbt Studien zufolge eher an den Folgen eines schon bestehenden Herzleidens. Seit langer Zeit versucht man, Herzen am Herzen zu heilen, sehr oft ohne Erfolg. Heute geht man dazu über, die Seele miteinzubeziehen – mit erstaunlichen Ergebnissen.

Wir haben gelernt, unseren Körper durch Prophylaxe, Vorsorge und gesunden Umgang zu schützen. Wir sollten die Seele dabei nicht länger außen vor lassen. Psychische Leiden wie Angststörungen, Depressionen oder Sucht entstehen nicht spontan. Ihnen geht oft eine lange Leidensgeschichte voraus, die sich nicht selten Schritt für Schritt bis zur Geburt zurückverfolgen lässt – und sogar darüber hinaus.

Viele meiner Patienten kommen erst zu mir, wenn ihr Leiden unerträglich geworden ist. Wir haben uns angewöhnt, psychische Schmerzen lange auszuhalten, weil wir sie weniger ernst nehmen als körperliche. Dabei kann man schon früh sehr viel unternehmen, bevor sie chronisch werden. Man kann Grübeln und negative Gedanken unterbrechen, bevor sie in eine Depression führen. Man kann beschädigten Selbstwert wieder aufbauen, bevor aus ihm eine dauerhaft nörgelnde innere Stimme wird. Man kann Ängste stoppen, bevor sie das Angstzentrum überreizen und den Organismus aus dem Gleichgewicht bringen. Wir sollten etwas gegen Einsamkeit unternehmen, bevor sie unser Herz zermürbt. Wir sollten Stress verhindern, bevor er unser Immunsystem angreift.

Manchmal glauben wir Dinge erst, wenn sie sichtbar werden. Dieses Buch will dabei helfen, die Seele mehr als das zu betrachten, was sie wirklich ist. Vielleicht etwas weniger romantisch als zuvor – aber faszinierender denn je.

Leitfaden für dieses Buch

Warum wir überhaupt eine Seele haben, finden Sie in Kapitel I. Bis aus einem riesigen Haufen ungeordneter Nervenzellen eine einzigartige Persönlichkeit entsteht, ist es ein weiter Weg: Wann die entscheidenden Schritte passieren und welche Zutaten es braucht, steht in Kapitel I.

Unser Körper hat Bedürfnisse – unsere Seele auch. Sie sichert sowohl unser Überleben als auch unsere psychische Gesundheit. Welche vier grundlegenden Bedürfnisse es sind, erfahren Sie in Kapitel II.

Wie wir denken, wie wir fühlen und wie wir uns verhalten, bestimmen unsere inneren Grundüberzeugungen, die so genannten Schemata. Sie können unsere Persönlichkeit derart beeinflussen, dass Psychologen von einer Persönlichkeitsstörung sprechen. Wie sie entsteht und welche Typen man unterscheidet, lesen sie in Kapitel II.

Manchmal ist es einfacher, Probleme zu verdrängen, als sich mit ihnen auseinanderzusetzen, und wir alle tun das ständig. Aber Verdrängung zusammen mit ungeeigneten Strategien sind oft der erste Schritt in Richtung seelischer Störung. Warum es Menschen so leichtfällt, in diese Falle zu tappen, steht in Kapitel III.

In Kapitel III wird deutlich: Psychische Störungen wie Ängste, Depressionen und Zwänge fallen nicht vom Himmel. Sie sind das Ergebnis unserer Denkmuster und Bewältigungsstrategien. Und wenn wir der Seele nicht zuhören, bahnt sie sich manchmal den Weg durch unsere Körper. Hinter vielen chronischen Krankheiten entdeckt die Wissenschaft die Seele als wahre Ursache. Warum es sich bei Herz-, Immun- und Schmerzkrankheiten lohnt, besonders genau hinzusehen, steht in Kapitel IV.

Wieso es kein besseres Mittel gegen seelisches Leid gibt als die Psychotherapie und wie sie überhaupt wirkt, erfahren Sie in Kapitel V.

Kapitel I

Das limbische System

Wo die Seele wohnt

Hin und wieder kann es nicht schaden, mal kurz innezuhalten, einen Schritt zurückzutreten und sich zu fragen: Wo im Leben stehe ich eigentlich? Und zwar nicht auf der Karriereleiter oder in der kürzesten Schlange an der Supermarktkasse, sondern so ganz grundsätzlich: in der Artenvielfalt. Denn darüber kursieren hartnäckig nicht ganz korrekte Informationen. Zum Beispiel die, dass wir vom Affen abstammen. Irgendwie setzt sich die korrigierte Version der Biologen einfach nicht durch: Wir stammen nicht vom Affen ab. Wir *sind* Affen.

Wir haben zwar elektrische Eierkocher und fahren mit dem Auto zur Arbeit, doch zwischen unseren Köpfen steckt trotzdem ein schnödes Primatengehirn. Noch genauer: ein Trockennasenprimatengehirn. Darüber hinaus sind wir Säuge- und Wirbeltiere, was zum Beispiel auch Schleimaale und Spitzhörnchen zu unseren nächsten Verwandten macht, denn sie haben genau das gleiche Gehirn wie wir, zumindest was Aufbau und Funktion betrifft.

Dass wir ein Umsatzsteuergesetz haben und energieeffiziente Häuser bauen, liegt an der Großhirnrinde. Sie ist der Streber und Schlaumeier in unserem Gehirn. Manche Wirbeltiere haben sehr kräftige Laufmuskeln entwickelt und können besonders schnell rennen, andere bekamen einen langen Hals und die leckeren Blätter ganz oben in der Baumkrone. Der Mensch hat eine Großhirnrinde, denkt sich die Choreographie zum Gangnam Style aus und rechnet Euro in Pfund um. Wer wissen will, wie schlau er ist, der muss sich die Großhirnrinde angucken.

Wen es aber interessiert, warum er drei Stunden lang die Fassung verliert, weil ihm jemand den Parkplatz vor der Nase weggeschnappt hat, der muss eine Etage weiter unten gucken. Tief in der Mitte unseres Gehirns, rund um den Hirnstamm, befindet sich eine ganz besondere Funktionseinheit: das limbische System.

Jahrhundertelang haben die Menschen den Sitz der Seele gesucht, hier wurde er schließlich gefunden. Zumindest gehen Wissenschaftler heute davon aus, denn im limbischen System entsteht so ziemlich alles, was wir als seelisch bezeichnen.[1] Biologisch betrachtet ist unsere Seele also ein paar wenige Zentimeter groß, hat schlaue Nachbarn und ist sehr, sehr alt. Im Laufe der Evolution hat sie sich kaum gewandelt. Also seit rund 543 Millionen Jahren. Das muss man erst mal durchhalten.

In dieser Zeit hat sich so ziemlich alles auf der Erde verändert. Aus den Nachfahren von Dinosauriern wurden Vögel, die Besichtigung von manchen Vulkanen ist kostenpflichtig, und im ICE gibt es jetzt WLAN. Nur das limbische System ist noch dasselbe. Während die Großhirnrinde gern mal mit der Zeit geht, sich hin und wieder mal neu einrichtet, macht die Seele alles wie immer. Die Evolution ist wie ein Fußballtrainer. Wenn es nicht so gut läuft, dann nimmt sie mal einen Wechsel vor, aber wenn etwas funktioniert, dann hält sie es wie Alf Ramsey und sagt sich: »Never change a winning team.«

Auf der Suche nach der Seele

Das Gute, wenn man weiß, was für eine Art von Gehirn man hat: Man weiß dann auch gleich, wofür es gut ist. Die meisten würden sagen zum Denken, aber auch da stöhnt der Biologe gequält auf und behauptet: um rauszugehen. Rausgehen war schon immer ein Risiko. Vor knapp 300 Jahren schrieb der französische Philosoph Blaise Pascal den passenden Satz dazu: »Das ganze Unglück der Menschen rührt allein daher, dass sie nicht ruhig in einem Zimmer zu bleiben vermögen.«

Pascal war sich vermutlich nicht darüber im Klaren, wie universell dieser Satz ist. Denn er gilt nicht nur für die Damen und Herren, mit denen Pascal im Paris der Neuzeit verkehrte, sondern für Wirbeltiere überhaupt, selbst als sie noch keine Wirbeltiere waren, sondern bloß mehrzellige Vorläufer von ihnen. Ein Saccorhytus zum Beispiel, dessen Existenz man erst vor kurzem entdeckt hat.

Dieser Vielzeller scheint unser ältester Vorfahre zu sein, denn er existierte vor rund 540 Millionen Jahren, und allen Spekulationen zufolge führte er ein paradiesisches Dasein. Er saß auf dem Boden und wartete auf fallende Nahrung. Aus irgendeinem Grund hat sich dieses Lebensmodell aber nicht durchgesetzt, und der Saccorhytus musste losziehen. Vermutlich aus denselben Gründen, aus denen wir es noch heute tun: weil uns nicht genug Essen einfach so in den Mund fällt oder jemand Apartes mal eben an unserer Tür klingelt.

Wer Adam und Eva bedauert, weil sie das Paradies verlassen mussten, sollte den Saccorhytus nicht vergessen, denn er hatte es auch schwer, und alle nachfolgenden Wirbeltiere haben das gleiche Problem: Sie stapfen durch eine Welt, die zwar schön ist, aber auch feindlich, weil wir sie mit anderen Bewohnern teilen, die auch gerade eine Mahlzeit suchen oder denen es nicht passt, wem wir gerade schöne Augen machen.

Damit das Rausgehen also nicht gleich an der nächsten Abbiegung endet, haben wir ein Gehirn samt Zuarbeiter, die uns ständig sagen, was da draußen so vor sich geht und wie man damit umzugehen hat. Mit Zuarbeitern sind benachbarte Gehirnteile gemeint und die, die sich durch den Rest des Körpers ziehen wie das periphere Nervensystem. Eigentlich sitzt das Gehirn gar nicht nur oben im Kopf, da ist bloß der Knotenpunkt. In Wahrheit ist das Gehirn per Fühler, also den Nerven, überall in uns. Rückenmark und peripheres Nervensystem sind nicht einfach da, weil irgendwo noch eine Lücke war, sondern damit die Informationen wirklich von überallher kommen, auch vom großen Zeh, der gerade auf einen Seeigel getreten ist.

Informationen zu sammeln ist aber nur die halbe Arbeit, das weiß nicht nur der Bundesnachrichtendienst. Die andere Hälfte ist die Auswertung. Unser Gehirn hat den Job dem limbischen System übertragen: dem Fühlen. Und das ist ziemlich sinnvoll, denn würde die Großhirnrinde das übernehmen, würde sie zum Beispiel melden: Erdbeere, Mensch, Ohrensessel, Braunbär. Das Gefühl aber sagt zu denselben Sachen: Lecker, apart, gemütlich, Lebensgefahr! Es sagt uns also nicht nur, was es so sieht, sondern auch gleich, was davon zu halten ist.

Für das Überleben ist das Fühlen dadurch also sehr viel wichtiger als das Denken. Durch eine Welt voll bedeutungsloser Objekte zu laufen wäre nicht nur ein bisschen trostlos, es wäre auch ziemlich gefährlich. Wir denken zwar, dass Gefühle vor allem da sind, damit wir uns irgendwie romantisch fühlen. Aber eigentlich sind sie das härteste Gefahrenabwehrsystem der Welt, und das greift ganz schön tief in die Trickkiste, um sich durchzusetzen.

Es belohnt, was dem Überleben dient: Sex, Essen und Zusammenhalt mit der Sippe mit den drängendsten Gefühlen, die es so gibt. Und alles, was irgendwie doof ist, fühlt sich auch so an: Hunger, Ablehnung, Verlust oder Ekel. Die Seele hat eine unglaubliche Palette an Gefühlen, die sie erzeugen kann: Eifersucht, Neid, Hass, Wut. Aber hinter ihnen stecken im Grunde unterschiedliche Reaktionen auf nur zwei immer gleiche Fragen:

Ist das gut oder ist das schlecht?

Wir rümpfen die Nase über Essen, das komisch riecht, weil es verdorben sein könnte. Wir empfinden Liebe, um an einem guten Genpool dranzubleiben. Wut, um uns zu verteidigen. Wir spüren Kränkung, um alarmiert zu sein, weil uns vielleicht gerade der Ausschluss aus der Gemeinschaft droht, und ohne Gemeinschaft sind wir verloren. Eifersucht und Neid signalisieren uns, dass wir womöglich gerade von wichtigen Ressourcen abgeschnitten werden. Wir sind neugierig, weil alles, was wir hinzulernen, von Bedeutung für das Überleben sein kann.

Wenn etwas von Bedeutung war, merken wir es uns – und ersparen auch der Seele dadurch ziemlich viel Arbeit. Sie muss dann nämlich nicht jedes Mal etwas neu bewerten, sondern vergleicht, ob sie schon mal etwas Ähnliches erlebt hat. Wir fragen uns also nicht an jeder Ampel erstaunt, was die wohl zu bedeuten hat, sondern warten eher beiläufig auf Grün, weil das limbische System auf Vorerfahrung zurückgreift und Ampeln in der Regel ganz gut kennt. Das ist effizienter, weil es schneller geht, führt aber auch dazu, dass wir die Welt sehr unterschiedlich wahrnehmen, durch die Brille bereits gemachter Erfahrung und niemals objektiv.

Wir sitzen zwar alle im selben Kino,
aber jeder sieht einen anderen Film

Jeder reagiert zum Beispiel anders auf Hunde. Je nachdem, welche Erfahrung er mit ihnen gemacht hat. Tiramisu finden wir nicht mehr lecker, wenn es uns mal eine Salmonellenvergiftung beschert hat. Alles, was wir wahrnehmen, ist gefärbt durch die Urteile unserer Seele. Und das Urteil unserer Seele hängt davon ab, was uns im Leben so passiert ist. Unsere Erfahrungen speichern wir in unserem autobiographischen Gedächtnis ab. Diese Informationen sind wichtig für die Entwicklung unserer Seele.

Manchmal streiten wir uns mit unserem Partner über die Wahl der neuen Badezimmerfliesen – was ziemlich sinnlos ist, wenn man bedenkt, dass wir nicht einmal alle dasselbe Grün sehen.

Jahrhundertelang hatte das Fühlen dem Denken gegenüber den Nachrang. Es gab ein Zeitalter der Vernunft und ein Zeitalter des Homo oeconomicus. Gefühle sind irgendwie komisch, und wir werden schon als Kinder häufig darauf hingewiesen, sie zu unterdrücken. Aber die Vorstellung von einem Menschen, der seine Entscheidungen rein rational abwägt, hat sich als falsch erwiesen. Unsere Emotionen sind an jeder Entscheidung, die wir treffen, maßgeblich beteiligt. Meistens haben sie sogar die Oberhand. Mit der Macht von über 500 Millionen Jahren lenken und steuern sie uns durchs Leben. Sie sind wie ein Kompass, der uns zeigt, in welche Richtung unser Handeln gerichtet sein soll.

Statt sie zu unterdrücken, wäre es oft sinnvoller, ihnen mal etwas besser zuzuhören. Denn sie sind ein sehr verlässlicher Detektor dafür, wo wir uns im Leben gerade befinden. Gefühle sind mächtig – und das hier sind ihre Waffen.

NACHRICHT FÜR DICH

Vor sehr, sehr langer Zeit, noch bevor es Wirbeltiere überhaupt gab, ist auf der Erde etwas ziemlich Schräges passiert. Eine Bakterie hatte Hunger und fraß eine andere kleinere Bakterie. Aber statt sich verdauen zu lassen, lebte diese einfach vollständig in der anderen weiter. Eigentlich ging es ihr jetzt sogar besser als vorher, denn sie hatte es recht gemütlich in der großen Bakterie. Und die wiederum hatte es auch nicht schlecht, denn sie wurde jetzt vom Wasserstoff ernährt, den die kleinere produzierte.

Ergänzen sich zwei Lebewesen, nennt man das Symbiose. Leben sie in einem so verrückten Untermietverhältnis, nennt man das Endosymbiose. Anhänger der *Endosymbiontentheorie* gehen davon aus, dass die Vermehrung der Arten auf der Erde überhaupt erst in Gang kam, weil Lebewesen jetzt in einer Hülle steckten, die sie von einer lebensfeindlichen Umwelt abschirmte.

Falls die Forschung stimmt, war das der Anfang eines Dilemmas. Wir brauchen eine Schutzhülle, um zu leben. Aber die Hülle trennt uns nicht nur von der Umwelt, sondern auch von anderen, und so wissen wir eigentlich nie, was in ihnen so vor sich geht. Ein paar Millionen Jahre nach der missglückten Verdauung einer Bakterie hört man dann und wann in Schlafzimmern der Menschen deshalb die Frage: »Bist du eigentlich glücklich?«

Da wir in Hüllen leben, sind wir darauf angewiesen, was sich der andere hinter seiner Hülle so als Antwort einfallen lässt. Auch Forscher interessieren sich hartnäckig für alles Mögliche hinter der Hülle, die uns umgibt. Auch für das Glück, seine Gegenspieler und wo das alles so herkommt und wie es funktioniert. Dem verunsichert Fragenden im Schlafzimmer können sie nicht helfen, aber wie das so ganz grundsätzlich ist mit dem Fühlen, das können sie inzwischen ziemlich gut erklären. Aber Achtung: Es ist ein bisschen unromantisch. Fragt man einen Neurobiologen nach der Liebe, wird er ziemlich trocken entgegnen: alles eine Frage der synaptischen Signalübertragung von Neurotransmittern.

Wenn man die Ernüchterung darüber überwunden hat, sollte man der synaptischen Signalübertragung eine Chance geben. Denn eigentlich ist sie äußerst interessant und in Grundzügen gar nicht mal so anders als zwischenmenschliche Kommunikation im 21. Jahrhundert.

Denn die geht ja oftmals zum Beispiel so: Wir sitzen im Café, es macht *pling!* und wir lesen auf dem Display unseres Telefons folgende Nachricht: »Er hat sich gemeldet! Ich flipp aus! Kathrin.« Das schreibt uns unsere Freundin. Wir sind in Wanne-Eickel, die Freundin in Hamburg. Dazwischen ist ziemlich viel Deutschland. Zu Fuß braucht man drei Tage, per Bahn dreieinhalb Stunden. Eine SMS ist beinahe in Echtzeit da. Wir kommunizieren in etwa seit 20 Jahren so und halten uns für fortschrittlich. Unsere Seele kann darüber nur müde lächeln, denn sie macht das schon immer. Wenn es etwas zu fühlen gibt, schickt sie uns eine Nachricht. Dafür hat sie ja schließlich diese unendlich vielen Leitungen aus Nervenzellen: die Neuronen. Die sind allerdings nicht fest miteinander verbunden wie Fernmeldekabel unter der Erde. Sie sind sehr flexibel und können sich jederzeit einfach mit ganz anderen Netzwerken in Verbindung setzen, was eine unendlich hohe Anzahl an Kommunikationsmustern ermöglicht. Die Zahl der Verbindungen, die wir im Kopf so haben, geht in den Trillionenbereich, eine Zahl mit 18 Nullen.

Zwischen zwei Nervenzellen ist immer eine kleine Lücke, der synaptische Spalt. Das ist keine so große Lücke wie zwischen Wanne-Eickel und Hamburg, aber trotzdem muss sie überwunden werden. Das Gehirn macht das manchmal mit elektrischen Impulsen, aber in den meisten Fällen mit Chemie. Netzanbieter übertragen Textnachrichten per Signal von Server zu Server, um eine Distanz zu überwinden, unser Gehirn macht das mit Botenstoffen. Sie sind die chemischen Überbringer einer Nachricht zwischen zwei Nervenzellen. Man nennt sie auch Neurotransmitter.

Einmal im Jahr werden im Guide Michelin die besten Köche geehrt. Aber so gut wie nie sind die mal im Rampenlicht, die das Essen servieren und hinterher das schmutzige Geschirr freundlich wieder abräumen. Generell sollte Servicepersonal öfter gewürdigt werden. Deswegen darf jetzt mal das Gehirn kurz beiseitetreten, der nachfolgende Ruhm gilt seinen Dienstleistern. Vorhang auf für die Neurotransmitter, und die bekanntesten dieser unermüdlichen Gefühlsüberbringer heißen Dopamin, Noradrenalin, Serotonin, Cortisol und Oxytocin.

Dopamin: Die verheißungsvolle Lust auf Neues

Das Gehirn stellt sie selbst her. Es betreibt quasi seine eigene Botenstoffküche, eine Art privates Chemielabor. Einiges von dem, was es da zusammenbraut, sind die stärksten und wirksamsten Stoffe der Welt. Wenn wir auf dem Sofa liegen und gerade nichts los ist, blubbert es im Labor so vor sich hin. Klingelt es dann aber unerwartet an der Tür, geht es los. Im Zusammenhang mit Botenstoffen wird immer gern von »Ausschütten« gesprochen, doch »Feuern« kommt dem Vorgang viel näher. Denn alles passiert unheimlich schnell. Noch ehe wir überhaupt aufspringen und erwartungsvoll zur Tür rennen, sind wir schon voll mit Dopamin. Würde es nicht durch unsere Synapsen schießen, würden wir einfach liegen bleiben. Dopamin hat sich einen Ruf als Glückshormon erworben. Aber das stimmt nicht so ganz. Heute weiß man, dass Dopamin nicht etwa belohnt, wenn uns etwas Tolles passiert. Dopamin weckt erst die Lust daran, eine Belohnung zu erwarten. Wir rennen zur Tür, weil da vielleicht netter Besuch mit Kuchen vor der Tür steht oder der DHL-Bote mit den neuen Schuhen aus dem Internet. Ohne Dopamin würde von nichts auf der Welt eine Verheißung ausgehen.

Dopamin spornt uns an, es motiviert uns. Egal, ob es darum geht, die Tür zu öffnen, Kuchen zu essen, den netten Mann wiederzutreffen, das Handy in die Hand zu nehmen und Facebook aufzumachen. Dass wir das Haus überhaupt verlassen, liegt am Dopamin, weil es uns verspricht, dass da draußen trotz aller Probleme auch etwas Gutes auf uns warten kann. Ein Neurowissenschaftler würde es so nie formulieren, aber man kann schon behaupten, dass Dopamin der Botschafter des Verlangens ist. Und manchmal auch des groben Unfugs.

Es gibt Schlagzeilen, die man eher selten liest. Zum Beispiel: »Senioren-Gang beim S-Bahn-Surfen erwischt«. Und es gibt Nachrichten, die hört man öfter: »Teenie-Party eskaliert: 150 Gäste verwüsten Reihenhaus.« Dass Jugendliche eher Risiken eingehen als Senioren, hält man für jugendlichen Leichtsinn und Gelassenheit im Alter. In Wahrheit liegt der Unterschied am Dopamin. Junge Menschen in der Pubertät bilden besonders viel davon, wenn sie etwas Riskantes mit Erfolg abschließen. Das motiviert sie dazu, ähnliche Situationen wieder zu suchen. Aber die für das Dopamin zuständigen Funktionseinheiten wandeln sich im Laufe des Lebens. Je älter wir werden, desto weniger wirksam wird der Botenstoff. Dass uns die Lust an Abenteuer abhandenkommt, liegt daran, dass unsere Rezeptoren schlicht zunehmend schlechter auf Dopamin ansprechen.

Endogene Opioide: Die besten Drogen der Welt braut die Seele

Und jetzt zur Belohnung! Wenn es tatsächlich die neuen Schuhe sind, mit denen der Paketbote vor der Tür steht, und wenn sie auch noch passen und so schön aussehen, wie wir es uns vorgestellt haben, dann werden Endorphine in unserem Körper gefeuert, auch endogene Opioide genannt. Sofort spüren wir Glücksgefühle – Euphorie pur. Wir bekommen sie vom Gehirn zum Beispiel auch beim Sex, bei Meditationen und Massagen – oder wir kaufen sie uns am Hauptbahnhof. Dann heißen sie Drogen. Heroin zum Beispiel ist im Grunde nur eine künstliche Form eines Opioids. Auch

Morphium, das Ärzte bei starken Schmerzen verordnen, wirkt ganz ähnlich. So wie die Mediziner rückt auch unser Gehirn es nur raus, wenn es absolut notwendig ist. Aber im Notfall gibt es die volle Dosis.

Notfallambulanzen bekommen manchmal die kuriosesten Fälle auf den Tisch. Menschen mit Eisenstangen im Brustkorb, von der Kreissäge abgetrennte Finger. Manchmal sitzen so schwer verletzte Menschen vor den Ärzten und verspüren nicht ein bisschen Schmerz. Das liegt daran, dass der Körper sie vorübergehend mit einer ordentlichen Menge Opioide aus der Hausapotheke versorgt hat.

Er rückt sie aber nicht nur bei körperlichen Schmerzen raus, sondern auch bei seelischen. Im Grunde unterscheidet er da gar nicht. Das machen nur wir. Dem Gehirn ist es egal, ob uns das Bein gebrochen wurde oder das Herz. Es hilft, wo es kann. Unbewusst benutzen manche Menschen mit sehr starken psychischen Problemen diesen Mechanismus auf eigene Faust. Sie führen körperlichen Schmerz absichtlich herbei, um den seelischen Schmerz zu lindern, indem sie sich zum Beispiel in die Haut an Beinen und Armen ritzen und schneiden. Durch die Opioidausschüttung erfahren sie kurzfristige Linderung. Die entlastenden Gefühle halten allerdings nicht lange an und müssen bald erneut ausgelöst werden.

Aber die Endorphine können noch ganz andere Sachen. Manchmal sitzt man auf dem Sofa und denkt: »Ach, ich sollte mal wieder Claudia anrufen und einen Kaffee mit ihr trinken gehen.« Was wir denken, ist, dass wir mal wieder an unsere Freundin Claudia denken. Was wir nicht wissen: Hier hat uns die Seele gerade eine wichtige Nachricht geschickt. Werden zu wenig Opioide freigesetzt, steigt unser Bedürfnis nach sozialer Nähe. Endorphine motivieren uns,

Anschluss zu anderen zu suchen. Und sie belohnen uns, wenn wir es tun.[2] Es tut gut, mit anderen zusammen zu sein. Gemeinschaft ist für den Menschen schließlich überlebensnotwendig. Damit wir das nicht vergessen, belohnt uns das Gehirn mit seinen besten Drogen. So sorgen die Endorphine dafür, dass wir soziale Bindungen eingehen und erhalten. Wenn das aus irgendwelchen Gründen nicht möglich ist, ist es genau dieser Mechanismus, der einen Menschen süchtig nach Stoffen werden lässt, die ihm Bindung und Nähe vormachen.

Serotonin: Mehr als ein Glückshormon

Ein geglücktes Leben – aus Sicht der Evolution – kann man auf zwei Arten herstellen: Die eine ist, sich guten Sachen zuzuwenden, die andere: von schlechten Sachen Abstand zu nehmen. Während das Dopamin also sagt: »Mach mehr von dem Guten!«, gibt es einen anderen Botenstoff, der uns die Botschaft schickt: »Lass bitte mal das Schlechte bleiben!« Das erledigt das Serotonin.[3]

Es wird hauptsächlich im Gehirn produziert, kann aber auch an anderen Stellen im Körper hergestellt werden, zum Beispiel im Darm. Es übermittelt Botschaften zu Stimmung, Schlaf, Emotionen, Gedächtnis, Appetit und Temperaturregulation. Und es spielt eine Rolle dabei, wie wir mit Stress umgehen.

In bedrohlichen Situationen löst Serotonin das Signal aus, eher nichts zu tun und sich passiv zu verhalten. Es hemmt Impulsivität, wenn es ausreichend vorhanden ist. Ist es zu gering vorhanden, bricht sich eher aufbrausendes Verhalten Bahn. Menschen mit niedrigem Serotoninspiegel neigen zu schnellen, ungeplanten Reaktionen. Auch bei impulsiven, gewalttätigen, aggressiven Menschen wurde ein niedriger Serotoninspiegel festgestellt. Bei einem Mangel an Serotonin ist ein Mensch eventuell nicht so gut in der Lage, innezuhalten und sich zu beruhigen, sondern schlägt im Zorn schnell um sich.

In Illustrierten liest man häufig Tipps wie »Esst mehr Bananen!«, denn da sei viel Serotonin drin, und das mache glücklich. Das stimmt zwar, bleibt aber wirkungslos. Denn im Gehirn kommt von dem Serotonin aus der Banane nicht viel an. Unser Gehirn ist durch die so genannte Blut-Hirn-Schranke von allen möglichen Stoffen, die das Blut so mitführt, abgeschirmt, da manche dieser Substanzen die präzise arbeitende Signalübertragung stören könnten. Bestimmte Stoffe werden deshalb durch eine dichte Kapillarwand am Eintritt gehindert.

Über diesen Türsteher muss man sich ein bisschen wundern. Denn er lässt zum Beispiel Alkohol, Nikotin und nicht wenige Drogen herein, Serotonin aus Bananen aber nicht. Es gibt aber dennoch einen Trick, den Serotoninspiegel zu erhöhen, und viele von uns wenden ihn ständig an, ohne sich dessen bewusst zu sein. Um Serotonin in seinem eigenen kleinen Chemiewerk herzustellen, braucht das Gehirn einen bestimmten Baustein: die Aminosäure Tryptophan. Wir müssen also nicht mehr Serotonin essen, wenn unser Gehirn mehr davon haben soll, sondern mehr Tryptophan. Dies ist zum Beispiel in Kürbiskernen, Walnüssen und Spirulina (früher Blaualge genannt) vorhanden. Leider auch in vielen kohlenhydratreichen Speisen. Also allem, was süß und lecker ist. Deswegen schaufeln wir uns gerne Kuchen und Schokolade rein, wenn wir gestresst sind. Unser Gehirn baut daraus Serotonin – den Gegenspieler von Stress.

Cortisol: Schneller Helfer in der Not

Wir gehen abends im Park spazieren. Plötzlich springt hinter einem Baum eine Gestalt hervor. Unser Körper reagiert, in Millisekunden sind wir ein anderer: Unsere Pupillen weiten sich, der Herzschlag schnellt rauf, die Verdauung stoppt, Nachdenken wird unterbrochen. Eben waren wir ein vor sich hin träumender Sonntagsspaziergänger, jetzt sind wir ein Warrior – ein Krieger, bereit zu kämpfen oder zu fliehen. Der Flight-or-fight-Reflex, der unter anderem das Cortisol anknipst, ist eine unserer zentralsten Survivalstrategien.

Auch wenn wir ansonsten ein eher ausgeglichenes Gemüt haben, in bedrohlichen Situationen verwandelt sich jeder von uns augenblicklich in MacGyver – zumindest physiologisch. Denn die körperliche Antwort auf Stress muss nicht nur Kampf oder Flucht sein. Zum Flight-or-fight-Reflex gehört auch *Freeze* – das Erstarren. Denn manchmal ist Nichtstun sinnvoller als Angriff oder Flucht.

Als das limbische System dieses Notprogramm für uns entwickelt hat, ging es von bedrohlichen Situationen wie der Begegnung mit einem Säbelzahntiger aus. Heute knipst es sich auch beim Lärm vierspuriger Straßen, Abgabeterminen im Job, Schreckensnachrichten im Fernsehen oder einem bevorstehenden Familientreffen an, denn auch psychische Belastungen wertet unser Organismus als Stress. Wenn wir uns verlassen, überfordert oder abgelehnt fühlen, wenn wir Konflikte mit anderen haben, wenn wir mit einer körperlichen Krankheit klarkommen oder einen Verlust verarbeiten müssen – auch dann wird unser Körper in einen Zustand versetzt, der uns dabei helfen soll, mit der Situation umzugehen.

Genau genommen ist Cortisol gar kein Neurotransmitter, sondern ein Hormon, das in der Nebennierenrinde gebildet wird, wenn bestimmte Neurotransmitter das Go! dafür geben. Cortisol pusht dann unseren Energiestoffwechsel, damit wir genügend Kraft haben. Es reguliert das Immunsystem, damit unsere Ressourcen für die Bewältigung der Situation frei sind, und es verändert unsere psychische Reaktionslage. In akuten Situationen ist Cortisol also unser Freund.

Aber wenn solche Belastungssituationen sich häufen oder lange andauern, wenn Stress also chronisch wird, dann wird aus dem Cortisol unser Feind. Wenn es ständig in rauen Mengen durch unseren Körper flutet, greift es unser Immunsystem an, versetzt uns in einen andauernden Alarmzustand und kann im schlimmsten Fall die Zellen in bestimmten Bereichen des Gehirns an der Neubildung hindern oder zerstören.[4] Dies wird heute als eine der Ursachen für Depressionen und Angststörungen betrachtet.

Noradrenalin: »Das merk ich mir!«

Wenn jemand im Park hinter einem Baum hervorspringt, sagen wir in der Regel nicht: »Moment, ich würde gerne noch kurz diesen Gedanken zu Ende führen.« Der Gedanke ist dann einfach abrupt weg, und verantwortlich dafür ist Noradrenalin. Dieser Botenstoff verhindert die Beschäftigung mit kognitiv anspruchsvollen Aufgaben, wenn Gefahr im Verzug ist. Eine gewisse Prise Stress mag das Denken antreiben, zu viel bewirkt das Gegenteil. Das ist auch der Grund, warum wir nicht gut nachdenken können, wenn wir stark unter Stress stehen, denn das Noradrenalin will das dann gerade verhindern. Unter Stress hält es das Nachdenken einfach nicht für wichtig.

Unsere Kapazitäten sollen frei sein für andere Handlungen, die uns helfen, die akute Krise zu überstehen – und gleichzeitig bereitet Noradrenalin uns auf künftige ähnliche Ereignisse vor. Es sorgt nämlich dafür, dass wir uns ein bedrohliches Ereignis besonders gut

merken. Wir werden den Baum, hinter dem jemand hervorge-
sprungen ist, um uns anzugreifen, wohl nie vergessen. So sind wir
besser gewarnt, falls etwas Ähnliches mal wieder auf uns zukommen
sollte.

Je schlimmer das Ereignis, desto intensiver wird unsere Erinnerung
daran sein. Es ist zwar nett von unserem Gehirn, dass es uns in Zukunft warnen möchte. Aber eine zu intensive Erinnerung daran
kann problematisch werden. Wenn zu viel Noradrenalin auf das
Angstzentrum im limbischen System einwirkt, kann es zu einer
Überkonsolidierung kommen. Die Erinnerung brennt sich so sehr
ein, dass sie uns verfolgt. Solche hartnäckigen Erinnerungsblitze
oder Flashbacks entstehen sogar ohne äußeren Anlass und sind typisch für Menschen, die unter einer posttraumatischen Belastungsstörung leiden.

Oxytocin: Nicht bloß ein Liebeshormon

Vor ein paar Jahren hat Google eine Funktion eingeführt, die die
Suche im Internet noch ein bisschen schneller machen soll: Google
Instant. Während man das Wort in das Suchfeld eingibt, ermittelt
ein Algorithmus, wonach der Nutzer wahrscheinlich suchen wird,
und gibt einen Vorschlag, wie der Suchtext weitergehen könnte.
Manchmal ist es sehr lustig zu sehen, was Google sich so denkt, was
man wohl suchen wird. Während man zum Beispiel das Wort »warum« eingibt, ergänzt die Suchmaschine schon mal »ich dich liebe«
oder »ist die Banane krumm«. Was man so von Oxytocin erwarten
kann, sieht man ebenfalls dank Google Instant ganz gut. Die Suchmaschine ergänzt »Oxytocin« ganz zackig um »Spray«, »Wirkung«,
»Mann«, »Kaufen« – und zwar in dieser Reihenfolge. Oxytocin hat

in der Wahrnehmung einen erstaunlichen Wandel gemacht. Lange Zeit war es als ein »Frauenhormon« verschrien, da es beim Geburtsverlauf aktiv wird, die erste Milch für das Baby fließen und vor allem die Liebe blühen lässt. Man könnte auch sagen, es sorgt dafür, dass mütterliches Verhalten einsetzt. Denn ohne Oxytocin würden wir jemanden, der uns den halben Tag lang anschreit, vollspuckt, nachts stündlich weckt und nichts Sinnvolles zum Haushalt beiträgt, ziemlich schnell wieder loswerden wollen. Aber weil unser Gehirn nach der Geburt in Oxytocin getunkt ist, lieben wir die kleinen Quälgeister mehr als unser eigenes Leben.

Diese Wirkung ist seit dem frühen 20. Jahrhundert bekannt und bestätigt, und man dachte, aus medizinischer Sicht sei alles über Oxytocin in Erfahrung gebracht. Doch weit gefehlt, denn Oxytocin hat seine Finger wahrscheinlich noch bei anderen Situationen im Spiel. Zum Beispiel könnte es hinter dem Geheimnis monogamer Beziehungen stecken, also Beziehung zu nur einem Partner. Verabreicht man Männern Oxytocin und zeigt ihnen Bilder ihrer Partnerin, stimuliert das Bindungshormon das Belohnungszentrum im Gehirn und erhöht die Attraktivitätswahrnehmung der Partnerin. Dadurch wird die Bindung zu ihr aufrechterhalten und die Monogamie gefördert. Schon wieder sind also Drogen im Spiel, denn Liebe und Drogenkonsum stimulieren dasselbe Belohnungssystem im Gehirn. Dies könnte auch erklären, warum Menschen nach einer Trennung oder dem Verlust ihres Partners in eine tiefe Trauer bis hin zur Depression verfallen: Das Belohnungssystem ist durch mangelnde Oxytocinausschüttung unterstimuliert und damit quasi auf Entzug.

Seitdem das bekannt ist, herrscht rund um Oxytocin Goldgräberstimmung: Könnte das nicht das Wundermittel sein, nach dem wir alle suchen? Den Mann halten, auch wenn es ihn forttreibt? Uns bekuschelt und geborgen fühlen, selbst wenn wir gerade niemanden haben, der uns das geben kann? Liebe und Geborgenheit durch ein paar Schübe Nasenspray? Wer wünscht sich das nicht? Ein Zaubermittel gegen eine kaputte Beziehung, ohne dass man sich mit den Gründen auseinandersetzen muss?

Doch das Oxytocin ist kein Kuschelhormon per se, es kann auch Neid und Schadenfreude verstärken, und es wirkt bei weitem nicht bei jedem gleich.[5]

Was es aber bei den meisten ähnlich gut kann: beim Abregen helfen. Wenn Stress uns auf die Palme gebracht hat, dann ist es Oxytocin, das uns wieder runterholt. Es ist der Gegenspieler von Stresshormonen. Oxytocin senkt den Blutdruck und die Konzentration von Cortisol. Es macht, dass wir uns wieder beruhigen und besser fühlen. Und wenn wir das nicht selbst schaffen, flüstert es uns ein, dass wir uns Hilfe holen sollten. Kinder machen das ständig, sie rufen nach ihrer Mama, wenn etwas sie ängstigt oder schmerzt. Ist sie da, steigt der Oxytocinspiegel, Schmerzen und Stress werden weniger. Auch als Erwachsene verhalten wir uns ähnlich: Nach einem harten Tag rufen wir Freunde an oder lassen uns in den Arm nehmen. Und wir spüren schnell, wie gut das tut. Leider fließt Oxytocin jedoch nicht einfach so, denn jeder hat ganz eigene Voraussetzungen, wie viel er davon freisetzen kann und wie gut er darauf anspricht.

Es gibt noch ein paar weitere Transmitter wie Acetylcholin, Vasopressin oder GABA. Selten ist ein Botenstoff allein unterwegs, vielmehr fluten sie unser Gehirn parallel. Hormone sind keine Solokünstler, sie arbeiten im Konzert, und das Gleiche trifft auch auf die diversen Hirnstrukturen zu. Sie verstärken sich gegenseitig oder mildern die Wirkung eines anderen Transmitters. Erst durch das Zusammenspiel vieler entsteht zum Beispiel tief empfundene Liebe. Um Liebe ein Symbol zu geben, malen wir Herzen. Ein Gehirn wäre jedoch viel passender.

Aber das Wirken und Zusammenspiel der Botenstoffe verläuft nicht immer reibungslos. Neurotransmitter brauchen optimale Strukturen, innerhalb derer sie ihre Wirkung entfalten. Wie viele gebildet werden und ob ihre Botschaft ankommt, hängt stark davon ab, wie unser Gehirn beschaffen ist. Und das ist eine sehr kniffelige Angelegenheit.

EIN GANZ BESONDERES ORGAN

In dem Moment, in dem wir auf die Welt kommen, werden wir durch eine körperliche Kettenreaktion ruckartig auf ein eigenständiges Leben vorbereitet. Mit dem ersten Atemzug entfaltet sich die Lunge, und durch die veränderten Druckverhältnisse schließt sich ein Loch zwischen dem linken und rechten Herzvorhof. Schlagartig nimmt der Blutkreislauf nicht mehr die gewohnte Umgehung über die Plazenta, sondern geht seinen eigenen Weg, und alle Organe nehmen reflexartig ihre Arbeit auf. Eben waren wir noch vollkommen auf den Leib unserer Mutter angewiesen, doch dank der so genannten postnatalen Adaption können wir von einem Moment auf den nächsten alles von selbst. Wir sind zwar winzig klein, aber wir sind vollständig. Wir haben Nieren, die unser Blut filtern, wir haben eine Leber, die Verdauungssäfte produziert und den Organismus entgiftet, und einen Darm, der Muttermilch in Energie umwandelt. Alle unsere Organe sind komplett. Bis auf eines: das Gehirn. Als einziger Körperteil ist es nur *halb* fertig. Während die DNS uns eine vollständige Milz, Bauchspeicheldrüse und zehn Finger gebaut hat, stellt sie beim Gehirn die Arbeit schon nach rund der Hälfte ein und sagt sinngemäß: »Nach mir die Sintflut.«

Am Bau eines Hauses wäre das ziemlich skandalös, im menschlichen Körper ist es jedoch preisverdächtig gut. Denn natürlich hat sich die Natur etwas Nützliches dabei gedacht. Einer Leber ist es ziemlich egal, ob sie die Galle in Afrika oder Asien produzieren muss, unter sechs Geschwistern in Nepal oder einer Rentierherde in der Mongolei. Sie schaut, was von oben so runterkommt, und macht dann ihre Arbeit. Für ein Gehirn ist die Sache ein wenig anders gelagert: Es ist eben auch dafür verantwortlich, der Leber und dem Rest ein ungestörtes Leben zu ermöglichen. Sein Job ist es, auf den Körper aufzupassen. Dafür ist es vorteilhaft, sich da, wo man lebt, so gut wie möglich auszukennen. In der Wüste brauchen wir andere Kenntnisse und Fertigkeiten als im Regenwald. Unser Gehirn wartet darauf, durch die Erfahrungen mit seiner Umwelt vervollständigt zu werden, um sich so gut wie möglich auf die Lebensbedingungen einzustellen.

Das macht das Aufziehen eines Menschen einige Jahre lang ziemlich aufwändig, weil ein Kind ziemlich viel lernen muss, bis man es alleine lassen kann. Das Verstehen der Grundlagen der Sprache, des Sozialverhaltens, der Moral, der Verkehrssicherheit et cetera braucht seine Zeit. Aber dann sind Kinder im besten Falle optimal an ihre Umwelt angepasst. Sie kommen mit vierspurigen Straßen klar, falls sie in der Großstadt aufgewachsen sind, oder bewegen sich sicher durch den Regenwald, falls das ihre Umgebung ist. Im besten Falle können sie sich an Regeln halten, sind so sozial gebildet, dass sie mit anderen Menschen zurechtkommen und mindestens mit einem sogar intensiv, so dass das Spiel wieder von vorne losgehen kann.

Die Seele sichert uns das Überleben

Wenn die Natur uns also ausgerechnet im Gehirn eine stattliche Lücke lässt, ist das kein Defizit, sondern die Grundlage für einen enormen Überlebensvorteil. Und zoomt man in solch ein Minigehirn rein, ist es eigentlich auch nicht wirklich eine Lücke. Man muss staunen, weil man da in Wahrheit sehr viel mehr vorfindet, als man vermuten würde. Die größte Leistung, die ein Baby mit fünf Monaten so kann, ist, sich den großen Zeh in den Mund zu stecken. Unter dem süßen Glatzkopf ist es trotzdem beinahe besser ausgestattet als ein Erwachsener. Die Milliarden Nervenzellen, über die ein Mensch so verfügt, sind bereits vorhanden, sie sind sogar zahlreicher als bei uns Großen. Dass der Säugling nach der »Tagesschau« noch nicht mitdiskutieren kann, liegt daran, dass die Nervennetze bei ihm noch recht unspezifisch miteinander verdrahtet sind.

Der Plan bei der Herstellung eines menschlichen Gehirns sieht zunächst vor, dass wir sehr großzügig mit allen möglichen Nervenzellen und Synapsen bedacht werden. Erst durch das, was um uns herum so passiert, bildet sich die Feinstruktur heraus. Alles, was von außen zu uns durchdringt, löst elektrische Aktivität aus, und die bringt die Nervenzellen zueinander. Stränge finden sich und werden fester, Synapsen bewegen sich aufeinander zu und bilden Kontakte. Vorhandene Kontakte werden stabilisiert, nicht gebrauchte gehen verloren, Schaltkreise entstehen und werden präziser, eine effiziente synaptische Matrix entsteht – zunächst vor allem die des limbischen Systems.[6]

In der Kindheit verläuft die Verdrahtung der Nervenbahnen besonders schnell und besonders nachhaltig. Hier werden die Weichen für unsere Persönlichkeit gestellt. Aber es ist nicht richtig, dass das irgendwann aufhört. Für diesen Irrtum musste häufig Hans herhalten. »Was Hänschen nicht lernt, lernt Hans nimmermehr«, erzählt man uns seit Jahrzehnten. Heute ist klar: Man hat Hans sehr unrecht getan. Unsere neuronalen Netzwerke ändern sich ständig. Eigentlich ist unser Gehirn bis ans Lebensende nicht wirklich fertig. Experten nennen das »neuronale Plastizität«, und was sie damit meinen, ist: Unser Gehirn formt sich die ganze Zeit. Schon nach diesem Absatz hat es sich neu verschaltet, denn jede Erfahrung verändert uns. Es kann sich also lohnen, mit 70 noch den Lettisch-Kurs an der Volkshochschule zu belegen oder zu versuchen, ein freundlicherer Mensch zu werden, falls man eher ein Griesgram ist. Wir sind dafür gemacht.

Das ist die gute Seite der Medaille: Wir sind sehr empfänglich und angewiesen auf Erfahrungen. Die andere ist: Wenn die Erfahrungen, die wir machen, schlecht sind, wirken sie sich auch schlecht auf das Gehirn aus. Während alles, was von außen kommt, die anderen Organe ziemlich kaltlässt, ist unsere Seele ein richtiges Weichei. Wir können unsere Leber als schnippische alte Ziege bezeichnen, und sie wird trotzdem ziemlich gleichgültig einfach weiter ihre Arbeit machen, Gallensaft produzieren und den Organismus entgiften. Unser Kopf sieht das schon anders: Er schnappt alles auf, was andere so mit uns machen. Eine Leber wird krank, wenn wir zu viel Alkohol trinken. Eine Seele kann krank werden, wenn jemand etwas Gemeines zu uns sagt oder uns schlecht behandelt. Schlechte Erfahrungen versickern nicht mal ebenso irgendwo. Sie sind für die Seele so toxisch wie viel Alkohol für die Leber. In einer Leber können Nerven untergehen und den Stoffwechsel verändern. In unserem Gehirn auch. Fühlen wir uns ständig wie ein Versager, hässlich oder unnütz, verändert das unsere Nervennetzwerke. Schaltkreise können gestört werden, Synapsen untergehen. Zum Beispiel jene, an denen die Neurotransmitter wirken. Das heißt, wir können noch so viele Botenstoffe für Belohnung oder Motivation haben. Wenn ihre Nachricht nicht im richtigen Briefkasten landen kann, wird sie einfach nicht zugestellt. Diese Transmitterübertragung entscheidet darüber, ob wir geduldig, ängstlich oder empathisch sind. Gelingt die Übertragung nicht, fehlt uns vielleicht der Antrieb, nichts schmeckt so richtig, die Welt verliert ihren Reiz. Bleiben Neurotransmitter aus, die uns beim Stressabbau helfen, sind wir vielleicht ständig zu aufgeregt.

Bei unserer Geburt ist unser Gehirn noch ein Rohbau, verputzt und fertig gebaut wird das Haus mit Hilfe unserer Mitmenschen. Bereits angelegt ist in jedem von uns zum Beispiel die Fähigkeit, eine Sprache zu sprechen. Aber wir sind darauf angewiesen, dass jemand anderes sie uns beibringt. Bei den Gefühlen ist es genauso. Wir brauchen Lehrer, die uns zeigen, wie das geht.

DAS BAND, AN DEM UNSERE SEELE HÄNGT

Der Samen einer Sonnenblume kann ziemlich lange in der Erde liegen, und nichts passiert. Erwärmt sich der Boden aber um sieben bis neun Grad, geht es plötzlich Schlag auf Schlag. Die Schale bricht auf, Wurzeln krallen sich in der Erde fest, und ein Stängel drängt nach oben an die Luft. Eben war der Kern der Pflanze noch gut geschützt hinter einer harten Schale. Sobald der obere Teil aber die Erde durchsticht, hängt das Schicksal der zarten Pflanze davon ab, was sie da oben erwartet: Ab jetzt ist sie der Witterung und Umgebung ausgeliefert.

Das hier ist immer noch ein Buch über die Seele und nicht über Pflanzen, aber ganz am Anfang des Lebens sind sich ein Keimling und ein Gehirn gar nicht unähnlich. Auch das Gehirn wächst zunächst an einer Art Stiel, dem Rückenmark. Von da an geht es von unten nach oben Schritt für Schritt weiter. Nach dem Rückenmark entsteht der Hirnstamm, der unser Herz steuert, den Atem führt und die Körpertemperatur reguliert.

Das ist die Basis, das Überlebensnotwendige. Gleich als Nächstes entwickeln sich erste Strukturen des limbischen Systems, des Zentrums der Emotionen. Das ist ein Beleg dafür, wie wichtig das Fühlen ist. Für unseren Körper kommt es gleich nach dem Atmen und dem Herzschlag. Alles Logische hingegen hat noch lange, lange Zeit. Das ist auch sinnvoll. Für ein kleines Kind, das noch auf den Schutz von großen Menschen angewiesen ist, ist es schließlich wichtiger, nach ihnen zu schreien, als den Satz des Pythagoras zu kennen. Dafür muss es empfinden können, zum Beispiel die Angst vor dem Alleinsein, vor merkwürdigen Tieren oder unfreundlichen Gesichtern. Für alles Weitere ist es auf seine Umgebung angewiesen so wie die junge Sonnenblume. Diese braucht Wasser, Sonne, Nährstoffe und ein Klima, das sie gut vertragen kann. Der kleine Mensch bekommt alles, was er braucht von einer Quelle: Mama. Er bekommt Schutz, Nahrung und Zuwendung, damit er groß wird und gedeiht.

Wenn die Sonne auf die Pflanze scheint, ist ihr wahrscheinlich nicht bewusst, was sie in der Pflanze gerade in Gang setzt. Auch den meisten Müttern ist wahrscheinlich nicht klar, was sie im Organismus ihres Kindes alles auslösen, wenn sie einfach nur da sind. Manchmal fällt ein Kind hin und schreit. Dann kommt Mama, um zu trösten, und denkt sich nicht viel dabei. In Wahrheit aber macht sie sehr viel mehr: Sie stößt wichtige neuronale Prozesse an. Man kann sie genauso wenig sehen wie die Photosynthese in den Blättern, aber es passiert.

Das Gehirn, am Anfang vor allem der seelische Teil, formt sich im Kontakt mit der Mutter oder anderen wichtigen Bezugspersonen. Auch wenn sie gerade augenscheinlich nur ihr Kind tröstet, bringt eine Mutter dem kindlichen Gehirn in Wahrheit etwas unglaublich Wichtiges bei: Es hatte Stress und hat sich aufgeregt, aber der Stress kann auch wieder aufhören. Jedes Mal wenn ein Kind Beistand oder Fürsorge erfährt, werden die Strukturen seines unvollständigen Gehirns gestärkt. Durch jede Interaktion ein bisschen mehr. Bereits ein liebevoller Blick kann eine ganze Kettenreaktion neuronaler Schaltkreise antreiben: Zusammen mit Oxytocin werden auch endogene Opioide und Serotonin freigesetzt. Wir fühlen uns dann nicht nur wohl, sondern auch beruhigt.

Durch liebevollen Kontakt mit einer Bezugsperson schnellt im Kind das Oxytocin in die Höhe und reguliert seinen Stress. Die Leitungs- und Andockstellen werden gestärkt. Und zwar umso stärker, je öfter sie benutzt werden. Das Gehirn übt, bis es den Mechanismus selbst beherrscht und von alleine spontan auslösen kann. Wie gut ein Kind sich auf- und wieder abregen kann, ist für sein späteres Leben entscheidend, auch für die körperliche Gesundheit. Die Grundlagen dafür werden schon sehr früh gelegt.

Eine Pflanze baut durch den Einfluss der Sonne immer stärkere Leitungsbahnen, die sie mit Wasser und Nährstoffen versorgen. Beim Kind passiert Ähnliches durch die Interaktion mit einer liebevollen Bezugsperson. Erst durch Zuwendung bahnen sich die neuronalen Verbindungen ihren Weg. In gutem Umfeld entstehen optimale neuronale Schaltkreise. Je häufiger sie stimuliert werden, desto stabiler werden sie. Frühe Erfahrungen beeinflussen, wie ausgeprägt die Fortsätze im limbischen System einwachsen und dort langfristig die Hirnaktivität modulieren und dadurch unsere Gefühle, Wahrnehmung und Erfahrungen steuern. Die Struktur des entstehenden menschlichen Gehirns ist also eine Spiegelung der gelebten Erfahrung.

Bei liebevoll aufgewachsenen Kindern schnellt auch später im Leben das Oxytocin in die Höhe, wenn sie Zärtlichkeit und liebevolle Zuwendung erfahren. Wenn die dafür verantwortlichen Hirnstrukturen in den ersten entscheidenden Jahren allerdings nicht aktiviert und angeregt wurden, dann verkümmern sie – und der Mensch wird in seinem späteren Leben nicht mehr davon profitieren können, wenn ihm dann doch Zuwendung und Zärtlichkeit zuteilwerden sollten. Sein Organismus springt im wahrsten Sinne des Wortes nicht so darauf an, dass er die wohltuende Wirkung spüren würde.

Unser Umfeld bestimmt unsere Entwicklung

Obwohl in einer Pflanze genau wie im Menschen angelegt ist, wie sie eigentlich sein soll, wenn sie fertig ist, kann sie trotzdem noch ganz anders geraten – je nachdem, wie ihr Umfeld aufgebaut ist. Je optimaler die Bedingungen sind, desto besser gedeiht sie. Beim Menschen ist das genauso. Fürsorge ist der entscheidende Modulator dafür, in welche Richtung wir uns entwickeln. Eine erste Struktur unserer Persönlichkeit ist durch unsere Gene vorgegeben, aber sie sind kein Schicksal. Welche Persönlichkeitszüge sich tatsächlich durchsetzen, hängt wesentlich vom Einfluss unserer Bezugspersonen ab.

Man kann sich die Gene wie eine Palette von Möglichkeiten vorstellen, die uns zur Verfügung stehen – am Ende bestimmen aber vor allem die Erfahrungen, die wir sammeln, was aus diesen Möglichkeiten wird und ob bestimmte Gene jemals aktiviert werden oder nicht.

Zu den Erfahrungen, die ein Kind mit seinen Bezugspersonen macht, trägt es selbst mehr bei, als gemeinhin behauptet wird. »Entspannte Eltern haben entspannte Kinder« ist ein Klassiker unter den Sprüchen, die Eltern manchmal unter die Nase gerieben bekommen. Um es einmal ganz deutlich zu sagen: Der Spruch ist nicht nur falsch, er ist auch gefährlich. Er macht Eltern, die kein entspanntes Kind haben, ein schlechtes Gewissen, gibt ihnen ein Versagensgefühl und löst Stress aus. Jedes Kind bringt sein eigenes Temperament mit – und zwar von Anfang an. Schon Säuglinge beeinflussen unbewusst, wie Eltern auf sie reagieren. Und es ist auch ihr Temperament, das mit darüber entscheidet, wie das Kind wiederum mit den Reaktionen seiner Eltern umgeht. Psychologen sprechen von einer »Passung zwischen Eltern und Kind« – und die kann günstig und weniger günstig ausfallen. Im letzteren Fall haben Kinder ein größeres Risiko, Verhaltensprobleme zu entwickeln. Denn eine ruhige, introvertierte Familie zum Beispiel wird ein expressives, abenteuerlustiges Kind eher einschränken. Eine extrovertierte Mutter überfordert ihr zurückhaltendes Kind eventuell.[7]

Da hat aber keiner Schuld!

Viele Schwierigkeiten, die Eltern mit ihren Kindern haben, wurden von keinem verschuldet, sondern liegen vielmehr in einer unglücklichen Übereinstimmung von Temperamenten. Eine echte Herausforderung für Familien.

Es gibt Kinder, die zum Beispiel eine genetische Veranlagung zu negativen Emotionen haben oder die ein eher impulsives Verhalten mitbringen: Sie sind schneller frustriert als andere und mehr auf Vermeidung als auf offene Interaktion mit anderen ausgerichtet. Wachsen sie in einem Umfeld auf, das dennoch geduldig auf sie eingeht, hat das Kind sehr gute Chance zu lernen, seine Impulse besser zu kontrollieren und ein offenes Wesen zu entwickeln. Reagieren die Eltern ebenfalls ungeduldig und impulsiv, kann eine negative Spirale in Gang kommen, an deren Ende das Kind als problematisch abgestempelt und von nun an auch immer so behandelt wird.

Viele sind mit den abenteuerlichen Geschichten Erich Kästners aufgewachsen. Im *Doppelten Lottchen* beschrieb er, wie aus zwei Kindern mit der gleichen Veranlagung zwei komplett unterschiedliche Charaktere werden können, je nachdem, wie ihre Bezugspersonen sich ihnen gegenüber verhalten. Begegnet die Mutter den Widerständen ihres Kindes mit wenig Feingefühl, wird es eventuell vermehrt zu aggressivem Verhalten tendieren. Geht die Mutter aber fürsorglich auf das Kind ein, kann es sich trotz anderer Veranlagung zu einem sehr friedlichen Menschen entwickeln. Die Persönlichkeitsbildung ist also eine komplizierte Wechselwirkung aus Genen und Erfahrung, wobei elterliche Fürsorge ein wichtiger Regulator ist, der vieles noch in die eine oder andere Richtung schieben kann.[8]

Allerdings ist der Einfluss von Erfahrungen auf die Persönlichkeit mancher Menschen höher als bei anderen – sowohl im positiven als auch im negativen Sinn. Es gibt Kinder, die von einem freundlichen, einfühlsamen Umfeld stärker profitieren als andere. Sie leiden aber auch stärker, wenn die Erfahrungen, die sie machen, negativ sind. Das ist Forschern in mehreren Studien aufgefallen, und es erinnerte sie an etwas: an Blumen. Seitdem unterteilen sie Kinder ganz grob in zwei Typen: in Orchideen- und in Löwenzahnkinder.[9]

Löwenzahnkinder schlagen überall Wurzeln, sind robust und gedeihen auch unter schlechten Bedingungen gut. Orchideenkinder hingegen sind wie die Pflanze, nach der sie benannt sind: sehr empfindlich. Werden sie schlecht behandelt, entwickeln sie sich auch schlechter und können ihr ganzes Leben lang Probleme haben. Aber im Treibhaus, unter guten Bedingungen, blühen sie ganz wunderbar auf. Wachsen Orchideenkinder ohne Stress auf, können sie sich sogar besser entwickeln als ihre robusteren Altersgenossen. Die wiederum bleiben ihr Leben lang weniger empfänglich für Einfluss von außen, also auch für positiven.

Geburt: Alles fängt viel früher an, als wir denken

Wie empfindsam ein Mensch auf seine Umwelt reagiert, steckt nicht nur in den Genen, sondern wird auch im Mutterleib festgelegt. Wir halten Stress für eine Sache, die vor allem Erwachsene plagt, aber Stress kann schon ein gerade erst entstehendes Wesen treffen.

Fünf Wochen nach der Hirnentwicklung bildet sich bei einem Embryo bereits das System aus, mit dem der Mensch später im Leben Stress verarbeiten kann. Hat die Mutter Stress, dann wirkt sich das auch sehr stark auf das Gehirn des Kindes und auf sein Temperament aus. Denn sein Körper rechnet dann eventuell damit, in einer stressvollen, feindlichen Welt anzukommen, in der es hilfreich sein kann, ängstlich und zurückhaltend zu sein. So ein Verhalten hört aber nicht nach der Kindheit einfach auf, sondern kann den Menschen sein Leben lang begleiten, ihn sozial isolieren und tragische Verläufe nehmen.

Trifft ein Kind mit einer so unglücklichen Mitgift nach der Geburt auf ein feinfühliges Umfeld, kann sich aber alles noch wenden. Eine sichere, fürsorgliche Bindung zu der Mutter kann die Folgen von pränatalem Stress beim Kind wieder abschwächen. Dabei ist auch das Oxytocin beteiligt, das durch die Interaktion mit den Eltern eine hemmende Wirkung auf die Stresshormone hat. Vorgeburtliche schlechte Erfahrungen können also durch spätere Zuneigung noch aufgefangen werden. Dramatisch ist es aber, wenn das nicht passiert. Kommt nach der Geburt immer neuer Stress hinzu, weil die Mutter nicht verfügbar ist oder nicht auf die Bedürfnisse eingeht, können sich die negativen Einflüsse potenzieren.

Nachgeburtlicher Stress allein kann schon reichen, um Schaden an der entstehenden Seele zu verursachen. Fallen die Mutter und ihre

Fürsorge aus, kann das eine negative und langfristige Auswirkung auf die seelischen Schaltkreise haben und darüber die kognitive und emotionale Entwicklung stark beeinflussen. Fatalerweise scheitert Bindung sehr oft ausgerechnet in dieser sensiblen Phase – gerade dann, wenn die Seele auf die Fürsorge besonders angewiesen ist. Im Notfall kann diese Aufgabe aber auch von einem anderen Menschen übernommen werden. Eine Mutter ist schwer zu ersetzen, aber eine verlässliche Person kann auch ausreichend Sicherheit, Geborgenheit und Zuwendung geben.

Erziehung: Der folgenreichste Ratgeber der Welt

Die liebevolle Behandlung eines Kindes ist im Grunde noch eine recht neue Erziehungsform. Viele heute erwachsene Menschen sind mit ganz anderen Methoden groß geworden. Man kann sagen: Je weiter man zurückschaut, umso schrecklicher wurden Kinder behandelt.

Über heutige Eltern wird sich häufig lustig gemacht, weil in den Regalen der Buchhandlungen 20 Meter Ratgeberliteratur stehen. Es gab Zeiten in Deutschland, da gab es nur einen. Aber diese Zeiten waren schlimmer. Sehr viel schlimmer, für manches Kind ein ewiger Alptraum. Das Buch hieß *Die deutsche Mutter und ihr erstes Kind*.

Es war der erfolgreichste Ratgeber-Bestseller Deutschlands mit einer Gesamtauflage von 1,2 Millionen Exemplaren. Verfasst hatte ihn Johanna Haarer, Ärztin und NSDAP-Mitglied. Die erste Ausgabe erschien 1934 in hunderttausendfacher Auflage und wurde sehr stark gefördert. Haarer empfiehlt in ihrem Buch, Kinder aus der Gemeinschaft auszuschließen, bis sie ihre körperlichen Funktionen unter Kontrolle haben. Sie sollen von Geborgenheit ferngehalten werden, denn die würde sie bloß verweichlichen. Vielmehr sollten Kinder zäh und hart gemacht werden. Zuwendung sei gefährlich.

Es wäre einfach, Haarers Ratgeber als bloße Nazipropaganda abzutun. Mindestens die Hälfte der Auflage erschien bis zum Zweiten Weltkrieg – die andere Hälfte aber danach. Ein bisschen bereinigt vom Nazivokabular, aber mit derselben Botschaft stand es unter dem gekürzten Titel *Die Mutter und ihr erstes Kind* noch bis 1987 im Regal. Damit war über 50 Jahre lang eine Anleitung erhältlich mit den besten Tipps, eine kindliche Seele effektiv zu zerstören. Und noch bis heute geistert die Angst vor der Aufzucht eines »Haustyrannen« durch manche Familien, die Haarer vor Jahrzehnten geschürt hat.

Veraltete Vorstellungen

Es gibt aber noch viele Gründe mehr, warum eine sichere Bindung zum Kind scheitern kann: falsche Vorstellungen, Überforderung, schlechte soziale Bedingungen oder psychisch erkrankte Eltern. Sehr oft haben die Erwachsenen fürsorgliches Verhalten selbst nie richtig erlebt und einen liebevollen Umgang lernen können. Ein weinendes Kind aktiviert nicht automatisch in jeder Mutter den Reflex, sich dem Nachwuchs liebevoll zuzuwenden. Je nach ihren eigenen neuronalen Voraussetzungen, die sie aus ihrer Kindheit mitbringt, kann bei ihr statt des Fürsorge- ein Selbsterhaltungsprogramm anspringen: Kampf, Flucht oder Erstarren.

Statt die negativen Emotionen ihres Kindes zu regulieren, schließt die Mutter die Kinderzimmertür oder geht fort, wenn das Kind weint oder schreit. Sie flüchtet. Oder sie greift an: Das weinende Kind wirkt auf sie so bedrohlich, dass sie es anschreit, schüttelt, schlägt oder sogar tötet.

Was auch immer die Gründe sind, sie haben fast immer lebenslange Folgen. Denn Vernachlässigung und Misshandlung eines Kindes verändern das noch junge Gehirn massiv. Denn allein kann ein Kind sich nicht effektiv abregen und bleibt der Flut der Stresshormone ausgesetzt. Ein ständig erhöhter Cortisolspiegel ist wie Gift für die empfindlichen Nervenzellen. Manche Hirnbereiche können regelrecht verkümmern, was sich zum Beispiel im problematischen Verhalten äußert – und im Umgang mit Stress. Die neurobiologischen Mechanismen können dann so geeicht werden, dass sie schneller und öfter auf Stress antworten. Sie fühlen sich schneller oder intensiver bedroht, reagieren bei Gefahr meist impulsiver und aggressiver.

Was vernachlässigte Kinder häufig lebenslang spüren, ist große Hilflosigkeit, Ohnmacht und Ausgeliefertsein. Sie haben früh gelernt und verinnerlicht, dass sie an ihrer Situation nichts ändern können. Schlechte Bindung am Anfang setzt sich meist fort und führt zu weiteren schlechten Bindungen. Unterschiedliche Beziehungsprobleme sind ganz typisch für einst vernachlässigte Kinder. Sie haben häufig Angst, jemanden nah an sich heranzulassen, oder erwarten im Gegenteil, dass ein anderer sie rettet und ganz für sie sorgt. Heute weiß man, dass Kinder, die früh schlechten Erfahrungen ausgeliefert sind, ihr ganzes Leben lang einen Nachteil haben können, nicht nur psychisch – sondern auch in Form von Immunschwäche, Herz-Kreislauf-Erkrankungen, chronischen Schmerzen und Suchtanfälligkeit.

Ein schlechter Start kann ein Leben lang nachwirken. Nicht nur im eigenen Leben. Sondern im Leben aller, die uns nahestehen.

EINE SPURENSUCHE IN DER VERGANGENHEIT

Familienfeiern können wunderschön sein. Oft aber nur die von anderen Familien, nicht zwangsläufig die eigenen. Das Idealbild ist wie am Ende eines italienischen Spielfilms, wenn alle an einem langen Tisch unter alten Bäumen sitzen, lachen, Wein trinken und köstliches Essen schmausen, während die Sonne flirrend untergeht. Und dann gibt es die nicht inszenierten, die realen Feste aus dem wirklichen Leben: Onkel Manfred macht wie immer schlechte Witze, Tante Gisela ist dauergekränkt, weil sie sich chronisch nicht genug beachtet fühlt, Cousine Katharina ist schon wieder mit einem Neuen da, und eigentlich weiß jeder, dass die Ehe von Vetter Marc längst am Ende ist. Aber darüber wird erst nach Mitternacht und ganz viel Schnaps getuschelt, wobei für jeden offensichtlich ist, dass Onkel Harry den Schnaps nicht nur heute Abend dringend braucht. Wir sitzen da mit all den Dramen und Marotten unserer Verwandten und denken erleichtert: »Zum Glück bin ich ganz anders.« Und ganz, ganz tief drin spüren wir, dass das womöglich gar nicht stimmt.

Kein Mensch ist ein isoliertes Wesen. Wir sind Teil von Systemen, von Netzwerken und von Stammbäumen. Wir haben Tanten und Onkel, Geschwister und Großeltern. Unsere Mütter sind Kinder von anderen Müttern. Unsere Väter waren auch mal Söhne. Wie wir waren sie einst auf die Fürsorge von anderen angewiesen und wurden durch sie geprägt. Sie profitierten von ihren Stärken, reagierten auf ihre Defizite, sie haben Tragödien erlebt und Verluste erlitten. Sie sind damit fertiggeworden oder auch nicht. Sie entwickelten Strategien und Leitsätze, die sie durch das Leben brachten, und sie gaben sie weiter. Wir sind mit diesen Menschen verbunden, wir tragen ihre Geschichten in uns. Wir *sind* ihre Gene und ihre Erfahrungen. Vielleicht bereitet uns etwas Probleme, dessen Ursprung gar nicht in unserem Leben liegt, sondern in dem Leben eines früheren Verwandten. Es aufzuspüren ist Detektivarbeit. Detektive erstellen eine Indiziensammlung, Psychologen erstellen ein Genogramm.

Das ist eine etwas andere Variante eines Stammbaums, aber nichts, was man sich gerahmt in die Diele hängt. Ein Genogramm trägt keine Wappen oder Ornamente. Es führt Trennungen auf und Seitensprünge, Erkrankungen und Todesfälle. Ein Genogramm macht Leiden und Probleme sichtbar, die sich wie rote Fäden manchmal durch mehrere Generationen ziehen, Muster, die sich wiederholen: Sucht, Missbrauch, Depressionen und Familiengeheimnisse. Manchmal fangen unsere Probleme lange vor unserer Entstehung an.

Fallbeispiel: Genogramm

Situation

Der Patient stellt sich auf dringenden Rat seines Arbeitgebers zum Erstgespräch vor. Zu diesem Zeitpunkt war er ein 48-jähriger, allein lebender Abteilungsleiter in einem Unternehmen für IT-Lösungen. Er berichtet, sein gesamtes Leben immer wieder irgendwie anzuecken. Er könne sich nicht erklären, wieso andere mit ihm ständig ein Problem hätten. Er sehe eher die anderen in seinem Team als behandlungsbedürftig an, nicht sich selbst. Er empfände es extrem kränkend von seinem Chef, ihm die Schuld an dem Versagen des Teams zu geben. Er käme eigentlich nur, weil es die Auflage sei, um nicht gekündigt zu werden. Da er Angst vor einem drohenden Jobverlust habe, sei er nun hier.

Als störend in seinem Leben empfinde er, dass er schnell unter Zeitdruck gerate, nervös und angespannt sei und dann Magenbeschwerden und Durchfall bekomme. Er fühle sich innerlich getrieben, zudem häufig ungerecht behandelt und könne dann seine Wut kaum im Zaum halten. Sein Umfeld reagiere stets mit Unverständnis und Ablehnung, was ihm aber nichts ausmache, denn das kenne er schon seit der Kindheit. Er beschreibt sich als tough, direkt, zielorientiert, kein Weichei und als ein »lonesome rider«. Derzeit wisse er noch nicht genau, was er sich von der Behandlung versprechen solle, wolle jedoch den drohenden Arbeitsplatzverlust abwenden und vielleicht etwas gelassener werden.

Befund

Der Patient zeigte sich im Erstkontakt als angespannter, vordergründig selbstbewusster, vordergründig freundlicher, misstrauisch-lauernder Mann. Im Kontakt zeigte er eine arrogant-aggressive Art mit sarkastisch-zynischer Komponente. Motorisch unruhig und nervös. Die beschriebene Kränkung durch seinen Arbeitgeber wird auch in den ersten Sitzungen immer wieder deutlich und wird mit Entwertung abgewehrt. Im Verlauf der ersten Sitzungen wichen das Misstrauen und die ablehnende Haltung einer Neugier. Der Patient wirkte zunehmend aufgeschlossener und an seiner Biographie aktiv interessiert. Es zeigte sich, dass die Exploration (Erkundung) biographischer Daten für ihn sehr schwierig war, er kaum Informationen und Erinnerungen über seine Kindheit und Familie besaß.

Mit der Zeit wurde es für ihn leichter, sich auch schwierigen Themen anzunähern. Die Reflexion des eigenen Anteils an der Gestaltung von Situationen machte dem Patienten deutlich, wie sehr seine Wahrnehmung auf das Außen und nicht das innere Erleben gerichtet ist. Hinter der Fassade, die er anfangs zeigte, wurde mit der Zeit seine Not für ihn selbst deutlich spürbar. Gefühlen inneren Erlebens konnte er erst keine Worte geben. Er vermutete, dass sein aggressives Vorwärtsverhalten der Abwehr eigener Minderwertigkeitsgefühle vor dem Hintergrund einer ausgeprägten Selbstwertproblematik dienen könne.

Lebensgeschichtliche Entwicklung des Patienten nach Erstellung des Genogramms

Der Patient wurde 1955 als jüngstes Kind (ein Bruder, drei Jahre älter) in einer Kleinstadt geboren. Seine Mutter sei Hausfrau gewesen, sein Vater habe als Geschäftsführer einer Speditionsfirma gearbeitet. Der Kontakt zum Vater (verstorben) sei distanziert und von Strenge gekennzeichnet gewesen. Dieser habe sehr auf deutsche Tugenden gepocht, sei eigentlich nie locker gewesen. Von der Mutter wurde ihm gesagt, dass der Vater in den letzten Kriegsjahren sehr gelitten hätte und deshalb eher »mürrisch und so streng« wäre. Er habe immer gewollt, dass aus seinen Söhnen mal etwas werde.

Der Kontakt zur Mutter sei einerseits liebevoll gewesen, aber von einem Moment zum anderen ablehnend und kalt. Er habe sich nie erklären können, was er falsch gemacht habe, dass sie so zu ihm sei. Der Kontakt zum Bruder sei gut, obwohl sie grundverschieden wären. Mit ihm habe er viel Zeit verbracht, was sich später, als der Patient etwa zwölf Jahre gewesen sei, total verändert habe. Da habe sich der Bruder abgewandt. Seine Mutter habe gesagt, dass das so sei, wenn man in die Pubertät käme, und so habe er sich nichts dabei gedacht.

Der Kontakt zur weiteren Familie (Großeltern, eine Tante und einen Onkel) sei rückblickend auch irgendwie merkwürdig gewesen. Häufig sei er »geschnitten« worden, habe sich ausgegrenzt gefühlt, irgendwie »schief angeguckt«, als Außenseiter.

Die Schule habe er gut durchlaufen; das Lernen sei ihm leichtgefallen, und er habe problemlos sein Abitur absolviert. Auch das Studium sei nicht schwer gewesen; er habe nie verstehen können, warum andere sich so mühen mussten. Auch sein Bruder habe sich durch Schule und Ausbildung gequält.

Er habe mehrere Freundinnen gehabt, habe sich in Beziehungen aber schnell eingeengt gefühlt und lockere Partnerschaften vorgezogen. Er habe keine Kinder.

Ausgeprägte Informationslücken im Genogramm wurden deutlich. Nach Befragung der Mutter, Tante und Onkel und durch Briefe der Großmutter (väterlicherseits) stellte sich heraus, dass sein eigentlicher Großvater nicht sein leiblicher Großvater gewesen ist, dass er viele Merkmale des Großonkels (mit 49 Jahren verstorben) aufwies, der in der Familie bekanntermaßen ein sehr kluger und beruflich erfolgreicher Mann gewesen sei, ähnlich wie auch sein Vater, wohingegen Tante und Onkel eher unterdurchschnittlich begabt gewesen seien.

Dass seine Großmutter eine kurze und fruchtbare Liaison zum Bruder ihres Mannes hatte, war in der Familie fast allen bekannt, darüber wurde jedoch nur getuschelt, ansonsten geschwiegen. Heute gibt es den Begriff »Kuckuckskind«, und so wurde der Vater des Patienten von seinen vermeintlichen Eltern groß gezogen. Auch er sei bereits ein Außenseiter gewesen beziehungsweise wurde zu einem Außenseiter gemacht, ein Kind der Schande.

Der Patient sah seinem Großonkel zum Verwechseln ähnlich, was ihn selbst nie misstrauisch gemacht hatte. Bei der Familie wurde durch die Ähnlichkeit die Erinnerung an dieses verworrene Familiengeheimnis getriggert und mit »Schande« assoziiert. Sie verhielt sich ihm gegenüber ablehnend, strafend und willkürlich ausgrenzend. Ihm wurde der Staffelstab der Schuld weitergegeben, den der Patient weder verstand noch sich ihm erwehren konnte.

Kränkung und Ungerechtigkeit ohne die Möglichkeit einer Offenlegung und Erklärung seiner gefühlten inneren Zerrissenheit und Wut hatten zur Folge, dass er sich in einem unbewussten stetigen Kampf ums Überleben und um die Daseinsberechtigung befand. Andere Menschen stellten für ihn kein sicheres Bindungsgegenüber dar. Nur als »lonesome rider« versuchte er, eine Form der Kontrolle über sein Leben zu bekommen.

Erklärungsmöglichkeit

Aufgrund der Traumatisierungen der Großeltern und des Großonkels durch das Erleben des Ersten und Zweiten Weltkrieges und der Traumatisierungen seiner Eltern entwickelte der Patient die Überlebensstrategie »Kampf«. Aggressives Vorwärtsverhalten stellte hier eine Strategie dar, um möglichst gar nicht erst in eine schwierige Situation zu geraten, auf die er reagieren muss. Es dient dem psychischen Überleben und der größtmöglichen Kontrolle.

Unterschiedliche Formen der Ablehnung und Schuldzuschreibung durch die Familie verfestigten sein negatives Selbstbild (»Ich bin nicht richtig, ich bin allein.«). Im Verlauf des Heranwachsens versuchte der Patient durch machtvolles Verhalten und später durch eine machtvolle berufliche Position, ein Gefühl von Wirksamkeit und Kontrolle zu erlangen. Dies machte es möglich, Ohnmacht, Unbedeutsamkeit, Minderwert und Hilflosigkeit zu kompensieren.

In Ermangelung adäquater Lernmodelle konnte der Patient keine ausreichenden emotionalen Kompetenzen, Selbstfürsorge, Selbstempathie sowie Problemlösefertigkeiten entwickeln.

Er lebte also in einer Familie, in der jeder ahnte und die meisten wussten: Sein Vater war der Sohn vom Großonkel. Und mit zunehmendem Alter wurde der Patient von der Familie ebenso ablehnend behandelt wie zuvor sein Vater: wie ein Kuckuckskind. Wie etwas, das nicht wirklich dazugehört. Und wie sein Vater übernahm der Patient die ihm zugeschriebene Außenseiterrolle. Nicht nur in der Familie, sondern überall: Schule, Uni, Beruf, Beziehungen. Er war in die Rolle geschlüpft, die andere für ihn vorgesehen hatten.

Fatalerweise bestärkte sein Vater ihn noch darin. Schließlich hatte er es auf diesem Wege selbst vermeintlich weit gebracht, sich ein Leben aufgebaut und Erfolg im Beruf erfahren. Dass bereits der Vater dabei im Außen bloß seine innere Einsamkeit erzeugte, war für ihn noch nicht sichtbar, aber bereits »irgendwie« spürbar. Jedes Verlangen nach Zugehörigkeit, Sicherheit und Geborgenheit hatte er gelernt wegzudrücken, weil es ein untragbares Risiko des Abgelehntwerdens bedeutete. Dieses Risiko konnte er nicht tragen. Er wurde unnahbar und hart, und sein Sohn (der Patient) stand schon in genau diesen Fußstapfen des Vaters. Der »Staffelstab des Verhaltens« und der Sichtweisen war übertragen auf die nächste Generation.

Die Familiengeheimnisse stellten eine Art Treibsand dar, auf dem der Patient versuchte, ein stabiles Selbst zu errichten. Er hatte Glück, dass er noch lebende Familienangehörige befragen konnte und diese endlich Auskunft gaben. Damit konnte er sich mit seiner Vergangenheit und den gelernten Strategien auseinandersetzen.

Auslöser

Die interaktionellen Auswirkungen seiner biographischen Daten, seine Defizite in gesunden Handlungsstrategien und seine jahrzehntelang erlebten Kränkungen zeigten sich in einem Beziehungssystem ähnlich einer Familie: dem Arbeitsteam. In Ermangelung empathischer Möglichkeiten, auch sich selbst gegenüber, sowie aufgrund fehlender günstiger Handlungs- und Stressbewältigungsmechanismen versuchte der Patient durch überstarke Leistungsbereitschaft, seinen Selbstwert zu stabilisieren.

Zudem der Versuch, sich einen sicheren Platz im Beziehungssystem zu erarbeiten und dadurch eine Form der Zugehörigkeit zu entwickeln. Mittels Zynismus und aggressiven Vorwärtsverhaltens entwickelte er eine Form des Anspannungsabbaus und Ausagierens unangenehmer Gefühle. Die lockeren Beziehungen boten ihm die Möglichkeit einer

Form der Befriedigung von ausgeprägten Bindungsbedürfnissen, ohne sich ganz darauf einzulassen.

Sein Plan
Durch die Auseinandersetzung mit seiner Vergangenheit, seinen eigenen Anteilen war er in der Lage, sich den roten Faden, der sich durch seine Familiengeschichte zog, bewusst zu machen, und er traf die Entscheidung, den Faden hier und jetzt zu kappen.

Vorgängergeneration: Die Ähnlichkeit zu unseren Eltern

Manchen Menschen ist zeit ihres Lebens in keinem Augenblick bewusst, wessen Leben sie gerade nachspielen. Andere dagegen wissen schon mit 15 Jahren: »So wie meine Eltern will ich niemals werden!« Sie rebellieren als Trotzreaktion, und irgendwann hören sie sich auf einmal zu den eigenen Kindern sagen: »Solange du deine Füße unter meinen Tisch stellst, bestimme ich, wie's läuft!«

Wenn sich ein Moment in meiner Praxis ständig wiederholt, dann ist es der hier: Ein Patient schildert sein Leben, hält plötzlich inne, die Mimik verändert sich, und er stellt erschüttert fest: »Oh, mein Gott, ich hör mich genauso an wie mein Vater!« Diese Erkenntnis hat weitreichende Folgen.

Diese Menschen fühlen sich dann immer so, als wären sie in eine Falle getappt. Aber es ist keine Falle, es ist ein Prozess, dem niemand wirklich entgehen kann, weil er in jedem von uns tief verankert ist. Psychologen nennen ihn »Modelllernen«. Denn genau darum geht es: um das Lernen am Modell. Es trägt viel dazu bei, wie unsere Seele sich entwickelt.

Am Beispiel von zwei Kraken kann man gut illustrieren, was das heißt, denn auch Kraken können Modelllernen ziemlich gut, wie Forscher in einem Experiment festgestellt haben.[10]

Das Experiment geht so: Ein Krake sitzt in einem Wassertank und bekommt Bälle in unterschiedlichen Farben präsentiert. Attackiert er den Ball einer bestimmten Farbe, erhält er ein Stück Fisch als Belohnung. Entscheidet er sich für eine andere Farbe, gibt es einen unangenehmen elektrischen Reiz. Im Tank daneben sitzt Krake zwei, schaut genau, was nebenan vor sich geht, und denkt sich so sein Teil. Als die Forscher nun die Tanks tauschen, fackelt Krake zwei nicht lang, attackiert fast ausschließlich die Bälle jener Farbe, für die sein Vorgänger zuvor belohnt worden war. Krake zwei hat das Ziel seines Vorgängers also allein durch Beobachten gelernt – ohne die ansonsten hierfür durchschnittlich nötigen 20 Trainingsversuche und ohne den Einsatz von verstärkender Belohnung oder Bestrafung.

Wir lernen durch Beobachtung

Es gibt unheimlich viel zu lernen und zu erfahren auf dieser Welt. Wir haben durch das Beobachtungslernen die Chance, das Richtige für die Seele zu tun. Dass das nicht so verlässlich klappt, liegt daran, dass die beobachtbaren negativen Konsequenzen entweder nicht ersichtlich oder umfangreich verdrängt sind, bagatellisiert, zuweilen auch umgedeutet werden. Würden wir versuchen, alles selbst herauszufinden, würde das ziemlich lange dauern. Das ist das eine Problem. Das andere ist: Würden wir versuchen, alles selbst am eigenen Leib zu erfahren, könnte es ständig sehr schmerzhaft für uns werden. Unser Gehirn kennt deshalb eine Methode, die im Vergleich zum Selbstausprobieren Zeit und Ressourcen spart: Es guckt sich die meisten Sachen einfach ab. Wir müssen nicht selbst einen Korkenzieher erfinden, um eine Flasche Wein zu öffnen. Wir nehmen ihn ganz automatisch zur Hand, weil wir uns die Methode mal bei anderen abgeguckt haben. Wir müssen nicht selbst in eine Flamme fassen, um zu lernen, dass sie heiß ist. Es reicht, wenn andere uns das vermitteln. Lernen durch Beobachtung ist ein total cleverer Schachzug unseres Gehirns: Wir können unsere Fähigkeiten und unser Wissen erweitern, einfach indem wir anderen zuschauen, wie sie die Sachen so meistern. Und das Modell, das uns am häufigsten zur Verfügung steht, ist jenes unserer Eltern.

Wenn ein Kind seine Augen auf uns heftet, dann nicht nur weil es uns so sehr liebt. Es beobachtet uns genauer als ein Geheimdienstmitarbeiter, denn es will etwas lernen. Verzieht Mama beim Biss in die Zitrone das Gesicht, wird das Kind den gelben Dingern gegenüber selbst erst mal skeptisch eingestellt sein. Schimpft sie ständig über die Nachbarn, denkt es bald selbst nichts Gutes über sie. Wir finden es lustig, wenn ein Einjähriger anfängt, in eine Banane zu sprechen, weil er uns beim Telefonieren imitiert. Ruft er »Scheiße!«, wenn die Banane runterfällt, dann lachen wir allerdings nicht mehr, weil uns spätestens da klar wird, dass sich Kinder nicht nur die tollen Sachen bei uns abgucken.

Genau das ist das Problem: Wir schauen uns nicht nur ab, ob Mama Weichspüler verwendet oder Königsberger Klopse mit Muskat abschmeckt. Wir beobachten auch, wie unsere Eltern sich im Streit verhalten, welche politische Einstellungen sie haben, wie sie auf Menschen reagieren, mit Frust umgehen oder mit welchem Stil sie Auto fahren. Wie unsere Eltern mit Macht, Hilflosigkeit und anderen Gefühlen umgehen. Wir schauen uns im Elternhaus Werte, Moral und Normen ab und verinnerlichen ganze Handlungsabläufe. Und ohne dass wir es merken, sind wir auf dem besten Weg, deren Lebenspläne zu erfüllen.

In den ersten Jahren unseres Lebens passiert das noch recht unreflektiert. Die Modelle vor unserer Nase sind ja schließlich groß und werden schon wissen, was schlecht ist und was nicht, denken wir. Erst um die Pubertät herum fangen wir an, die Sachen schon etwas kritischer zu sehen. Wir glauben längst nicht mehr alles, stellen Modelle, Entscheidungen und Verhalten in Frage und wollen eben keine Ballerina werden, nur weil Mutti das mal werden wollte.

Aber so sehr wir es uns vielleicht auch wünschen, 15 Jahre Kaderschmiede Elternhaus lassen sich nicht mal eben abstreifen. Man kann gegen Haltungen, die man übernommen hat, kämpfen, hier und da sein Verhalten etwas schleifen, aber viel von dem eingebrannten Programm bleibt, und in vielen Situationen bricht es sich plötzlich Bahn.

Man kann es schaffen, sich jahrelang tatsächlich ganz anders zum Beispiel seinen Kindern gegenüber zu verhalten, als man es selbst zu Hause erfahren hat. Und trotzdem kann uns ein unerwarteter Auslöser plötzlich mitten ins alte System katapultieren. Meistens passiert das in emotionalen Situationen, unter Zeitdruck oder Stress oder weil etwas uns an früher erinnert und wir ganz automatisch in die eingeschliffenen alten Handlungsroutinen rutschen. Wir schreien unsere Kinder an, obwohl wir das nie machen wollten, werden überkritisch, demonstrieren lautstark unsere Macht oder mäkeln an unserem Partner herum. Nicht unbedingt, weil es etwas zu kritteln gibt, sondern weil unsere Mutter das auch immer gemacht hat.

Um diese Klassiker zu vermeiden, muss man aber erst mal merken, dass man hier gerade gar nicht sein eigenes Leben führt, sondern nur die Fortsetzung des Lebens seiner Eltern. In meiner Praxis begleite ich Patienten oft durch Rosenkriege, die mit Waffen geführt werden, die wenig mit dem aktuellen Konflikt zu tun haben, aber viel mit einem alten. Häufig erleben Menschen etwas, das schon ihren Eltern passiert ist. Aber weil ihnen selbst entwickelte

Strategien fehlen, greifen sie auf das zurück, was ihnen einst vorgelebt wurde. Hat jemand eine Scheidung der Eltern als dramatisch erlebt, kann es sein, dass er seine eigene Scheidung ebenso dramatisch auskämpft – selbst wenn die Gründe und Voraussetzungen in seinem Fall ganz anders sind als bei der Scheidung der Eltern.

Ich habe sehr viele Patienten, die bemerken, dass sie dabei sind, ein altes Lebensmodell zu wiederholen – und genau dagegen sehr hart ankämpfen. Und dann höre ich die Verzweiflung in den Versuchen der Patienten, es anders machen zu wollen: »Ich will eine saubere Scheidung haben, ich will es anders machen als mein Vater damals. Bitte helfen Sie mir dabei.« Es braucht eine gute Wahrnehmung, Wachsamkeit, Bewusstmachung, und es ist anstrengend, aber es ist möglich.

Kriegsschäden: Die späten Opfer

Wir sind uns dessen kaum bewusst, aber der Zweite Weltkrieg bedroht uns noch immer. Im Park, auf dem Weg nach Hause, in der U-Bahn oder in Krankenhäusern. Allein im letzten Jahr des Zweiten Weltkriegs wurden über Deutschland 500 000 Tonnen Bomben abgeworfen. Bis zu 270 000 Tonnen davon werden als Blindgänger betrachtet. Das heißt, dass sie einst nicht explodiert sind. Das heißt aber auch: Sie können es irgendwann noch tun. Etwa 100 000 Tonnen dieser Geschosse sind bis heute noch nicht entdeckt. Wir haben Häuser und Schulen auf ihnen gebaut, Gärten und Wege angelegt. Wir leben, spielen und spazieren auf diesen Bomben, ohne etwas von ihrer Existenz zu ahnen. Manchmal stecken wir vielleicht im Verkehr fest, weil irgendwo so ein Blindgänger gefunden wurde und entschärft werden muss. Dann ärgern wir uns vielleicht ein wenig, aber die Sache ist schnell wieder vergessen.

Neuerdings belässt man es nicht mehr bei Zufallsfunden. Es wird aktiv nach diesen Altlasten des Krieges gefahndet, denn die Zeit macht Blindgänger nicht harmloser, im Gegenteil. Ihre Zünder rosten durch und werden zur akuten Gefahr. 70 Jahre nach seinem Ende ist der Krieg manchmal noch immer eine Gefahr für das Leben.

Und für die Seele. Es gibt individuelle Ursachen für psychisches Leid, und manchmal gibt es kollektive. Es gibt Ereignisse, die ganze Generationen betreffen und diejenigen, die nach ihnen kommen.

Oft wundert man sich, warum psychische Erkrankungen heutzutage häufiger auftreten als früher. In vielen Fällen liegen die Gründe aber gar nicht in unserer heutigen Zeit, denn sie stammen noch aus dem Zweiten Weltkrieg. Ich behandle sehr viele ältere Menschen, die noch immer an den Folgen leiden. Und ich behandle ihre Kinder und Enkel. Sie sind Kollateralschäden eines Krieges, den sie selbst nie erlebt haben, aber deren Folgen sie deutlich spüren. Erst heute, Jahrzehnte nach dem Krieg, kommen viele Traumata das erste Mal an die Oberfläche so wie die Blindgänger mit den rostenden Zündern.

Insgesamt gibt es noch zu wenige Untersuchungen zu dem Thema, aber die wenigen, die bisher gemacht wurden, sind erschreckend: 40 bis 50 Prozent der Menschen, die bis zum Ende des Zweiten Weltkrieges geboren wurden, haben traumatische Erfahrungen gesammelt, und sie leiden Jahrzehnte später noch immer psychisch und körperlich daran. Die meisten Erlebnisse sind direkte Kriegshandlungen wie Ausbombung, Vertreibung, Hunger oder Gefangenschaft. Sie wurden in Kindheit und Jugend erlebt und damit in einer Phase, in der sich der Organismus noch entwickelt und besonders verletzlich ist. Eine Zeit, in der der Mensch noch nicht über hilfreiche Bewältigungsstrategien verfügt.

Tragischerweise fielen dann oftmals noch diejenigen aus, die ein traumatisiertes Kind dann besonders braucht: Die Väter waren abwesend, die Mütter nicht verlässlich verfügbar, weil sie vielfältige Aufgaben übernehmen mussten oder durch eigene Traumatisierungen selbst schwer belastet waren.[11]

Die Geschichte unserer Vorfahren

Während sich die historische und politische Forschung den Holocaust-Überlebenden und deren Kindern schon früh gewidmet hat, waren die psychosozialen Folgen des Krieges in Deutschland lange Zeit tabuisiert. Schuld, Scham und Verantwortung haben die Auseinandersetzung mit diesem extrem belastenden Thema verhindert und dazu beigetragen, dass sich das psychische Leid manifestierte. Aus zahlreichen Studien weiß man heute, dass aber nicht nur die Seele leidet, sondern mit ihr der ganze Körper. Traumatische Erfahrungen in Kindheit und Jugend gehen mit erhöhten Raten für Herz-Kreislauf-Erkrankungen, Asthma, Schmerzstörungen sowie Krebs- oder Autoimmunerkrankungen einher. Und obwohl diese Menschen vor allem psychisch leiden, begibt sich kaum jemand in psychotherapeutische Behandlung. Vermutlich liegt das daran, dass diese Generation verinnerlicht hat, körperliche Beschwerden wichtiger als psychische zu bewerten. Es ist eine Generation, die nahezu gezwungen war, eine nicht normale Normalität aufrechtzuerhalten, denn Raum und Bewusstsein für die Aufarbeitung der belastenden Erfahrungen gab es nicht.[12]

Dieser unglückliche Zustand bleibt aber nicht nur bei diesen Menschen – das ist das fatale Erbe des Krieges. Es wird auch an die nächsten Generationen weitergegeben. Heute widmen sich die Kriegsenkel der Aufarbeitung. Sie organisieren sich on- und offline in Selbsthilfegruppen und diskutieren die zahlreichen Bücher und Filme zu diesem Thema. Es scheint, als sei es überhaupt erst heute möglich, sich diesen Traumatisierungen zu widmen, ohne dabei die schier unvorstellbaren Dimensionen des Holocaust zu bagatellisieren. Notwendig ist die Aufarbeitung allemal, denn obwohl sie nicht selbst direkt betroffen waren, haben viele jüngere Menschen einen Kollateralschaden erlitten.

Eine ganze Generation ist mit Eltern aufgewachsen, die an den Folgen des Krieges litten. Kriegskinder, die selbst Kinder bekamen. Auch wenn sie ihn nicht selbst erlebt haben, erlebten sie hilflose und traumatisierte Eltern und Großeltern, oft emotional verstummt, mit Gewaltausbrüchen, Gefühlskälte, Alkohol- oder Medikamentenmissbrauch. Schätzungen zufolge sind in Deutschland heute Tausende Kriegsenkel in Therapie.[13] Es bewahrheitet sich also, was der Schriftsteller William Faulkner schon erkannt hatte, als er schrieb, die Vergangenheit sei niemals tot, sie sei nicht einmal vergessen.

Wenn ein Patient heute leidet, weil seine Mutter ihm nicht genug Zuwendung gegeben hat, existiert dafür eine Ursache. Man muss schauen, was ihr zugestoßen ist, dass sie nicht in der Lage war, ihr Kind angemessen zu versorgen. Die roten Fäden entwickeln manchmal die seltsamsten Schleifen, in jeder Generation und in jedem Individuum wirken sie anders fort.

Eine meiner Patientinnen musste im Zweiten Weltkrieg mit ihrer Familie fliehen. Sie war noch ein kleines Kind, es war nachts, und damit sie nicht schrie, wurde ihr immer wieder der Mund zugehalten. »Psst, sei still!«, war der Appell, der sich in ihre Seele einbrannte. In einer Situation, in der man eigentlich schreien möchte, musste sie ganz still sein und schweigen. Es waren einige Wochen in ihrem Leben, an denen es ihr so ergangen war, aber fortan verhielt sie sich immer so: überangepasst und voll mit Angst. *Wenn ich laut werde, bin ich schuld, dass alle sterben*, war der Gedanke. Es spielte gar keine Rolle mehr, ob sie sich mittlerweile in Sicherheit befand, ob die Zeit eine andere war. Der Lerneffekt des Satzes und des

»Psst!«-Zischlautes saßen tief und fest. Das »Psst!« hatte eine Bedeutung, denn sie reagierte seither auf kurze Zischlaute – egal, in welcher Situation – immer mit kurzfristigem Stress. Er wurde eine Haltung, und mit ihr erzog die Frau später auch ihre Kinder.

Eines davon hatte 40 Jahre später reichlich Grund zu rebellieren, denn bei seinem Arbeitgeber herrschten schlimme Missstände. Der junge Mann wusste sehr wohl, dass er etwas unternehmen müsste. Aber er entschied sich zu schweigen, weil er Repressalien für die gesamte Abteilung fürchtete. Ohne es zu ahnen, war er den Ängsten seiner Mutter gefolgt. Er schwieg und nahm die Zustände resigniert hin. Eines seiner Kinder hingegen wurde völlig anders: rebellisch und laut. Was sein Vater nicht konnte, machte es im Übermaß. Manchmal transformieren sich die Probleme, schlagen in das eine oder andere Extrem aus. Der Vater hatte das familiäre Erbe des Schweigens ausgebaut, sein Sohn den polarisierten Widerstand.

Werden traumatische Erfahrungen nicht verarbeitet, wirken sie weiter fort. Sie schlummern in der Seele wie Blindgänger in der Erde. Kampfmittelfirmen spüren den Blindgängern des Zweiten Weltkriegs nach, um sie zu entschärfen, damit sie keinen Schaden anrichten. Bevor ein neues Haus gebaut wird, ist das heutzutage sogar Pflicht. Wir sollten ähnlich vorgehen und den Ursachen von Problemen nachspüren, damit sie keinen Schaden mehr verursachen. Nicht in uns – und nicht in anderen. Denn wir tragen nicht nur die Geschichten anderer Menschen in uns, wir schreiben selbst welche, für die, die nach uns kommen. Wir stehen in Wechselbeziehungen mit anderen, wir bereiten Freude, und wir verletzen. Wir erleben Schönes und Schreckliches, und wie wir damit umgehen, geben wir weiter. Anders als Generationen vor uns haben wir heute die Möglichkeit, roten Fäden nachzuspüren und sie zu kappen, falls sie uns belasten. Ein Einzelner kann manchmal ein ganzes System verändern. Unser Einfluss ist sehr viel größer, als wir glauben. Im Positiven wie im Negativen. Denn die Forschung zeigt immer deutlicher: Wir vererben nicht nur unsere Nase, sondern eventuell auch unsere Angst.

Epigenetik: Die Angst in den Genen

Kirschblütenduft ist etwas Schönes, angenehm und süß. Es gibt wohl kaum jemanden, der ihn nicht mag – bis auf ein paar Mäuse aus Atlanta, USA. Wenn sie Kirschblütenduft riechen, bekommen sie Panik. Kirschblütenduft hat ihnen selbst zwar nie etwas getan – aber dafür ihren Eltern. Immer wenn Wissenschaftler das Aroma im Rahmen eines Versuchs künstlich über den Mäusen verströmten, verpassten sie ihnen gleichzeitig einen leichten Stromschlag.[14] Nach einer Zeit hatten die Mäuse Angst, sobald sie den Geruch wahrnahmen. Später bekamen sie Nachwuchs, an dem dieser Vorgang zwar nicht wiederholt wurde, aber wenn sie Kirschblütenduft rochen, bekamen auch sie Angst.

Die amerikanischen Mäuse sind ein Beweis für etwas, das Wissenschaftler gerade sehr intensiv erforschen: Früher hielt man Gene für eine passive, eher zufällige Blaupause für den Aufbau eines Organismus. Heute beobachtet man, dass Gene offensichtlich lebenslang sehr empfindlich auf Einflüsse von außen reagieren. Jede Begegnung, jede Unterhaltung, jede Erfahrung verändert nicht nur unser Gehirn. Sie kann bis auf die Funktionen unserer Erbanlagen durchschlagen.

Gene beeinflussen also nicht einfach nur, wie sich Erfahrungen auf uns auswirken, sondern es funktioniert auch genau umgekehrt: Erfahrungen können unser Erbgut verändern und festlegen, welche Gene wir an die nachfolgende Generation weitergeben. Wenn unsere Mutter viel Schlechtes erlebt, zum Beispiel Gewalt oder Missbrauch, kann das ihr Erbgut und das ihrer Kinder verändern. Die Zellen greifen damit eventuell einem Mechanismus vor: Das Gehirn wartet in diesem Fall gar nicht erst darauf, von den äußeren Bedingungen vervollständigt zu werden, sondern bereitet den Organismus schon vorher auf mögliche Gefahren vor. Schon in den Genen steht dann: »Achtung, du wirst in eine feindliche Welt voller Gefahren hineingeboren.« Entsprechend sind die Stressschaltkreise von Anfang an auf hohe Aktivität eingestellt.

Möglich wird das, weil sich unsere Gene als flexibler herausgestellt haben, als einst angenommen. Die DNS selbst verändert sich bei solchen Prozessen nicht. Aber durch bestimmte Einflüsse können sich Moleküle an ihrer Struktur anhaften. Sie wirken dann wie An- und Aus-Schalter und können die Aktivität von Genen kontrollieren.

Während der Schwangerschaftswochen werden die zentralen Regelkreise im Gehirn und in den Genen des entstehenden Lebens sozusagen kalibriert. In der ersten Schwangerschaftshälfte werden nahezu alle Nervenzellen im Gehirn angelegt. Das limbische System, die Stressachse und verschiedene Neurotransmittersysteme im Gehirn der Babys werden auf das erlebte Stress- und Angstlevel der Mutter hin geeicht. Wie es einer Frau während der Schwangerschaft weitestgehend ergeht, wie gestresst oder ängstlich sie ist, prägt die Gene ihres Kindes – und beeinflusst es zeitlebens. Wissenschaftler nennen diesen Vorgang auch »fetale Programmierung«.

Stress, beziehungsweise das dabei freigesetzte Cortisol, kann dabei eine entscheidende Rolle spielen. Etwa zehn Prozent des Hormons, das die Mutter unter Belastung freisetzt, kann die Plazentaschranke passieren und das kindliche Kleinhirn erreichen. Ist bei dem Baby während der Schwangerschaft der Cortisolspiegel dauerhaft erhöht, wird dies sozusagen als Normalzustand festgelegt. Die körpereigenen Stresssysteme werden so justiert, dass das Kind schneller und auch häufiger gestresst ist. Der Körper meint es eigentlich nur gut, er will diesen Körper in einen Zustand versetzen, in dem er schnell zur Höchstform auflaufen kann, wenn die vielen Gefahren auftauchen, die in der Zukunft dieses Menschen erwartet werden, wenn man den Stress der Mutter als Indikator betrachtet. Die Natur will dem Kind also im Grunde bloß einen evolutionären Vorteil verschaffen.[15]

Keine Schwangere muss jetzt fürchten, ein hyperaktives Kind zu bekommen, falls sie mal Streit mit dem Partner oder eine anstrengende Arbeitsphase hat. Mit einzelnen Situationen, selbst mehreren, wird der Nachwuchs locker fertig. Schwieriger ist es, wenn die Mutter dauerhaft unter Strom steht.

Genprägung und ihre Bedeutung

Man hat diesen Mechanismus unter anderem an einer Generation untersucht, bei der er anscheinend massenhaft gewirkt hat: an einer Kriegsgeneration.[16] Im Winter 1944/45 waren die Niederlande von den Nazis besetzt. Die Bevölkerung hungerte schrecklich. Die Frauen, die später schwanger wurden, bekamen Kinder, die zwar besonders klein waren und wenig wogen, sich später aber als sehr zäh erwiesen. Später im Leben litten sie häufiger an Krankheiten wie Diabetes, Lungen- und Herz-Kreislauf-Erkrankungen sowie Arteriosklerose und in der Folge an Herzinfarkten. Ihr Körper war offensichtlich genetisch darauf geprägt, aus wenig Essen viel Nahrhaftes zu mobilisieren. Im Mangel eines Krieges wäre das ein Überlebensvorteil, in späteren Zeiten allerdings erwies sich die Fähigkeit als Bedrohung.

Dem genauen Mechanismus der Genprägung sind die Forscher noch auf der Spur, aber er scheint für vieles eine Erklärung zu sein:

Schon lange wird beobachtet, dass Menschen, deren Vorfahren an einer posttraumatischen Belastungsstörung litten, selbst ein höheres Risiko tragen, daran zu erkranken. Auch Depressionen und chronische Erkrankungen kommen in diesen Familien gehäuft vor. Vermutlich werden sie nicht nur alleine durch das Verhalten der Verwandten bestimmt, sondern auch durch biomolekulare Prozesse. Aber selbst das muss kein Schicksal sein. Die Prägung funktioniert offensichtlich auch im Guten. Wer es schafft, sein Trauma aufzuarbeiten, senkt auch das Risiko, es weiterzuvererben.

Unsere Seele ist wie ein Mosaik: Sie besteht aus vielen Einzelteilen. Erst die unterschiedlichen Teilchen ergeben das Bild unserer individuellen Persönlichkeit. Unsere Gene und unsere Erfahrungen beeinflussen sich gegenseitig und prägen uns im Spiegel unserer Verwandten. Wir wirken auf die Welt um uns herum ein, und sie wirkt auf uns zurück. Auch das wird zu einem weiteren Bestandteil, einem neuen Teilchen, das uns ergänzt. Manche sind schillernd und bunt, manche finster, andere brüchig. Manche würden wir gerne verstecken, auf andere sind wir stolz. Einige können wir ersetzen oder austauschen, andere bleiben hartnäckig haften. Die Plastizität unseres Gehirns funktioniert in beide Richtungen: Sie kann krank machen oder schädigen. Aber sie kann auch beseitigen oder reparieren. Nichts muss so bleiben, wie es ist. Es tritt hervor, was wir betonen. Unsere Seele ist ein Kunstwerk, das niemals fertig ist.

Kapitel II

Das Konsistenzprinzip

Wie das Bedürfnis der Seele nach
Gleichgewicht entsteht

Während wir uns durch die Welt bewegen, in der ständig etwas Neues passiert, bleiben wir auf eine beinahe wundersame Weise innen immer gleich: Unsere Körpertemperatur hält sich bei konstanten 37 Grad, das Herz schlägt mit 60 bis 80 Schlägen pro Minute, und ohne auch nur einmal darüber nachzudenken, atmen wir genau so viel Luft ein, dass der Sauerstoffgehalt in unserem Blut gedeckt ist. Sind wir gesund, ist unser Körper ein schnurrendes, perfekt kalibriertes System. Blöd nur, dass von außen ständig etwas stört.

Wir gehen aus dem Haus, wo es plötzlich viel kälter oder wärmer ist. Wenn uns bei der Arbeit der Chef anbrüllt, spüren wir unser Herz deutlich jenseits der Norm schlagen. Und wenn wir später einen Muffin essen, schießt unser Blutzuckerspiegel mal eben sehr weit über die normalen 100 Milligramm pro Deziliter Blut hinaus – und unser feingetunter Apparat ist komplett aus dem Lot.

Aber nur kurz. Denn bei jeder kleinsten Abweichung fährt der Körper ein ganzes Arsenal an Maßnahmen auf und pusht alle Parameter zurück in Richtung Normalität: Er schüttet Hormone aus, dehnt oder verengt Gefäße, er normalisiert den pH-Wert und gleicht Wasser- und Elektrolythaushalt wieder aus. Dass in unserem Inneren ständige Stabilität herrscht, obwohl sie von außen dauernd gestört wird, passiert nicht einfach so, es ist ein ständiges, hartes Arbeiten. Biologen und Mediziner nennen diesen Prozess »Homöostase«, was in etwa Gleichstand bedeutet, und um genau den geht es. Denn jede Abweichung bedeutet Krankheit: Zwei Grad mehr Körpertemperatur, und wir haben hohes Fieber, 20 Herzschläge weniger pro Minute, und wir sinken ohnmächtig zu Boden.

Dass jedes Lebewesen so einen Selbstregulationsmechanismus eingebaut hat, ist schon lange bekannt. Dass auch die Seele nach einem ganz ähnlichen Prinzip arbeitet, haben Wissenschaftler erst etwas später entdeckt. Aufgefallen ist das zuerst noch nicht einmal an einem Menschen, sondern an einem ziemlich verzweifelten Schäferhund.

Er gehörte Iwan Pawlow, der für seine Untersuchungen an Schäferhunden ziemlich berühmt ist, weil er an ihnen ein Phänomen entdeckt hat, das den Namen »Pawlow'scher Reflex« oder auch »klassische Konditionierung« trägt. Kaum ein anderes psychologisches Experiment wird so oft und gerne zitiert wie dieses, das Pawlow 1905 entdeckt hatte.

Ihm fiel auf, dass seine Hunde nicht erst beim Anblick von Futter zu sabbern anfingen, sondern schon dann, wenn sie die Laborangestellten hörten, die mit dem Futter zu ihnen unterwegs waren. Pawlow wollte das näher untersuchen und ließ nun immer eine Glocke ertönen, wenn es Futter gab. Bald reichte der Ton der Glocke allein, und die Hunde begannen zu sabbern. Sie hatten das Signal der Glocke an die Erwartung von Futter gekoppelt.[17]

Manchmal herrscht Skepsis, ob sich Versuche von Tieren auf den Menschen einfach so übertragen lassen. Bei der klassischen Konditionierung gibt es wenig Zweifel. Jeder von uns hat schon Erfahrungen damit gemacht. Jeder von uns verbindet bestimmte Lieder mit bestimmten Momenten. Sobald das Stück irgendwo anklingt, steigt auch die Erinnerung wieder in den Kopf. Manche kennen den Effekt vielleicht aus der Firma, wenn der Zeiger der Uhr 12 Uhr Mittag schlägt. Die Belegschaft sabbert dann zwar nicht unbedingt, aber es macht sich Unruhe breit, und Menschengruppen strömen Richtung Kantine.

Pawlow hatte ein sehr wichtiges Lernprinzip des Gehirns entdeckt: die Fähigkeit, Reize zu verknüpfen und einen Reflex auszulösen. Die klassische Konditionierung ist so berühmt, dass man denken könnte, Pawlow hätte bloß dieses eine Experiment gemacht. In Wahrheit aber war er ein unermüdlicher Forscher, der bis ins hohe Alter eine unglaubliche Fülle von Untersuchungen und wissenschaftlichen Arbeiten produziert hatte, von denen viele noch heute relevant sind – und manche erst lange nach ihrem Entstehen relevant wurden.[18] Wie jenes, das Forscher später darauf brachte, dass auch die Seele ein Gleichgewichtssystem haben musste.

Der Pawlow'sche Hund

Pawlow führte im Jahr 1927 ein Folgeexperiment durch. Er krümmte seinem Laborhund währenddessen zwar kein einziges Haar, und trotzdem war das Tier am Ende völlig verzweifelt und zeigte schwere Verhaltensstörungen. Dabei hatte alles recht vielversprechend angefangen: Wenn Pawlow dem Hund eine Lichtprojektion zeigte, die einen Kreis darstellte, bekam er Futter. Wenn eine Ellipse erschien, gab es nichts. Der Hund erkannte den Unterschied ratzfatz, und kaum tauchte der Kreis auf, war seine Vorfreude groß. Aber dann wurde Pawlow fies: Er zeigte dem Hund Kreise und Ellipsen, deren Formen einander immer ähnlicher wurden. Der Hund konnte sie kaum noch unterscheiden: Konnte er sich nun freuen? Oder nicht? War das jetzt der Kreis? Was ist das andere? Wo blieb das Futter? Am Ende war der Hund tief verzweifelt.

Pawlow war wieder Zeuge eines sehr grundsätzlichen psychischen Mechanismus geworden – nur wusste er das damals noch nicht. Er gab dem Zustand des Hundes die Bezeichnung »experimentelle Neurose«. Neurose war mal ein Sammelbegriff für alle möglichen Verhaltensstörungen, also für alles, was irgendwie verzweifelt und psychisch auffällig war, von dem man aber nicht genau wusste, was es ist und wo es herkommt. Obwohl der Begriff im Grunde also wenig aussagt, ist er aus dem Sprachgebrauch – und sogar aus der Psychologenwelt – nicht auszurotten. Noch immer kommen Patienten zu mir, die von anderen den Stempel »neurotisch« bekommen. Früher war das gängige Praxis: Jemand war einfach verrückt oder neurotisch – Schublade auf, Schublade zu, fertig. Zum Glück ist ein Interesse entstanden, sich manche Dinge genauer anzusehen.

Das hat selbst Pawlows Hund im Nachhinein rehabilitiert. Was genau hatte ihn bloß so verzweifeln lassen, fragten sich Wissenschaftler Jahre nach dem Experiment und untersuchten das Phänomen genauer. Heute weiß man es: Sein Gehirn befand sich in einem Zustand völliger Uneindeutigkeit.[19] Hätte Pawlow einen Kernspintomographen gehabt, hätte er sehen können, dass im Kopf des Hundes zwei Prozesse abliefen, die nicht miteinander vereinbar sind. Heute ist der Zustand, in dem sich der Hund befand, sehr viel genauer untersucht. Er hat einen Namen und eine Bedeutung, und manche halten diese sogar für eine der wichtigsten Funktionen unseres Seelenlebens: Wenn das, was im Außen passiert, sehr von dem abweicht, was wir im Innen erwarten, uns wünschen oder sogar dringend brauchen, gerät die Seele in einen Zustand, den man als »Inkonsistenz« bezeichnet.

Auf neuronaler Ebene sind dann zwei gegensätzliche Vorgänge aktiv. Man kann sich Inkonsistenz am besten wie ein Gummiband vorstellen: Das, was wir wollen und brauchen, um uns gut zu fühlen, zieht in die eine Richtung. Das, was wir real bekommen, zieht in die andere. Was wir sehr deutlich spüren, ist die innere Spannung, die sich daraus ergibt. Je nach Situation kann diese Spannung als Angst, Sehnsucht, Ärger oder Traurigkeit auftreten. Je größer die Spannung ist, desto quälender ist dieser Zustand für uns.

So wie unser Körper durch die Außenbedingungen ständig aus seinem Gleichgewicht gebracht wird und alles daransetzt, es wiederherzustellen, arbeitet auch unsere Seele permanent daran, Spannungen ausgleichen. Sie strebt »Konsistenz« an, so nennen Psychologen das Gleichgewicht der Seele. Wie dem Körper ist auch der Seele die innere Ordnung wichtig, sie ist ein Systemerfordernis.[20] Nur wenn Gleichgewicht herrscht, fühlen wir uns wohl, sind zufrieden und gesund. Es gibt Neurobiologen und Psychologen, die das Streben nach Konsistenz deshalb als eine der wichtigsten Aufgaben der Seele bezeichnen, als die mächtigste Kraft, die uns im Leben antreibt.

Die Standardparameter, die der Körper immer wiederherzustellen versucht, sind weitgehend bekannt. Aber was ist eigentlich der Sollzustand der Seele?

DIE GRUNDBEDÜRFNISSE DER SEELE

Es gibt Erfahrungen, mit denen wird man fertig. Jemand wünscht sich zu Weihnachten die niedlichen silbernen Ohrstecker – und bekommt eine teflonbeschichtete Bratpfanne. Das findet dieser Mensch wahrscheinlich blöd, ist ein bisschen grummelig, aber die Inkonsistenz, die er spürt, ist aushaltbar. Das Gummiband seiner Seele ist locker bis mittel gespannt und wird sich mit der Zeit wieder lockern.

Bei anderen Ereignissen jedoch wird die Spannung unerträglich. Zum Beispiel, wenn wir uns sehr stark Anerkennung wünschen, aber Zurückweisung bekommen. Das ist für die Seele Inkonsistenz pur, ein quälender Zustand. Denn es gibt Sachen, die man sich wünschen kann, und es gibt Dinge, die man wirklich braucht – und die sind nicht verhandelbar.

Unser Körper ist da ähnlich unerbittlich. Es gibt Dinge, die wir tun müssen, um nicht zu sterben. Wir müssen essen, trinken, atmen und schlafen. Man kann sagen, dass das die grundlegendsten Bedürfnisse sind, die der Körper befriedigt haben will, um seine Standards einhalten zu können. Das ist nichts, was man sich wünschen kann und wodurch man enttäuscht ist, wenn es nicht erfüllt wird. Deswegen hat die Natur die Kontrolle darüber mächtigen Impulsen anvertraut. Wir können uns zu Hause ziemlich lange mit Netflix einschließen und dabei die Welt vergessen. Aber irgendwann rumpelt es im Bauch, wir haben Hunger, oder wir werden müde. Der Körper hat Detektoren für die Erfassung von Mangelzuständen. Rutscht ein Grundbedürfnis gerade ins Minus, wird automatisch die Motivation angeschaltet, den Mangel zu beseitigen. Wir können es aushalten, wenn es mal keine Schokolade gibt. Aber wir können nicht komplett auf Essen verzichten. Das ist der Unterschied zwischen Wunsch und Grundbedürfnis.

Es gibt Grundbedürfnisse, die für die Seele genauso dringend sind wie Essen, Schlafen oder Trinken für den Körper. Und wie der Körper wird sie krank, wenn sie sie nicht bekommt. Denn seelische Grundbedürfnisse sind genauso dazu da, unser Überleben zu sichern, wie die körperlichen. Allerdings sind die Mechanismen der Seele, um die Grundbedürfnisse einzufordern, nicht so leicht zu verstehen. Hunger ist etwas sehr Offensichtliches, wir spüren ihn und seine Folgen ziemlich gut. Aber seelische Bedürfnisse verstecken sich im Unbewussten. Die Sache mit dem Unterbewusstsein muss man sich wie eine Einbahnstraße vorstellen: Während aus diesem Bereich ständig ziemlich viele Informationen und Signale in unser Bewusstsein geschickt werden, ist der umgekehrte Weg oft versperrt. Das Bewusstsein kann sich da nicht einfach mal umgucken und schauen, was es da so alles findet. Aus vielen Gründen wäre das zwar recht praktisch, aber da dieser Bereich nun mal so verschlossen ist wie Fort Knox, muss man sehr viel über Versuch und Irrtum herausfinden, was uns von dort so alles antreibt.

Erste Vorschläge, was die gesunde Seele braucht, hatte schon Sigmund Freud gemacht, später folgten ihm viele Kollegen nach. Auf die Liste kam zum Beispiel das Bedürfnis nach Stärke, Leistung und Kompetenz. Aber auch das Bedürfnis nach Prestige, Status, Ruhm und Macht wurden von einigen Psychologen aufgeführt. Allerdings herrschte in der psychologischen Forschung lange Uneinigkeit, welche Bedürfnisse wirklich grundlegend seien. Der Berner Psychologieprofessor Klaus Grawe setzte sich mit dieser Liste im Hinblick auf neurowissenschaftliche Erkenntnisse genau auseinander. Seiner Meinung nach sind nur diejenigen Grundbedürfnisse, die im menschlichen Nervensystems genauso verankert sind wie Hunger oder Durst, also wenn sie durch einen recht simplen Umkehrschluss belegbar sind: Wird die Seele krank, wenn diese Grundbedürfnisse nicht erfüllt werden? Alles andere seien bloß Wünsche. Wünsche sind echten Bedürfnissen zum Verwechseln ähnlich. Dazu muss man sich nur einen Dreijährigen an der Supermarktkasse vorstellen, der für einen Lolli kämpft, als ginge es ums Überleben. Seine Eltern wissen es hoffentlich besser, und wenn sie meinen, dass das vereinbarte Süßigkeitenlimit bereits überschritten ist, bleiben sie standhaft. Aber es gibt Dinge, die würden dem Kind eventuell ein Leben lang schaden, wenn seine Eltern sie ihm vorenthalten würden.

Warum sollen Macht oder Leistung ein Grundbedürfnis sein, fragte sich Grawe, wenn es sehr viele Menschen gibt, denen das nicht so wichtig zu sein scheint. Auch können sehr viele Menschen sehr gut leben, ohne Ruhm zu erlangen. Wenn man sich die Verkaufszahlen von Schokolade und Rotwein anschaut, könnte man auch sie für sehr wichtige Bedürfnisse halten. Aber gibt es tatsächlich Menschen, die dauerhaften Schaden davon tragen, wenn sie keine Schokolade und keinen Rotwein bekommen? Menschen scheinen sehr viele Bedürfnisse zu haben, aber nicht jedes unbefriedigte Bedürfnis endet in einer psychischen Störung.

Aber genau darum ging es Grawe: Seiner Ansicht nach ist ein seelisch kranker Mensch ein in seinen seelischen Grundbedürfnissen verletzter Mensch.[21] Das kann ich aus meiner Praxis bestätigen. Auf Grawes Liste blieben schließlich nur vier übrig. Nach Grawes Ansicht lauten diese vier:

— Bedürfnis nach Selbstwerterhöhung
— Bedürfnis nach Bindung
— Bedürfnis nach Kontrolle und Autonomie
— Bedürfnis nach Lustgewinn und Unlustvermeidung

Die Erfahrungen, die wir mit der Erfüllung dieser Grundbedürfnisse machen, steuern uns durchs Leben. Sie sind ein heimlicher, aber mächtiger Motor hinter allem, was wir wahrnehmen, denken, fühlen – und vor allem: wie wir uns verhalten. Und trotzdem kennt kaum jemand seine Grundbedürfnisse. Zeit, sie sich mal näher anzusehen.

Selbstwert: Das Fundament des Lebens

Die schlechten Nachrichten zuerst: Sie sind nicht so nett, wie Sie glauben. Sie sehen auch nicht so gut aus, wie Sie denken. Und Sie sind auch weniger kompetent, als Sie annehmen.

Rums.

Die gute Nachricht: Es ist ein Zeichen psychischer Gesundheit, wenn Sie es mit Ihren Selbsteinschätzungen ein bisschen übertreiben. Das tun die meisten, und das ist auch gut so – selbst wenn es nicht sonderlich beliebt ist. Angeberei findet gesellschaftlich nicht gerade große Anerkennung. Aber was gesellschaftlich anerkannt ist, da pfeift die Seele drauf. Sie fühlt sich am wohlsten, wenn wir bei dem, was wir über uns denken und erzählen, kräftig nach oben aufrunden.

Und wenn wir mal ganz ehrlich zu uns sind, tun wir das oft und gerne. Zum Beispiel, wenn wir etwas über uns selbst erzählen: In der Regel stellen sich Menschen etwas besser dar, als sie sind. Sie spielen negative Aspekte herunter oder lassen sie ganz unter den Tisch fallen. Auch bei unseren Leistungen betonen wir mehr die positiven als die negativen Ergebnisse, und bei vielen Eigenschaften schätzen wir uns gerne mal etwas besser ein als den Durchschnitt. Zum Beispiel sind sehr viele Menschen davon überzeugt, ein guter Autofahrer zu sein, was statistisch aber nicht hinkommt. Über manche Dinge schwindeln wir uns also offensichtlich ganz gerne mal in die Tasche. Photoshop, Make-up, Haarfärbemittel sind Werkzeuge zum Seelen-Doping.

Und das ist nicht nur in Ordnung so, es dient einem sehr wichtigen Zweck: Positive Selbstillusionen versetzen unsere Seele in einen Zustand von Optimismus. Und den braucht man in dieser Welt ziemlich dringend. Denn machen wir uns einmal ganz kurz nichts vor, dann sieht die Lage grob zusammengefasst so aus (Achtung, es wird schlimm): Wir alle werden sterben. Alle, die wir lieben, werden sterben. Bis es so weit sein wird, werden wir alt und faltig. Wir bekommen vielleicht sogar Krebs oder Demenz oder irgendeine andere schlimme Erkrankung. Auch drum herum sieht es nicht viel besser aus. Die Welt steht am Abgrund: Die Öko-Systeme sind aus den Fugen geraten, die Meere sind voller Plastikmüll, und neuerdings trägt man wieder bauchfrei. Und wir? Stehen jeden Tag auf, schmieren uns ein Käsebrot und gehen zur Arbeit. Wir schmieden

Pläne für das Wochenende oder sogar für die Rente. Das ist angesichts der Lage schon ziemlich bemerkenswert und gelingt nur, weil unsere Seele dank eines leicht übersteuerten Selbstwertgefühls ein großer Optimist ist und wirklich sehr an uns glaubt. Sie lässt uns Sätze denken wie »Ach, wird schon irgendwie!« oder »Mich wird es schon nicht treffen!«. Das lässt uns nicht nur ständig weitermachen, es hält uns außerdem gesund.

Ein ausgeprägtes Selbstwertgefühl korreliert mit psychischer Gesundheit. Nicht einfach so, sondern weil die leicht unrealistische Wahrnehmung für eine Art sich selbsterfüllende Prophezeiung sorgt. Menschen mit einem positiven Selbstwertgefühl glauben an sich und ihre Fähigkeiten, dadurch muten sie sich eher Dinge zu, die ihnen wiederum weitere positive Gefühle und Zuversicht bereiten. Das wiederum bringt sie in einen glücklicheren Zustand, und alles zusammen wird zu einem sich selbst aufrechterhaltenden Prozess, der der Seele ziemlich guttut.

Jeder Mensch hat ein tiefes Bedürfnis nach einem guten Selbstwert und danach, sich geliebt, wertvoll und einzigartig fühlen. Selbstwert ist das Fundament, auf dem unser Leben steht. Leider wird aber ausgerechnet dieses Grundbedürfnis sehr oft beschädigt, und sehr viele Menschen sind gezwungen, ihr Leben auf einem sehr instabilen Untergrund aufzubauen. Wie anfällig sie das für seelische Störungen macht, kann man sich leicht vorstellen. Ein verletztes, fragiles Selbstwertgefühl kann die Ursache von Depressionen, Ängsten und Essstörungen sein. Es gibt Autoren, die Selbstwert sogar pauschal als Grundlage aller psychischen Störungen betrachten, und es gibt welche, die der Ansicht sind, dass wir insgesamt in einer besseren Gesellschaft leben würden, wenn der Selbstwert der Menschen besser entwickelt wäre.[22]

Gleichzeitig leben ziemlich viele Industriezweige ziemlich gut davon, dass der Selbstwert vieler Menschen so niedrig ist. Sie bieten allerhand Produkte an, die einem versprechen, das Selbstwertgefühl zu stärken. Sei es die Creme, die uns verspricht, jünger zu wirken, der schnelle Sportwagen, der uns und anderen vorgaukelt, dass wir dynamisch und erfolgreich sind, oder die Zugehörigkeit in einem elitären Segelclub, die uns und anderen zeigt, dass wir wohl etwas Besonderes sein müssen. Die britische Autorin Laurie Penny hat mal passend dazu gesagt, dass die Weltwirtschaft über Nacht zusammenbrechen würde, wenn alle Frauen dieser Erde morgens aufwachten und sich in ihren Körpern wirklich wohlfühlen würden.

Von der Bedeutung des Selbstwerts

Während der Selbstwert für Psychologen so zentral ist, herrscht außerhalb des Fachs ein bisschen Verwirrung darüber, was das denn eigentlich genau sein soll. Denn andere, ähnliche Begriffe wie Selbst*bewusstsein*, Selbst*vertrauen* oder Selbst*akzeptanz* fliegen einem als Schlagworte heutzutage ständig und beinahe wahllos um die Ohren. Dabei sind sie im psychologisch gemeinten Sinne bloß Teilaspekte des Selbstwertes.[23]

Wer jetzt immer noch verwirrt ist, was Selbstwert denn nun wirklich ist, muss sich und anderen eigentlich nur gut zuhören, um es herauszufinden: Ein Mensch mit einem guten Selbstwert beschreibt sich in der Regel positiv. Man merkt und spürt seine Haltung zu sich selbst als eine Art »Ich bin okay, so wie ich bin«. Jemand mit einem schlechten Selbstwert sieht sich selbst sehr kritisch und negativ.

Der Selbstwert kann auch als die Haltung beschrieben werden, die wir zu uns selbst haben. Aber wie kommen wir zu dieser Haltung?

Selbstwert setzt sich aus unterschiedlichen Komponenten zusammen. Dabei spielt unser soziales Umfeld eine wichtige Rolle. Er baut sich auf durch das, was man über uns sagt, denkt, oder dadurch, wie man uns behandelt. Das Wesentliche passiert zuerst in unserer Familie. Etwas pauschal kann man sagen, dass ein primär strafendes Elternhaus den Selbstwert eines Menschen schwächt, während er durch unterstützende und nachsichtige Bezugspersonen stabil und stark wird.

Später hängt Selbstwert auch stark davon ab, wie beliebt jemand ist, ob er sozial gut integriert, beruflich erfolgreich ist oder ob er eine erfüllende und stabile Partnerschaft führt. Man kann sich sehr leicht vorstellen, dass das Gegenteil von all dem den Selbstwert erheblich mindert, so wie Misserfolge, Arbeitsplatzverlust oder eine Trennung. Sie sind ein Angriff auf unser Selbst. Die Kränkung stellt eine besondere Grundlage weiterer seelischer Schädigungen dar und ist in der therapeutischen Arbeit immer wieder ein ausgiebig zu bearbeitendes Thema mit Patienten.

Bindung: Die anderen in unserem Leben

Menschen brauchen andere Menschen. Es gibt ein tief verankertes biologisches Bedürfnis, liebevolle und stabile Beziehungen zu haben. Am Anfang des Lebens sichert dieses Bedürfnis vor allem unser nacktes Überleben. Wir sind schutzlose Kinder und auf die Fürsorge von anderen angewiesen. Aber das Bedürfnis nach Verbundenheit hört nach der Kindheit nicht einfach auf, es bleibt ein Leben lang. Aus Untersuchungen mittels Hirnscannern ist nun bestätigt, was jeder Mensch, der Liebeskummer, Zurückweisung oder Trauer durchleben musste, ohnehin bereits wusste: Die gekappte Verbindung zu einer geliebten Person oder der Ausschluss von einer Gemeinschaft fühlt sich so verheerend an wie körperlicher Schmerz. Und das liegt daran, dass beide Gefühle innerhalb derselben Hirnzentren verarbeitet werden.

Schon sechs Monate alte Babys finden es gar nicht lustig, wenn ihre Mutter sich jemand anderem zärtlich zuwendet – und sei es nur eine Puppe. Der Nachwuchs reagiert oft weinerlich und versucht, mit Gesten oder Geschrei die Aufmerksamkeit der Mutter schnell zurückzugewinnen. Ältere Kinder werden sogar so sauer auf die Puppe, dass sie hinlaufen und sie verhauen. Wenn sich die Mutter mit einem Buch oder einem Puzzle beschäftigt, stört das die Kinder weitaus weniger. Daraus lässt sich ableiten, dass jeder von uns einen Platz in der Gruppe braucht, und durch solche starken Mechanismen wie Eifersucht und Neid soll er gesichert werden.

Heute erscheint das vielleicht selbstverständlich, aber es ist nicht einmal eine Generation her, da war das anders. Selbst die psychologische Forschung hat dem tiefen Verlangen nach Bindung sehr spät nachgeforscht. Besonders in der Mutter-Kind-Beziehung herrschte sehr lange die Auffassung, dass Versorgung viel wichtiger sei als Fürsorge. Als der US-Psychologe Harry Harlow Ende der 1950er Jahre ein Experiment startete, erwartete er, genau dies bestätigen zu können, aber es sollte anders kommen.

Harlow teilte Rhesusaffen in drei Gruppen ein: Eine Gruppe wurde von ihren Müttern getrennt und von einer Assistentin regelmäßig gefüttert, hatte ansonsten aber keine Kontakte zu anderen Lebewesen. Eine zweite Gruppe hatte eine »Mutterattrappe« zur Verfügung, die aus Draht gebaut war und an der ein Fläschchen hing, aus dem das Junge trinken konnte. Die Äffchen der dritten Gruppe bekamen zusätzlich zur »Drahtmutter« eine »Handtuchmutter«. Sie besaß zwar kein Fläschchen, aber einen gesichtsähnlichen Kopf und einen warmen, kuscheligen Stoffkörper.

Die Äffchen tranken zwar öfter an der Brust der Drahtmutter, suchten ansonsten aber die Nähe der Handtuchmutter. Klar, die war ja auch kuscheliger. Aber Harlow dachte sich noch etwas aus: Manchmal erschreckte er die Affenkinder mit fiesen mechanischen Monstern. Aber die verschreckten Äffchen flüchteten dann nicht etwa zu der nährenden, versorgenden »Mutter«, sondern zu der, die ihnen etwas Behaglichkeit und Wärme gespendet hatte. Dass Mutterliebe mehr bedeutet als regelmäßige Versorgung mit Nahrung, wurde da offensichtlich.

Harlow beobachtete die Entwicklung über einen langen Zeitraum – mit wirklich finsteren Ergebnissen. Die Affen aus allen drei Gruppen zeigten als Erwachsene auffällige Verhaltensstörungen. Besonders diejenigen, die mit keiner oder nur der Drahtmutter aufwuchsen, waren entweder aggressiv oder zogen sich eher zurück, wenn sie mit anderen Affen zusammen waren. Auch im Paarungsverhalten waren sie gestört. Besonders dramatisch wurde es, wenn einer der weiblichen Versuchsaffen Mutter wurde: Kaum eine konnte ihre eigenen Babys gut versorgen und fürsorglich sein, oft begegneten sie ihnen sogar mit Aggressivität und Gewalt. Insgesamt erging es den Affenkindern am schlimmsten, die weder eine Draht- noch eine Handtuchmutter zur Verfügung hatten. Sie entwickelten schon als Babys schwere Verhaltensstörungen. Sie reagierten kaum noch auf Reize von außen und *verhungerten emotional*. Sie verharrten in monotonen, starren Bewegungen oder saßen apathisch in einer Ecke.

Psychologen nennen das »Deprivationsverhalten«, was auf eine schaurige Weise sehr treffend beschrieben ist. Der Begriff Deprivation stammt vom lateinischen Wort für »berauben« – und genau das geschieht den Lebewesen, denen am Anfang echte Fürsorge fehlt. Sie – und ihre Nachkommen – sind der Nestwärme und Liebe beraubt, die sie so dringend gebraucht hätten. Und in der Regel auch einer Zukunft, in der sie emotional zufrieden leben können.

Kindheit und Bindungsverhalten

Kinder mit belastenden Bindungserfahrungen haben oft einen lebenslangen Nachteil. Vergleicht man sie in verschiedenen Abschnitten ihres Lebens mit Kindern aus stabilen Beziehungen, haben gut gebundene Kinder in praktisch allen untersuchten Aspekten deutliche Vorteile: Sie sind selbstbewusster, selbstwirksamer, belastbarer und besser in der Lage, zwischenmenschliche Beziehungen zu führen. Sie werden von Lehrern und Gleichaltrigen als sozialer, beziehungsfähiger, empathischer und beliebter eingeschätzt als unsicher gebundene Kinder. Sie haben ihre Impulse besser unter Kontrolle und können Wünsche oder Gefühle besser ausdrücken.[24]

Die Bindungserfahrungen, die wir am Anfang unseres Lebens machen, bestimmen sehr stark über alle anderen späteren Beziehungen. Damit ist nicht nur die Liebe zu einem Partner oder Kind gemeint, sondern auch Bindungen mit Freunden, Arbeitskollegen und anderen Menschen. Ein Single kann sehr wohl zufrieden und gesund sein, wenn er genügend andere positive Beziehungen pflegt. Aber dafür braucht man eine gute innere Vorstellung – am besten die eigene Erfahrung – davon, was eine gute, verlässliche Bindung ist.

Dieses Modell muss nicht zwingend von Mutter oder Vater stammen. Aus den verschiedensten Gründen können Eltern diese Rolle manchmal einfach nicht übernehmen. Aber dann ist es wichtig, dass ein anderer einspringt. Manchmal reicht schon eine Person – ein Lehrer, eine Oma, ein Erzieher –, die sich uns fürsorgend zuwendet und unser Bedürfnis nach Bindung rettet.

Unser Körper nimmt gerne Nahrung im Überfluss auf, aber wenn es nicht anders geht, schaltet er auf Sparflamme und hält alles auch mit einem Minimum an Kalorien am Laufen. Das kann die Seele zuweilen auch.

Mehrere Krankenhäuser in den USA haben seit einiger Zeit so genannte »Cuddling-Care-Programme« für Neugeborene von drogenabhängigen Eltern. Da ihre Väter und Mütter oft ausfallen und das Pflegepersonal selbst kaum Zeit hat, dem riesigen Bedarf an Nähe, Berührung und Beruhigung dieser Babys gerecht zu werden, nehmen sich Freiwillige dieser Aufgabe an. Es geht um mehr als niedliches Baby-Geknuddel: Diejenigen Kinder, die eine einfühlsame, regelmäßige Betreuung gefunden haben, gedeihen besser und brauchen weniger medizinische Versorgung und Medikamente.

Fehlt einem Menschen die Erfahrung einer guten, warmherzigen Bindung, kann es sein, dass er ein chronisches Gefühl von Angst, Schmerz, Verlassenheit, Traurigkeit und Hilflosigkeit behält. Schlechte Bindungen gelten heute als der größte Risikofaktor für die Ausbildung einer psychischen Störung und von Suchtverhalten.

Aber selbst wenn das Bindungsbedürfnis in der Kindheit gut erfüllt wurde: Schon eine kurze Zeit der Isolation kann zerstörerisch auf ein Lebewesen wirken. Aus Versuchen weiß man, dass Ratten und Mäuse schon nach wenigen Tagen ohne Kontakt zu anderen Nagern große Stressreaktionen zeigen. Zu ganz ähnlichen Ergebnissen kommen Untersuchungen mit Gefangenen, die sich in Isolationshaft befunden haben. Die Mehrheit zeigt schon nach wenigen Tagen Symptome einer posttraumatischen Belastungsstörung. Sie werden von Alpträumen geplagt, bekommen Panikattacken oder fügen sich selbst Verletzungen zu.

Kontrolle und Autonomie:
Der Boss sind wir

Den Menschen, die zu mir in die Praxis kommen, sind oft erschütternde Dinge widerfahren: Sie wurden geschlagen, missbraucht, haben Naturkatastrophen oder Autounfälle überlebt, und was ich oft höre, ist: »Mit den körperlichen Schmerzen, die ich erlitten habe, kann ich umgehen. Aber nicht mit diesem Gefühl der Ohnmacht.« Dieses Gefühl der Macht- und Hilflosigkeit entsteht vor allem, weil ihre Grundbedürfnisse nach Kontrolle und Sicherheit verletzt wurden.

Unsere Seele ist ein Kontrollfreak. Sie braucht jederzeit die Gewissheit, dass die Situation, in der wir uns befinden, beherrschbar ist. Jede Situation. Ausgeliefertsein ist eine der schlimmsten Erfahrungen, die ein Mensch machen kann. Kein Wunder! Die Kontrolle zu verlieren bedeutet nichts anderes, als sehr direkt die Gefahr zu spüren, sein Leben zu verlieren. Die Erfahrung dieses Gefühls kann die Seele nachhaltiger und schwerer erschüttern als erlittener Schmerz selbst. Gleichzeitig werden Schmerzen als heftiger empfunden, wenn sie mit einem Kontrollverlust einhergehen. Seit einigen Jahren reagieren Krankenhäuser auf diese Tatsache und bieten Patienten zum Beispiel nach schweren Operationen etwas an, was einst unmöglich erschien: Sie überlassen ihnen die Versorgung mit Medikamenten selbst. »Patientengesteuerte Schmerztherapie« nennt man es, wenn sich Menschen mittels einer Pumpe ein Schmerzmittel selbst verabreichen können.

Tatsächlich ist der Verbrauch an Medikamenten dadurch nicht etwa gestiegen, sondern gesunken. Das liegt einerseits daran, dass die Patienten schnell handeln können, bevor der Schmerz zu stark wird. Aber auch daran, dass bei Schmerz- oder Angstzuständen sofort auch das Kontrollbedürfnis aktiviert wird. Wenn man selbst etwas gegen den Schmerz unternehmen kann, wird die Situation als weniger belastend erlebt, als wenn man sich ihm ausgeliefert fühlt.

Jeder Mensch braucht das Gefühl, mit Situationen fertigwerden zu können. Nicht nur in extremen oder lebensbedrohlichen, sondern auch im Alltag ist das wichtig. Die Fähigkeit, uns als wirksam zu erleben, wird schon früh im Leben ausgebildet. Ständig streben wir etwas an und erfahren, ob wir damit Erfolg haben oder nicht. Je nachdem, wie unsere Erfahrungen ausfallen, entwickeln wir die Grundüberzeugung darüber, ob sich der Einsatz für eine bestimmte Sache lohnt oder nicht. Wer oft im Leben die Erfahrung gemacht hat, mit seinem Verhalten etwas bewirkt zu haben, wird sehr wahrscheinlich an sich glauben und eine »Das schaffe ich schon«-Haltung entwickeln. Psychologen sprechen dann von einer hohen »Selbstwirksamkeitserwartung«.

Menschen mit einer hohen Selbstwirksamkeitserwartung haben eine höhere Lebenszufriedenheit. Sie fühlen sich wohler, haben mehr Selbstvertrauen und sind resistenter gegen Stress. Denn sie empfinden Stress in manchen Situationen nicht einmal als solchen, sondern als eine Herausforderung, die sie bewältigen können. Sie empfinden diese Situationen als kontrollierbar. Selbstwirksame Menschen sind außerdem sehr gut darin, Veränderungen herzustellen, wenn sie mit etwas unzufrieden sind. Sie besitzen die Überzeugung, dass sie Ziele durch ihr eigenes Verhalten verwirklichen können. Bei der Verwirklichung zeigen sie außerdem »Persistenz«, also eine besondere Hartnäckigkeit und Ausdauer.[25]

Das Gegenteil von selbstwirksamen Menschen sind so genannte Vermeider. Diese Menschen haben einen ganz anderen Blick auf Hindernisse: Sie sehen sie nicht als Herausforderung, sondern eher als Bedrohung. Sie fürchten eher an einem Hindernis zu scheitern, als es zu überwinden.

Wenn das Grundbedürfnis nach Kontrolle immer wieder frustriert wird, kann daraus ein Phänomen entstehen, das Psychologen als »gelernte Hilflosigkeit« bezeichnen. Der US-Psychologe Martin Seligman kam dem in den 1960er Jahren auf die Spur. Seligman erweiterte damals die Versuche der klassischen Konditionierung von Iwan Pawlow: Eine Gruppe von Hunden erhielt mäßig starke Stromschläge an die Pfoten. Sie wurden dabei in einem Geschirr gehalten und konnten dem unangenehmen Reiz nicht ausweichen. Eine weitere Gruppe von Hunden konnte den Schmerzreiz durch die Betätigung eines Hebels abstellen. Einer dritten Gruppe passierte gar nichts. Anschließend wurden alle drei Gruppen in eine Box gesetzt, die durch eine niedrige Barriere in zwei Teile getrennt war. In der einen Hälfte erhielten die Hunde wieder Stromstöße, in der anderen Hälfe waren sie sicher. Die Tiere konnten dem Schmerz also entkommen, wenn sie von einem Teil der Box in die andere wechselten. Die Tiere, die den Schmerz zum ersten Mal erfuhren, sprangen bald in die sichere, andere Hälfte. Das taten auch diejenigen, die zuvor Einfluss auf die Ausübung der Elektroschläge hatten. Mit der dritten Gruppe, die erfahren hatte, dass sie gegen den Schmerz nichts ausrichten kann, passierte etwas Beklemmendes: Keiner der Hunde flüchtete vor dem Schmerz. Die Tiere blieben liegen und ließen die weiteren Schmerzen resigniert über sich ergehen. Sie haben Hilflosigkeit *gelernt*.

Machtlosigkeit und das Bedürfnis nach Kontrolle

Per se ist das nicht nur ein tierisches Problem, sondern auch ein zutiefst menschliches. Es ist durch viele weitere Untersuchungen bestätigt worden, und in meiner Praxis erlebe ich diese Patienten täglich. Je öfter ein Mensch unkontrollierbare Erfahrungen gemacht hat, desto tiefer sitzt seine innere Überzeugung, dass er gegen schädliche Einflüsse von außen nichts ausrichten kann. Verletzungen des Kontrollbedürfnisses sind Gift für die Seele. Menschen spüren es nicht nur durch große, heftige Ereignisse. Manchmal reicht es schon, viel Geld zu verlieren, betrogen oder entlassen zu werden. Die Machtlosigkeit in so einer Situation kann toxisch sein – auch für zukünftige Ereignisse.

Zum Grundbedürfnis nach Kontrolle zählt aber noch ein anderes, sehr starkes Verlangen: das nach Autonomie. Jeder Mensch hat Grenzen, die andere wahren und respektieren sollen. Ein eigenes Territorium, in dem andere nicht herumtrampeln sollen. Und jeder Mensch möchte sich entwickeln, eine eigenständige Persönlichkeit werden und selbst über sein Leben bestimmen.

Wie stark das Streben nach Autonomie in den Menschen eingebrannt ist, kann man ziemlich gut an Kindern beobachten. Bis zu einem bestimmten Alter fühlen sie sich eins mit der Mutter. Dann dämmert ihnen allmählich, dass sie eine eigenständige Person mit eigenen Fähigkeiten und einem eigenen Willen sind. Und genau als das wollen sie von da an wahrgenommen und respektiert werden. »Alleine machen!« ist ein Satz, der Eltern in den Wahnsinn treiben kann. Wer es aushält, eine halbe Stunde daneben zu stehen, bis die Minihände es geschafft haben, den Reißverschluss selbst zuzumachen, riskiert es zwar mal wieder, zu spät im Büro aufzuschlagen, hat aber immerhin ein immens wichtiges Grundbedürfnis seines Kindes erfüllt.

So wie uns eine zerstörte Bindung verletzt, verletzt es uns auch, wenn unsere Autonomie nicht gewahrt wird. Reagieren Eltern strafend auf die zunehmend autonom werdenden Entscheidungen ihrer Kinder, kann das zum Beispiel deren Angst vor dem Verlust der Bindung so sehr steigern, dass sie sich entscheiden, viel von ihrem Autonomiebedürfnis aufzugeben, und in der Abhängigkeit zu bleiben. Im Grunde befinden sich diese Bedürfnisse in einem ständigen Konflikt: Unser ganzes Leben lang streben wir einerseits nach Nähe und Bindung, brauchen aber andererseits so dringend auch Distanz und Eigenständigkeit.

Autonomie kann uns auch durch vereinnahmende Partner, Religion oder Politik geraubt werden. Das Ausschnüffeln oder Spionieren in der Privatsphäre von anderen ist nichts anderes als die Missachtung von Grenzen. Ob es das Tagebuch ist, das gelesen, das Handy, das gecheckt, oder die Kontobewegungen, die vom Partner überprüft wurden – eine Verletzung des Autonomiebedürfnisses sät Misstrauen, das sich zu einer Paranoia in der Seele auswachsen kann.

Lustgewinn und Unlustvermeidung: Alles, was schön ist

Während uns die drei vorangegangenen Grundbedürfnisse kaum bewusst sind, spüren wir das vierte sehr deutlich und handeln ständig danach. Grawe nennt es das »Bedürfnis nach Lustgewinn und Unlustvermeidung«. Etwas salopper könnte man auch sagen: Wir suchen ständig nach schönen, lustvollen Dingen, und alles, was schlecht und schmerzhaft ist, wollen wir vermeiden. Auch der Begriff Hedonismus trifft es ganz gut. Der ist zuletzt ein wenig in Verruf geraten, weil er oft mit übermäßigem Egoismus in Verbindung gebracht wird. Aber aus Sicht der Seele ist der Drang, sich um unser eigenes Wohl zu kümmern, notwendig und absolut sinnvoll.

Das vierte Grundbedürfnis will unseren Körper schützen: indem wir Nahrung zu uns nehmen, die wir vertragen, dass wir dabei behilflich sind, eine bestimmte Körpertemperatur aufrechtzuerhalten, und dass wir alles vermeiden, was uns verletzen oder sonst wie beschädigen könnte. Damit wir das ja nie versäumen, sind wir mit nicht gerade dezenten Rückmeldesystemen ausgestattet: Wir haben ein Schmerzsystem, ein Ekelsystem und ein Paniksystem – und jedes davon hat eine eigene neuronale Grundlage. Hier sieht man besonders deutlich, wie Körper und Seele zusammenarbeiten: Die Seele passt über diesen Mechanismus darauf auf, dass der Körper gesund bleibt. Sie schützt uns und ist sehr wichtig beim Überleben.

Fällt auch nur eins davon aus, werden alltägliche Handlungen zur echten Lebensgefahr. Der US-amerikanische Hirnforscher Ralph Adolphs hat das an einem seiner Patienten beobachtet. Eine Hirnentzündung hatte die für Ekel zuständige Hirnstruktur des Mannes zerstört. Jegliche Ekelgefühle waren bei ihm dadurch wie ausgelöscht. Der Mann trank verdorbene Milch, die bereits Klumpen gebildet hatte, und fand sie ganz wunderbar. Niemand ekelt sich gerne, und trotzdem ist es ein unverzichtbares Gefühl, das uns wahrscheinlich schon so manches Mal das Leben gerettet hat.

Wir rümpfen die Nase, wir frieren, oder uns ist zu heiß, wir machen einen Bogen um drohende Gefahren: Es ist unser Grundbedürfnis nach Lust und Unlustvermeidung, dass uns davor bewahrt, uns immer wieder in unangenehme Situationen zu bringen. Wir streben angenehme Zustände an, und unangenehme wollen wir vermeiden.

Es gibt Wissenschaftler, die zu dem Lustvollen im Leben auch die Freude am Risiko zählen – was das Gegenteil vom Grundbedürfnis nach Kontrolle und Sicherheit bedeutet. Hier schimmert ein feiner Humor der Schöpfung durch: Sicherheit ist zwar essenziell, aber wenn wir immer nur in Sicherheit sind, kann das schon mal langweilig werden. Deswegen haben wir auch eine recht ausgeprägte Abenteuerlust. Dazu zählt das Reisen in ferne Länder, das Lesen von Krimis, das Erforschen oder das Erfinden von Dingen.

Für manche gehört auch der Spieltrieb an diese Stelle. Davon war jedenfalls der Emotionsforscher Jaak Panksepp überzeugt, der sich einen gewissen Ruf als der »Rat Tickler« erarbeitete. Versuchstieren geht es selten gut, das ist hier schon deutlich geworden. Aber es gibt auch Ausnahmen: In Panksepps Labor hatten seine Versuchsratten schon mal was zu lachen. Panksepp fiel auf, dass seine Laborratten viel und ausgiebig miteinander spielten. Er und seine Mitarbeiter vernahmen dabei immer wieder die gleichen Geräusche, aber es dauerte, bis einer von ihnen die Frage stellte: »Kann es sein, dass sie kichern?«

Lachen – als untrügliches Zeichen von Wohlgefühl – ist eine Eigenschaft, die gerne einzig dem Menschen zugeschrieben wird. Panksepp bewies an seinen Versuchsratten etwas anderes – und zwar auf die denkbar einfachste Art, die auch bei seinen Kindern schon immer funktioniert hatte: Er kitzelte sie. In seinem Labor schaltete er währenddessen ein Gerät an, das sehr hohe Töne hörbar machen kann. Wer sich die Videos dazu bei YouTube anschaut, kann keinen Zweifel daran haben: Die Ratten lachen sich schlapp. Und komplett vergnügt laufen sie Panksepps Hand hinterher, weil sie einfach nicht genug bekommen können.

Wenn Ratten sich schlapplachen

Ratten würden eine Sache allerdings niemals tun, denn das scheint tatsächlich eine äußerst spezifisch menschliche Verhaltensweise zu sein: Bier trinken. Oder Kaffee. Oder rauchen. Und das wirft gleichzeitig eine sehr grundlegende Frage auf: Warum machen wir Menschen so viele unvernünftige Dinge, wenn wir eigentlich einen eingebauten Kompass haben, der uns zeigt, was gut oder schlecht für uns ist?

Der Grund ist: Ein Mensch kann Bedürfnisse umkodieren. Er kann die Sichtweise, ob er etwas als gut oder schlecht empfindet, ändern. Kein Kind kommt auf die Welt und denkt: »Hmm, Rotwein, wie lecker!« Es hat eine so ausgeprägte Abneigung gegen alles, was bitter ist, so dass es selbst um die meisten Gemüsesorten einen weiten Bogen macht. Denn alles, was nur ein bisschen bitter ist, könnte giftig sein. Dieser Reflex ist installiert. Und trotzdem wirft fast jeder ihn irgendwann über Bord und wird sehr wahrscheinlich einen der Stoffe mit Freude konsumieren, gegen den er eigentlich eine angeborene, gesunde Abneigung hatte. Wein, Bier oder Kaffee lehnt unser Alarmsystem eigentlich ab, und trotzdem gehören sie zu den bevorzugten Genussmitteln auf der Welt.

Das liegt daran, dass unsere Grundbedürfnisse nicht einfach nacheinander auftreten, sondern parallel. Manchmal herrscht ein richtiges Durcheinander, weil sie gleichzeitig befriedigt werden wollen. Sind wir zum Beispiel mit Gleichaltrigen unterwegs und sollen unser erstes Bier trinken, kann der Wunsch nach Zugehörigkeit, also nach Bindung, die Oberhand gewinnen und sich gegen den Widerstand des Ekelsystems durchsetzen. Das Bier schmeckt schließlich, obwohl es bitter ist, weil man zu denen gehören möchte, die es trinken. Wissenschaftler nennen das »Geschmackumlernen«. Je öfter wir Biertrinken mit Gesellschaft und mit Freude verbinden, desto mehr schreiben wir unseren Sinneseindruck von Bier quasi um und geben ihm eine positive Bewertung. Bier wechselt dann die Kategorie: Aus etwas, das wir eigentlich vermeiden sollten und uns eigentlich auch gar nicht schmeckt, wird etwas Lustvolles.[26]

MEINE SCHABLONE, DEINE SCHABLONE

Die Erfahrungen, die wir mit den Grundbedürfnissen machen, prägen unsere Seele wie kaum etwas anderes. Sie sind zu jedem Zeitpunkt unseres Lebens absolut zentral. Denn je nachdem, ob und wie sie erfüllt wurden, formen sie unsere inneren Glaubenssätze und Denkmuster.

Mit den Mustern ist das so eine Sache. Unser Gehirn liebt sie über alles. Wir können kaum mal in den Himmel blicken, ohne tagsüber nach tierartigen Wolkenformationen und nachts nach Sternbildern zu suchen. Muster vermitteln uns einen komprimierten Eindruck von der Welt, und wir lernen, sie in diesen Mustern zu begreifen. Äpfel wachsen auf Bäumen, Wasser ist nass, und Vögel können fliegen. Das sind drei Grundannahmen, die wir verinnerlicht haben und ein Leben lang behalten. Selbst »Was Hänschen nicht lernt, lernt Hans nimmermehr« haben wir als eine Art Wissensmusters verinnerlicht, obwohl das gar nicht stimmt. Denn wir lernen physikalische, biologische und soziale Muster unser Leben lang.

Darüber hinaus begegnen wir auch seelischen Mustern, Psychologen nennen sie »kognitive Schemata«. Aber Schemata machen im Grunde das Gleiche wie Muster: Sie ordnen unsere Wirklichkeit. Sie sind die Schablonen, durch die wir uns selbst, die anderen und den Rest der Welt betrachten. Sie haben weniger mit Physik oder Biologie zu tun, sondern sie entstehen durch unsere ganz persönlichen Erfahrungen. Vor allem durch jene, die wir mit der Erfüllung unserer Grundbedürfnisse gemacht haben und im Verlauf des Lebens weiter zu bestätigen suchen. Man unterscheidet Selbst- und Beziehungsschemata, sie können positiv oder negativ sein.

Die Namensgebung ist nicht sonderlich originell: Selbstschemata sind Grundannahmen, die wir über uns selbst haben. Beziehungsschemata sind unsere Grundannahmen über Beziehungen. Schemata sind nicht die Erfahrungen selbst, sondern vielmehr die Schlussfolgerung aus der Summe der Erfahrungen.

Wenn wir zum Beispiel von unserem Umfeld oft bestätigt und angenommen wurden, wie wir sind – unser Bedürfnis nach Selbstwert also gut erfüllt wurde –, verinnerlichen wir ein positives Selbstschema. Das Gleiche gilt für auf guten Erfahrungen basierende Beziehungen, aus denen wir ein positives Beziehungsschema ableiten.

Wenn wir von anderen wiederholt abgewertet oder bestraft werden, das Gefühl haben, zu stören oder nicht zu genügen, dann kommen wir eventuell zu dem Schluss: »Ich bin nicht liebenswert.« Häufige schlechte Erfahrungen führen zu Schemata wie »Ich bin ein Versager!« und »Ich bin nicht wichtig!«. Da so ein Feedback innerhalb von (Familien-)Beziehungen entsteht, kommt ein negatives Beziehungsschema oft gleich noch obendrauf. Unsere Überzeugung kann dann sein: »Beziehungen sind nicht zuverlässig!«, »In Beziehungen wird man im Stich gelassen!« oder »Eine Beziehung ist nur dann sicher, wenn man sich sehr dafür anstrengt!«.

Diese Schemata erlebe ich in der Praxis oft. Manchmal gesteigert zu Sätzen wie: »Beziehungen sind gefährlich.« Menschen, die so denken, befinden sich in einer ständigen inneren Zerreißprobe. Einerseits haben sie wie jeder Mensch ein natürliches Bedürfnis nach einer Beziehung, andererseits lehnen sie sie strikt ab. Es entsteht der Gedanke: »Ich muss allein bleiben, für mich gibt es niemanden.«

Seelische Schemata unterscheiden sich in einer Sache ganz wesentlich von anderen Mustern, die wir im Laufe des Lebens verinnerlichen. Wir verarbeiten sie nicht einfach nur *kognitiv* – also auf einer logischen Ebene – wie etwa Mathe- oder Biologieformeln. Wenn es um uns selbst und um unsere Beziehungen geht, verarbeiten wir Muster auch immer *affektiv*, also stark emotional. Wir speichern nicht nur das Muster ab, sondern gleichzeitig auch das damit zusammenhängende Gefühl und die Erinnerung daran, wie es entstanden ist. Alles zusammen brennt sich regelrecht in unsere Nervenstrukturen ein.

Wir können also ziemlich ungerührt Dreisatz-Rechnungen lösen, aber sobald uns etwas auch nur entfernt an das »Ich bin ein Versager«-Schema erinnert, werden wir geflutet mit einer Welle mächtiger und schmerzender Gefühle. Das passiert ganz automatisch und ohne Bewusstsein – es passiert im Affekt. Man kann sagen: Immer dann, wenn jemand besonders heftig auf etwas reagiert, wurde bei ihm gerade ein sehr starkes Schema aktiviert. Manche Menschen reagieren gereizter auf bestimmte Sachen als andere, und sehr oft ist den anderen nicht klar, wieso. Wir neigen dazu, Menschen, die sehr heftig auf etwas reagieren, zu beschimpfen oder als Spinner zu beleidigen oder als verrückt abzustempeln. Ziemlich wahrscheinlich ist aber, dass dieser Mensch gerade mit einem zutiefst automatischen psychischen Mechanismus reagiert: Er ist gerade mit einer sehr großen seelischen Verletzung in Kontakt gekommen.

Schemata entscheiden auch ansonsten ziemlich stark über unser Leben. Sie entscheiden über unsere Leistungen und unsere sozialen Beziehungen. Oder anders gesagt: Sie entscheiden darüber, wie wir unser Leben meistern. Wenn unser Leben ein Marathon ist, dann sind Schemata Zurufer, die entlang der Strecke stehen. Im Eifer des Gefechtes sehen wir sie nicht, aber wir hören sie. Und es ist sehr entscheidend für das Rennen, ob da am Rand jemand steht und ruft: »Du schaffst das!« oder »Das wird doch nichts!«.

Schemata sind aus einem besonderen Stoff: Obwohl wir sie in der Regel schon sehr früh im Leben ausbilden, verändern sie sich später kaum. Sie sind sehr resistent und beharrlich.[27] Denn dummerweise werden unsere Schemata immer wieder bestätigt. Allerdings nicht durch die Realität, sondern durch die Filter, durch die wir die Realität betrachten. Denn unsere Seele tickt in bestimmten Dingen ein bisschen wie ein Algorithmus aus dem Silicon Valley.

WARUM UNSERE SEELE EIN BISSCHEN WIE FACEBOOK TICKT

Vor ein paar Jahren fragte sich der Amerikaner Eli Pariser, was seine konservativen Bekannten eigentlich so treiben. Pariser bezeichnet sich selbst zwar als politisch-progressiv, ist aber mit einer Menge konservativ eingestellter Menschen auf Facebook befreundet. Eines Tages fiel ihm auf, dass keiner dieser Freunde mehr etwas zu posten schien. Also schaute er sich mal direkt auf ihren Profilen um – und erlebte eine Überraschung. Seine konservativen Freunde hatten durchaus viele Beiträge veröffentlicht, aber Facebook hatte sie Pariser unterschlagen. Aufgrund dessen, was Facebook bisher so an Annahmen über Pariser gesammelt hatte, dachte das Netzwerk, die Beiträge seiner anders eingestellten Freunde würden ihn nicht interessieren. Pariser machte das stutzig, und er beschäftigte sich eingehend mit diesem Phänomen, das heute unter dem Namen »Filterblase« bekannt ist.

Filterblasen funktionieren so: Immer dann, wenn Facebook oder Google und auch sehr viele Nachrichtenseiten uns etwas zeigen, dann zeigen sie uns nicht, was wirklich los ist in der Welt. Sie zeigen uns etwas, von dem sie glauben, dass es uns am meisten interessiert. Den Rückschluss darüber haben sie aus unserem individuellen Verhalten im Netz gezogen: welche Seiten wir besuchen, welche Beiträge wir anklicken oder welchen Dingen wir ein Like schenken. Ein Algorithmus wertet alles aus und bildet sich eine »Meinung« über uns, genauer gesagt: ein Schema. Wir bekommen hauptsächlich Bilanzberichte oder Kuchenrezepte, werden also nur noch mit dem konfrontiert, das wir ohnehin mögen und das mit unserer Weltsicht übereinstimmt. Der ganze riesige Rest rutscht einfach durch.

Man könnte meinen, die smarten Typen haben diesen Mechanismus von unserem Gehirn abgekupfert, denn dieses zeigt uns schon immer die Dinge, die uns in unserer Sicht auf die Welt bestätigen. Zu jeder Zeit prasseln auf uns unzählige Informationen ein. Nähmen wir alles ungefiltert wahr, würden wir überflutet werden. Deswegen filtern wir. Der größte Teil fliegt raus, bevorzugt durchgewunken wird alles, was zu unseren Erwartungen, Interessen und Überzeugungen passt – der Rest wird einfach ausgeblendet.

Kurzes typisches, genderunkorrektes Beispiel dazu: Wer Frauen für schlechtere Autofahrer hält, wird sich sehr bestätigt fühlen, wenn eine Frau ihm oder ihr ins Heck fährt. Die unzähligen Male, an denen er Frauen als sichere Autofahrer erlebt hat, tilgt er dann kurzerhand aus dem Gedächtnis. Schon der Begründer der amerikanischen Psychologie, William James, stellte vor mehr als 170 Jahren fest: »Meine Erfahrung ist Ausdruck dessen, worauf ich zu achten beschlossen habe.« Ein ähnliches Phänomen nennt man heute »confirmation bias«, *den* Bestätigungsfehler. Wenn es um unsere seelischen Schemata geht, wirken sie besonders stark.

Haben wir ein negatives Selbstschema, das zum Beispiel »Ich bin unfähig« lautet, dann werden vor allem die Informationen in unserem Fokus stehen, die genau diese Sichtweise bestätigen: Wir nehmen Kritik als persönliche Entwertung wahr, obwohl sie sachlich und konstruktiv formuliert sein kann. Oder wir räumen einem Fehler, der uns unterläuft, eine größere Bedeutung ein, während wir alles, was wir richtig machen, kaum beachten.

Es ist ziemlich schräg, aber wissenschaftlich gut belegt, dass unser Gehirn sich viel lieber mit sich selbst beschäftigt als mit der Realität. Hirnforscher sind der Meinung, dass unsere innere Welt mit der äußeren im Grunde nur in einem eher losen Zusammenhang steht. Der Input über das sensorische System – also alles, was wir sehen, hören, registrieren – macht gerade mal den winzigen Anteil von

0,1 Prozent der gesamten neuronalen Aktivität aus. Das bedeutet, dass sich das Gehirn nur zu einem sehr geringen Teil mit dem beschäftigt, was um uns herum geschieht. Zu über 99 Prozent beschäftigt es sich mit sich selbst: Es konstruiert ein Bild der Wirklichkeit, das mehr mit unserem Innen- als dem Außenleben zu tun hat.[28] Deshalb findet unser Gehirn Muster oder Schemata so super und besteht darauf, sie ständig zu kreieren. Es kann mit ihnen einfach so wahnsinnig schnell und praktisch arbeiten – viel effektiver als mit der Realität. Es muss nicht ständig alles neu lernen, bewerten und dann entscheiden, wie man darauf reagieren soll. Es vergleicht einfach alles, was uns bekannt vorkommt, mit dem, was schon da ist. Und wenn man es genau nimmt, wartet es nicht einmal auf die Realität, sondern eilt ihr immer schon einen Schritt voraus.

Ein Leben in der Blase

Während neuerdings der Trend dahin geht, uns ständig und überall in Achtsamkeit zu üben, sieht unser Gehirn das ein bisschen anders. Unentwegt produziert es Szenarien, wie es von der jetzigen Sekunde aus weitergehen könnte. Es ist kein Freund von Überraschungen, es bekommt immer am liebsten genau das, was es erwartet hat. Alles andere bringt es ziemlich aus dem Konzept. Weil das Gehirn so vorauseilend ist, können wir uns zum Beispiel auch nicht selbst kitzeln – was ja durchaus Charme hätte. Aber weil der Körper die Bewegung zum Kitzeln ja selbst einleitet und deswegen weiß, was als Nächstes kommt, fehlt der Überraschungseffekt, und es funktioniert nicht.

Humor ist eine Sonderform der Überraschung, die das Gehirn sehr angenehm findet. Ansonsten hat es für Unerwartetes wirklich wenig übrig und ist empfindlich, wenn etwas nicht mit seinen Erwartungen übereinstimmt – besonders den seelischen. Deswegen hat es dafür einen eigenen Apparat, der die ganze Ver- und Abgleichsarbeit übernimmt: »den Komparator«.[29]

Was ein wenig martialisch klingt, ist eine ziemlich beeindruckende neurologische Einheit. Sie erstellt ständig Erwartungen, interessiert sich vor allem, ob irgendetwas, das uns gerade begegnet, eines unserer Schemata berühren könnte. Ob uns also etwas zum Beispiel an den Glaubenssatz »Ich bin nicht wichtig« erinnert.

Interessant ist, wie der Komparator dabei vorgeht. Neuronal betrachtet ist er nämlich eine Art Schnittstelle zwischen dem limbischen System und dem »assoziativen Kortex« und weiteren Arealen, die zum Beispiel für das Lernen und das Wiedererkennen von Gesichtern von großer Bedeutung sind. Man kann also sagen, innerhalb des Komparators arbeitet die Seele Hand in Hand mit jenem Teil unseres Gehirns, das alle unsere Erfahrungen verwaltet, unser gesammeltes Zusammenhangswissen, unsere Bewertungen und Verhaltensstrategien. Oder anders gesagt: Der Komparator hat direkten Zugriff auf unsere Schemata und den Umgang, den wir normalerweise damit haben.

An einem gewöhnlichen Tag kann der Output des Komparators dann etwa so aussehen: Wir begegnen einem Mann. Er sieht gut aus und ist freundlich zu uns – und wir ergreifen die Flucht. Denn es kann sein, dass ein freundlicher, gutaussehender Mann unser Schema »Er wird dir das Herz brechen« aktiviert, wenn wir uns aufgrund einer früheren Erfahrung so ein Schema über freundliche, gutaussehende Männer gebildet haben. Die Reaktion wird quasi per Knopfdruck und sehr viel schneller ausgelöst, als wir denken können. Denn das limbische System arbeitet mit einer Geschwindigkeit von 120 Metern pro Sekunde und ist damit rund viermal schneller als alles, was wir bewusst wahrnehmen.

DIE BEWÄLTIGUNGSSTRATEGIEN UNSERER SEELE

Unsere Grundannahmen – nicht nur die seelischen – steuern uns durch das Leben. Sie stecken heimlich hinter allen Entscheidungen, die wir treffen, und bestimmen die Reaktionen auf alles, was uns begegnet. Wenn ich konservativ denke, wähle ich auch so. Wenn ich Mitgefühl mit Tieren habe, dann mache ich einen Umweg um den Hähnchengrill. Aus unseren Haltungen werden immer auch Handlungen.

Im Zusammenhang mit Schemata unterscheiden Psychologen zwei Arten von Handlungen: Menschen mit positiven Selbst- und Beziehungsschemata greifen vor allem zu »adaptiven Strategien«. Das heißt, sie streben vor allem Erfahrungen an, durch die sie noch mehr von dem bekommen, was sie ohnehin schon haben. Jemand mit dem positiven Selbst- und Beziehungsschema »Ich bin es wert, geliebt zu werden«, wird sich offenen Herzens auf eine Beziehung einlassen. Und weil er Liebe gut und selbstverständlich annehmen kann, ist es wiederum sehr wahrscheinlich, dass sein Schema um eine weitere positive Bestätigung bereichert wird. Der Glückliche.

Menschen mit positiven Selbstschemata kommen oft in den Genuss eines Phänomens, das eigentlich ein bisschen unfair erscheint: der »Matthäus-Effekt«. Diese These stammt eigentlich aus der Soziologie und beschreibt das Prinzip, dass die aktuellen Erfolge eines Menschen nicht durch seine gegenwärtigen Leistungen erreicht werden, sondern auf der Grundlage früherer Erfolge. Klar: Wer einen höheren Schulabschluss erlangt, hat die Möglichkeit, zu studieren und später einen gut bezahlten Job zu kriegen. Wenn jemand erbt, hat er die Möglichkeit, das Geld für etwas einzusetzen, aus dem er noch mehr Geld macht. Vorteile im Leben können sich addieren – auch psychische. Ein kleiner Anfangsvorteil, den ein Mensch in seinem Leben zum Beispiel durch eine zufriedene Kindheit mit vielen positiven Erfahrungen hat, kann sich im Verlauf seines Lebens zu einer *The Winner Takes It All*-Struktur ausweiten. Erfolge führen oft zu noch mehr Erfolgen. Man nennt dieses Prinzip den Matthäus-Effekt, weil es an das Matthäusevangelium angelehnt ist: »Wer hat, dem wird gegeben.«

Bei Problemen geschieht im Grunde leider beinahe das Gegenteil: Aus anfänglichen Nachteilen entstehen oft weitere. Wenn Menschen psychische Probleme haben, sind die Ursachen eigentlich immer negative Annahmen über sich, über Beziehungen und die Realität. Denn immer wenn unsere negativen Schemata aktiviert werden, lösen sie Unsicherheit, Angst, Vermeidung oder falsche Interpretation aus. Wir spüren schwer erträgliche Emotionen, und alles in uns drängt zurück in die Konsistenz.

So wie der Körper nicht dauerhaft seine Standardparameter verlassen möchte und ständig mit allen Mitteln der Homöostase gegen den Einfluss von außen kämpft, versucht auch die Seele immer wieder zu ihren Standards zurückzukehren. Sie will – wie auch immer - Zufriedenheit und Ausgeglichenheit erreichen. Die Art, wie die Seele das zu erreichen versucht, bezeichnen Psychologen manchmal als »Coping«, man kann aber auch einfach Bewältigungsstrategie dazu sagen.

Jeder Mensch greift zu unterschiedlichen Bewältigungsstrategien, um negative Emotionen auszugleichen. Um genau zu sein, hat man immer die Wahl zwischen den drei Möglichkeiten:

1. Unterwerfen
2. Vermeiden
3. Kompensieren

Bemerkenswerterweise ähneln diese Strategien sehr unseren evolutionsbiologischen Reaktionen, welche der Körper einsetzt, um sich aus gefährlichen Situationen zu retten: Erstarrung, Flucht oder Kampf. Wenn man sich verdeutlicht, dass von negativen Schemata aber eben auch eine Gefahr ausgeht, weil schließlich die Seele bedroht wird, dann ist die Ähnlichkeit der Reaktion auch wieder nicht so bemerkenswert, sondern vielmehr recht logisch.

Für welche Strategie ein Mensch sich entscheidet, liegt vor allem an seinem Grundtemperament. Jemand, der zurückhaltend-introvertiert ist, wird eher in Richtung Unterwerfung gehen. Ein ohnehin impulsiver Mensch wird mehr zu Überkompensation tendieren. Es ist jedoch nie eine bewusste Entscheidung, sie passiert immer unbewusst und komplett automatisch.

Unterwerfen

Wenn Menschen sich ihren Schemata fügen, dann bedeutet das, dass sie sie als wahr betrachten. Sie versuchen, ihre Glaubenssätze weder zu bekämpfen noch zu vermeiden. So werden sie immer weiter verfestigt. Sobald eine Situation sie an früher erinnert, ist auch ganz schnell der damit verbundene Schmerz wieder da: Deshalb reagieren diese Menschen oft besonders unverhältnismäßig, sobald sie mit einem Schema konfrontiert werden. Manchmal reicht schon ein minimaler Auslöser. Menschen mit inneren Annahmen wie »Ich bin nicht wichtig« bemerken jede Unaufmerksamkeit des Partners, da kann schon ein zu langer Blick auf die Wetter-App zum Problem werden.

Bei negativen Schemata ist es ein bisschen so, als ob der Schließmechanismus einer Schranktür kaputt ist: Der Inhalt kann einem jederzeit entgegenspringen. Es gibt dann vielleicht Streit in Situationen, die ein anderer Mensch ganz anderes gedeutet und bewertet hätte. Menschen, die sich ihren Schemata ergeben und sehr auf sie hören, haben außerdem oft sogar die Tendenz, sich unbewusst ausgerechnet solche Partner auszusuchen, die sich ähnlich verhalten, wie es einst der verletzende Elternteil getan hat. Aus Beziehungen, in denen sie positiv bewertet werden, ziehen sie sich sogar zurück. So erhalten sie ihre Annahmen sehr lange und sehr fest. Sie fühlen sich eventuell richtig unwohl, wenn jemand ihnen etwas Nettes sagt, und weisen Komplimente oft ab, obwohl ihnen die positive Rückmeldung sehr guttun würde. Aber ein Kompliment fühlt sich für sie nun mal so unglaubwürdig an, als würde jemand ihnen erzählen, dass Wasser trocken ist und Äpfel unter der Erde wachsen. Es stimmt einfach nicht mit ihrem Schema überein. Es ist wirklich vertrackt: Je schlechter wir uns fühlen, desto resistenter sind wir manchmal gegen Komplimente und Zuspruch.

Menschen suchen konsistente Informationen über sich selbst. Unbewusst vergleichen wir ständig, ob alle Informationen, die uns von außen erreichen, mit unserem aktuellen Selbstbild kompatibel sind. Während Menschen mit hohem Selbstwertgefühl explizit nach positiver Bestätigung suchen, gehen Menschen mit niedrigem Selbstwertgefühl fast auf die Suche nach negativer Rückmeldung und interpretieren Negatives auf sich selbst – als Konsequenz ihrer individuellen Schemata.

Denn auf eine fatale Weise fühlt sich das stimmig an und damit »gut«, weil es so vertraut ist und dadurch immerhin ein Stück Sicherheit vermittelt. Psychologen nennen das Phänomen »Search for feedback that fits«. Langfristig kann das aber schwere Folgen haben, weil der Selbstwert dieser Person immer instabiler wird.

Vermeiden

Vermeidung ist die nächstliegende Reaktionsmöglichkeit, wenn ein Lebewesen sich in Gefahr befindet. Selbst Einzeller zucken zurück, wenn man etwas Ätzendes auf sie träufelt. Vermeidung ist ein reflexartiger Mechanismus. Und er ist zunächst auch sehr sinnvoll: Wenn mich etwas zu gefährden scheint, ist es gut, es zu vermeiden, denn niemand will einen Fehler zweimal machen.

Bei Menschen, die oft zu dieser Bewältigungsstrategie greifen, ist die Sache aber noch ein bisschen komplexer. Sie reagieren nicht einfach auf eine direkte Gefahr, sondern richten ihr Leben ständig so aus, dass ihre negativen Schemata einfach nie aktiv werden. Sie vermeiden Situationen, in denen das passieren könnte. Oft können sie nicht einmal Gedanken und Gefühle daran zulassen. Kommen sie doch hoch, dann lenken sie unbewusst schnell von ihnen ab. Sie greifen zu Alkohol, Drogen, Essen, Arbeiten oder stürzen sich in Abenteuer.

In Beziehungen kann vermeidendes Verhalten zum Beispiel solche Züge annehmen: Jemand, dessen größte Angst es ist, verlassen zu werden, gewöhnt sich an, eigene Bedürfnisse – egal um welchen Preis – hintanzustellen, um den Partner in der Beziehung zu halten. Tragisch wird es, wenn ausgerechnet durch so ein devotes Verhalten die Befürchtung doch bestätigt wird, weil der Partner sie schließlich verlässt.

Ein anderer Mensch sagt eventuell ständig Einladungen ab, weil er das Schema »Ich bin ein Langweiler, niemand interessiert sich für mich« hat und sich auf keinen Fall Situationen aussetzen möchte, in denen seine Befürchtung bestätigt werden könnte. So jemand stillt zwar ganz kurz sein Bedürfnis nach Sicherheit und Kontrolle, weil er die aus seiner Sicht gefährliche Situation vermeidet, aber auf Dauer wird es dazu führen, dass sein Bedürfnis nach Bindung ungestillt bleibt, und er läuft Gefahr, ein einsamer Mensch zu werden.

Je häufiger die Vermeidungsstrategie gewählt wird, umso leichter wird sie aktiviert. Ein Mensch, bei dem das passiert, wird Situationen, die andere als neutral oder lustvoll empfinden, zunehmend negativ bewerten, sein Vermeidungssystem aktivieren und immer öfter von Situationen blockiert, die ihm eigentlich helfen könnten, sein eigentliches Ziel zu erreichen.

Wenn jemand das Schema »Ich bin ein Versager« hat oder »Ich bin unattraktiv«, wird er sich kaum trauen, jemanden anzusprechen, weil er mit Ablehnung rechnet. Am Ende bleibt er allein, und seine Annahme wird bestätigt.[30]

Kompensieren

Bei dieser Bewältigungsstrategie muss man sogar von Überkompensation sprechen, denn die Menschen versuchen dabei, genau das Gegenteil von dem zu erreichen, was ihre Schemata ihnen ins Ohr flüstern. Immer, wenn sie mit einer inneren Annahme konfrontiert werden, gehen sie zu einem mächtigen Gegenschlag über. Das hilft ihnen, dem Gefühl der Hilflosigkeit und der Verletzbarkeit zu entkommen, die aufsteigen, sobald ihr Schema berührt wird. Jemand, der unter emotionaler Entbehrung gelitten hat, könnte zum Beispiel um emotionale Unterstützung bitten, wenn er sie gerade braucht. In der Überkompensation nimmt er stattdessen aber eher eine fordernde Haltung ein. Typisch ist dieses Verhalten zum Beispiel auch für narzisstische Menschen, die sich aufspielen, um ja nicht mit ihrem »Ich bin nichts wert«-Schema in Verbindung zu kommen. Ihre übertriebene Gegenreaktion ist dann vielleicht in die Welt zu posaunen: »Ich bin hochintelligent!« oder »Ich bin wahnsinnig erfolgreich!«. Auch Menschen, die sich für einen Versager halten, tun alles dafür, um ja nicht als einer zu erscheinen. Sie schuften wie Sklaven, um Erfolg und Anerkennung zu bekommen – manchmal bis zur Erschöpfung.

Manche Schemata sind sehr dominant, von ihnen gehen strenge Anweisungen aus: »Sei der Beste!«, »Sei der Wichtigste!«, »Vermeide Situationen, in denen du kritisiert werden kannst!«. Das sind Befehle an uns selbst. Das Verhängnisvolle daran ist, dass man Dinge aus den verkehrten Gründen macht (im wörtliche Sinne des Wortes): Man strebt Erfolg nicht an, weil er Spaß macht, sondern nur weil man beweisen möchte, kein Versager zu sein. Man ist nicht sprühend charmant, weil man so authentisch ist, sondern weil man glaubt, auf eine andere Weise keine Liebe in anderen erzeugen zu können. Man kümmert sich eventuell nicht aus wirklicher Fürsorge um andere, sondern weil man glaubt, ansonsten verlassen zu werden.

Man schafft durch dieses Handeln zwar ständig Effekte, aber man erreicht nie wirkliche Befriedigung. Denn man reduziert zwar die Angst, die aktivierte Schemata auslösen, aber man stillt nie seine wahren Bedürfnisse und bleibt daher unzufrieden. Durch die vermeintlich positiven Effekte wie Erfolg oder eine neue Beziehung erreicht man zwar immer wieder Linderung, aber weil das System und die Schemata dieselben bleiben, muss man immer wieder von vorne anfangen.

Diese Bewältigungsstrategien haben ihren Namen eigentlich nicht verdient. Denn sie bewältigen im Grunde gar nichts. Eigentlich sind sie ungünstige Handlungsweisen, die zu den nächsten ungünstigen Handlungen führen. Und sie müssen ständig wiederholt werden. Dadurch werden sie in vielen Fällen zu einem sehr typischen Teil eines Menschen. Aus ihnen kann mehr als eine Strategie werden, aus ihnen wird zuweilen ein Persönlichkeitsstil.

UNSER PERSÖNLICHKEITSSTIL

Jeder Mensch hat eine eigene Persönlichkeit – so weit, so klar. Doch wie entsteht sie? Die Erfahrungen unserer Seele formen die Persönlichkeit. Und so sagt diese nicht nur über uns aus, wer wir sind, sondern sie liefert Seeleninformationen. Psychologen schauen dann genauer hin. Bei manchen Menschen sind bestimmte Merkmale der Persönlichkeit so besonders ausgeprägt, dass man von einem Persönlichkeitsstil spricht.

Eines oder mehrere der folgenden Merkmale sind dann besonders dominant[31]:

gewissenhaft, sorgfältig
ehrgeizig, selbstbewusst
expressiv, emotional
wachsam, misstrauisch
sprunghaft, spontan
anhänglich, loyal
zurückhaltend, einsam
selbstkritisch, vorsichtig
ahnungsvoll, sensibel
abenteuerlich, risikofreudig

Wer seinen Verwandten- und Freundeskreis anhand dieser Kriterien mal näher durchleuchtet, wird sicher schnell jemanden erkennen, für den eine oder mehrere dieser Eigenschaften recht typisch sind. Auch bei sich selbst kann man ruhig mal schauen. Viele wissen aber vermutlich schon über ihre Eigenheiten Bescheid.

Was die meisten Menschen allerdings eher nicht ahnen, ist, wie stark diese Persönlichkeitszüge ihr Leben bestimmen. Ein Persönlichkeitsstil lenkt uns und unser Schicksal, denn wir suchen uns

Menschen und Erfahrungen aus, die unserem Stil entsprechen, und wir reagieren auf alles, was uns begegnet, nach seinen Prinzipien.

Klar, wenn jemand als oberstes Prinzip Gewissenhaftigkeit hat, zeigt sich das überall in seinem Leben. Er beurteilt Menschen danach, ob sie genau so gründlich sind wie er, und er wird sich sehr wahrscheinlich einen Job aussuchen, in dem auf Gewissenhaftigkeit Wert gelegt wird. Ein Persönlichkeitsstil lenkt uns so zu unseren Berufen, Hobbys und Partnern. Er bestimmt darüber mit, ob wir lieber in der Stadt wohnen oder lieber zurückgezogen auf einer Hallig in der Nordsee.

Und auch wenn es vielleicht ein wenig zum Verwechseln ähnlich klingt: Ein Persönlichkeitsstil ist etwas anderes als Temperament. Er ist vielmehr eine Mischung aus Temperament, das jeder Mensch von Anfang an ins Leben mitbringt, und den Bedingungen, auf die wir reagieren müssen, während wir heranwachsen.

Schon kleine Kinder nehmen nicht einfach hin, was das Leben ihnen so auftischt. Werden ihre Grundbedürfnisse ständig vernachlässigt, suchen sie Strategien, die ihnen dabei helfen, wenigstens ein paar Aspekte ihrer Bedürfnisse zu retten. Je nach ihrem Grundtemperament und ihren intellektuellen Fähigkeiten entwickeln sie eine Lösung nach der anderen für die Probleme, vor denen sie stehen. Wenn auch erst mal nach dem Trial-and-Error-Prinzip.

Guckt Papa ständig einfach nicht hin, obwohl das Kind seine Anerkennung dringend für seinen Selbstwert braucht, probiert es etwas aus, womit es ihn vielleicht doch dazu bringen kann: Es wird besonders laut oder besonders leise, es wird vielleicht einen Augenaufschlag probieren oder über Bauchschmerzen klagen. Vielleicht wird es den Clown spielen oder versuchen, ein besonders schönes Bild zu malen. Wenn es auf eine der Arten sein Ziel erreicht hat, wird es sich auf jeden Fall gut merken, mit welcher Strategie es das erreicht hat – und dann wieder zu diesem Mittel greifen, wenn es die Notwendigkeit dafür sieht.[32]

Denn immer dann, wenn eine Strategie Erfolg hat, passiert etwas Nachhaltiges: Es wird ein Muster daraus, das sich im Gehirn einprägt – ganz im Sinne der Hebb-Regel: »What fires together, wires together« – »Was zusammen feuert, verbindet sich.« Der kanadische Psychologe Donald Hebb stellte diese Hypothese 1949 auf. Je öfter bestimmte Neurone aktiviert werden, desto stärker wird ihre Verbindung. Jedes Mal, wenn ein Mensch eine erfolgreiche Strategie findet, die ihm bei etwas behilflich ist, wird eine neuronale Bahn gebildet – und wenn es notwendig erscheint, ruckzuck wieder aktiviert. Aus einem neuronalen Trampelpfad wird bald eine vierspurige Autobahn. Das passiert nicht unbedingt bei einzelnen – selbst sehr schwierigen – Ereignissen. Es passiert vor allem durch Wiederholung. Eine Scheidung steckt ein Kind eher weg, als mitzuerleben, wie Eltern sich jahrelang erbittert streiten. Je konstanter die Bedingungen sind, desto fester werden die Reaktionen darauf – im Guten wie im Schlechten. Und Reaktionsformen bleiben, auch wenn der Mensch der ursprünglichen Situation längst entwachsen ist. Man nimmt sie mit ins Erwachsenenalter.

Ein Mensch ist als Erwachsener eventuell deshalb ständig sehr wachsam und misstrauisch, weil seine Eltern sehr kontrollierend waren und er früher immer sehr auf die Einhaltung seiner Grenzen achten musste. Ein anderer pocht sehr rigide auf die Einhaltung von Recht und Ordnung, weil er einst die Zuwendung seiner Eltern nur bekommen hat, wenn er sich an deren strenge Regeln gehalten hat.

Obwohl jeder Mensch solche dominanten Persönlichkeitsmerkmale besitzt, können die meisten Menschen auf die unterschiedlichen Anforderungen im Leben flexibel reagieren. Wir müssen von unserem Stil auch mal abweichen können. Misstrauisch zu sein ist manchmal gut, aber man muss auch vertrauen können, um zum Beispiel mit anderen eine gute Beziehung eingehen zu können. Expressiv zu sein macht einen mal interessant, aber in manchen Situationen muss man sich auch mal zurückhalten können. Manchmal braucht man Abenteuerlust, ein anderes Mal wieder mehr Risikobewusstsein. Die meisten Menschen können flexibel auf unterschiedliche Situationen reagieren und zwischen ihren Eigenschaften hin und her wechseln. Sie adaptieren. Andere Menschen können das nicht so gut. Sie sind zum Beispiel immer extrem gründlich, so dass sie ständig alles kontrollieren müssen und die Einhaltung ihrer Standards auch von anderen erwarten. Manche Menschen sind so schüchtern, dass sie beginnen, andere Menschen oder Situationen zu meiden. Andere sind so selbstbewusst, dass sie nur noch an sich denken und sich kaum können vorstellen, dass auch die Bedürfnisse der anderen etwas wert sind.

DIE PERSÖNLICHKEITSSTÖRUNGEN

Persönlichkeitsstörungen sind meist lang andauernd, unter Umständen ein ganzes Leben. Von Betroffenen werden sie nicht per se als leidvoll erlebt. Sie bilden jedoch sehr häufig den Nährboden für weitere Störungen und Erkrankungen. In der Kombination haben diese so genannten *multiaxialen Störungsbilder* gravierende Folgen für die Lebensqualität von Patienten, denn ihre Verhaltensmuster weichen meist erheblich von einem flexiblen und einer Situation angemessenen Erleben und Verhalten ab. Das soziale, berufliche und private Miteinander ist oft erheblich beeinträchtigt. Und doch habe ich es oft erlebt, dass Therapieanträge, die sich ausschließlich auf eine Persönlichkeitsstörung stützen, von Gutachtern abgelehnt worden sind, weil die *Achse* der psychischen Störungen (zum Beispiel Angst, Depression oder Zwänge) nicht vorhanden oder nicht ausreichend vorhanden war. Die Argumentation bezog sich meist darauf, dass eine Therapie nur dann bewilligt würde, wenn ein ausgiebiger Leidensdruck beim Patienten vorläge, also eine Gesamtstörung mit Krankheitswert bestehe und dadurch eine Behandlungsnotwendigkeit. Daher sind Persönlichkeitsstörungen nicht per se als Krankheit zu klassifizieren.

Und gerade an dieser Stelle würde ich mir für viele Patienten wünschen, dass sie nicht erst warten müssen, bis dieses massive Leiden entstanden ist, sondern sie sich frühzeitig in Behandlung begeben können – und die Krankenkassen die Kosten für diese sinnvolle Vorsorge übernehmen würden.

Aber was macht nun eine solche Störung eigentlich aus?

Manchen Menschen geht die Flexibilität verloren, auf unterschiedliche Situationen entsprechend zu reagieren. Sie sind in Mustern gefangen. Sie schaffen es einerseits nicht, sich an ihre Umwelt anzupassen, erwarten aber andererseits, dass die Umwelt sich an sie anpasst. Genau das funktioniert aber in der Regel nicht und sorgt sehr oft für Frustration, Ärger und Ohnmachtsgefühle im Leben dieser Menschen.

Wenn die Denk- und Handlungsmuster eines Menschen zu unflexibel werden und zu ständigen Schwierigkeiten mit der Umwelt führen, sprechen Psychologen nicht mehr nur von einem Persönlichkeits*stil*, sondern von einer Persönlichkeits*störung*. Bestimmte Eigenschaften sind dann übermäßig ausgeprägt. Man kann sich das wie einen Lautstärkeregler vorstellen. Jede Nuance des Stils kann sich bis ins Psychopathologische steigern, aber eigentlich ist sie immer nur das Extrem eines Stils oder seine starke Variante.

Persönlicher Stil	Persönlichkeitsstörung
gewissenhaft, sorgfältig	zwanghaft
ehrgeizig, selbstbewusst	narzisstisch
expressiv, emotional	histrionisch
wachsam, misstrauisch	paranoid
sprunghaft, spontan	Borderline
anhänglich, loyal	dependent
zurückhaltend, einsam	schizoid
selbstkritisch, vorsichtig	ängstlich-selbstunsicher
ahnungsvoll, sensibel	schizotypisch
abenteuerlich, risikofreudig	dissozial

Einen Persönlichkeitsstil mit zwei, drei dominierenden Merkmalen haben sehr viele Menschen, und auch die Diagnose der Persönlichkeitsstörung wird relativ häufig vergeben. Je nach Datenlage gehen Untersuchungen davon aus, dass zwischen acht bis zwölf Prozent der Bevölkerung eine Persönlichkeitsstörung haben.

Insgesamt werden in dem Klassifikationssystem für medizinische Diagnosen zehn Typen einer Persönlichkeitsstörung unterschieden. Hier kommen die, die ich in meiner Praxis am häufigsten sehe.

Narzisstische Persönlichkeitsstörung

Wenn es um Strafen und Flüche ging, hatten die Götter und Helden der griechischen Mythologie recht originelle Einfälle: Echo wurde ihrer Stimme beraubt, niemand glaubte, was Kassandra zu sagen hatte, und ein attraktiver Jüngling namens Narziss wurde zu unstillbarer Selbstliebe verdonnert. Selbstliebe an sich ist gut, aber wenn sie unstillbar ist, dann wird es problematisch. Das musste auch

Narziss erfahren, denn sein Leben fand ein jähes Ende, als er an einer Wasserquelle verliebt in sein eigenes Spiegelbild blickte, hineinfiel und ertrank. Immerhin wurde noch eine Blumenart nach ihm benannt und noch etwas später ein psychologisches Störungsbild: der Narzissmus.

Gerade heute, in einem Zeitalter, in dem mehr Menschen beim Knipsen von Selfies als durch Hai-Attacken sterben, ist der Narzissmusbegriff in aller Munde. Menschen werden schnell mal als Narzisst beschimpft, manche sind sicher, dass ein Narzisst gerade die USA regiert, wieder andere rufen gar das Zeitalter des Narzissmus aus. Als Störungsbild sieht die narzisstische Persönlichkeitsstörung dann doch aber ein bisschen anders aus.

Menschen mit einer narzisstischen Persönlichkeitsstörung können beeindruckend sein. Sie sind häufig glamourös, reißen jede Party an sich, können eloquent, lebendig, charmant und schillernd sein – vor allem, wenn sich für sie daraus ein Vorteil ergibt. Einen Narzissten eine kurze Zeit lang um sich zu haben, kann elektrisierend und inspirierend sein, denn er ist zielstrebig, ehrgeizig und hat viel zu bieten. Langfristig wird es meistens schwierig. Denn er möchte etwas haben für das, was er bietet: uneingeschränkte Anerkennung. Ein Narzisst ist überzeugt von seiner Großartigkeit, er hält sich für etwas Besonderes, und er will, dass die ganze Welt das ebenso sieht. Während er sich selbst für grandios hält, fallen den Menschen um ihn herum eventuell ganz andere Attribute ein: arrogant, selbstverliebt, größenwahnsinnig, egoistisch und egozentrisch.

Ein Narzisst glaubt, dass er den Anspruch hat, bevorzugt behandelt zu werden, Regeln und bestimmte Konventionen gelten für ihn nicht, und er muss sich ihnen nicht unterwerfen. Lange in der Schlange im Supermarkt anstehen zum Beispiel ist unter seiner Würde. Ihm gehört der Platz ganz vorn. Eigentlich immer! Er scheint keine Probleme zu kennen, und falls er doch welche hat, dann nur, weil andere daran schuld sind. Und überhaupt die anderen: Einen Narzissten interessieren sie eher wenig, er kann sich schlecht bis gar nicht in sie einfühlen. Seine Bedürfnisse sind ohnehin wichtiger. Andere Menschen sind vor allem da, um ihn zu bewundern, und wehe dem, der das nicht tut. Auf Kritik oder gar Bloßstellung reagiert er oft mit Rachegefühlen oder blinder Wut. Kein Wunder, denn der Narzisst verteidigt mit heftigen Ausbrüchen eine schreckliche Wahrheit: So grandios, wie er glauben möchte, ist er gar nicht. Narzissmus ist kein Fluch, es ist ein Erziehungsfehler. Im Grunde sind es sogar zwei. Selten führen zwei gegensätzliche Ursachen zum selben Krankheitsbild – beim Narzissmus aber ist das so.

Im Grunde unterscheidet man deshalb zwei verschiedene Typen: den »vulnerablen«, also den verletzlichen Narzissmus, und den »robusten«. Schaut man beim vulnerablen Narzissten hinter die Fassade, sieht es dort ziemlich traurig aus. Denn hinter all dem überheblichen Getue findet man ein verletztes und verlassenes Kind, das sich selbst für ziemlich wertlos hält. Aber weil der Rest der Welt das auf keinen Fall erfahren darf, befindet sich der Narzisst im Performance-Dauerstress. Wie schwer diese dauerhafte Verschleierungstechnik durchzuhalten ist, zeigt eine traurige Statistik: Von allen Menschen mit Persönlichkeitsstörungen haben sie das höchste Suizidrisiko. Vulnerablen Narzissten fehlten früher positive Zuwendung, Anerkennung und Liebe. Ihr Grundbedürfnis nach einem stabilen Selbstwert wurde arg frustriert. Sie leiden deshalb unter ständigen Minderwertigkeitsgefühlen und Versagensängsten. Sie fühlen sich klein und unwichtig, und alles Grandiose, was sie produzieren, ist vor allem dafür da, genau diesen Umstand, so gut es geht, zu kaschieren und zu kompensieren. Diese Form des Narzissmus kommt am häufigsten vor.

Robuster Narzissmus wird von gegenteiligen Erfahrungen ausgelöst: durch Überfürsorglichkeit und ständige Aufwertung. Wenn Eltern ihr Kind immer wieder auf ein Podest heben, kann es sein, dass es dort oben bleibt. Es verinnerlicht eine riesige Anspruchshaltung und ein Bild von sich selbst, das sehr weit von der Realität entfernt ist. Es lernt oft nicht, dass auch der andere ein Recht auf Wahrung seiner Bedürfnisse hat. Jeden Versuch, diesen Menschen von seiner überhöhten Position herunterzuholen, erlebt er als existenzielle Bedrohung und wird sich entsprechend zur Wehr setzen. Narzissten tendieren dazu, andere Menschen zu entwerten, wenn sie kritisiert werden oder nicht genug Aufmerksamkeit bekommen. Weil Kritik an ihren immensen Selbstzweifeln rüttelt, versuchen sie sich durch einen massiven Gegenschlag zu retten.

Die griechische Antike war einfallsreich bei den Strafen – aber auch bei der Überlieferung ihrer Mythen. Dass Narziss ertrank, ist nur ein bekanntes Ende der Geschichte. Ein anderes geht so: Ein Blatt fällt von einem Baum auf die Wasseroberfläche, kräuselt sie und zerstört so das Abbild des schönen Narziss. Er stirbt an dem Gram – weil er nicht ertragen konnte, sich selbst so hässlich zu sehen.

Ängstlich-vermeidend und selbstunsichere Persönlichkeitsstörung

Menschen mit einer vermeidend-selbstunsicheren Persönlichkeitsstörung haben ein trostloses Innenleben: Sie empfinden sich selbst als unbeholfen, unattraktiv und anderen meistens unterlegen. Sie haben »Selbstschemata« der schlimmsten Sorte und fühlen sich in Gesellschaft deshalb oft sehr unwohl, denn eigentlich erwarten sie, immer auf Ablehnung, Kritik und Spott zu stoßen. Sie fürchten, sich zu blamieren oder verachtet zu werden. Weil ihre Angst davor so groß ist, beginnen sie oft schon früh im Leben, Situationen zu meiden, in denen ihre Befürchtungen wahr werden könnten.

Sie suchen sich Berufe aus, in denen sie möglichst wenig mit anderen zu tun haben. Sie wählen Aufgaben, die eher unter ihren Möglichkeiten liegen, weil das Risiko zu scheitern dann geringer ausfällt. Sie schlagen Einladungen aus und vermeiden enge Beziehungen, um sich ihrer Angst vor Bewertung und der Gefahr, verlassen zu werden, nicht aussetzen zu müssen. Häufig rechtfertigen sie ihr Verhalten sich selbst gegenüber mit Sätzen wie »Da passe ich doch gar nicht hin«, »Ich habe doch nichts zu erzählen« oder »Ich bin ein Langweiler«.

Sind sie doch mal unter Menschen, treten sie gehemmt und schüchtern auf, sie werden schnell rot, wirken unbeholfen – wie sollte es anders sein, wenn sie sich innerlich doch so schlecht fühlen. Leider lösen sie damit aber oft eine sich selbsterfüllende Prophezeiung aus: Jemand, der auf einer Party sehr verunsichert in der Ecke steht, wird vermutlich nicht die positive Erfahrung machen, die seine Sichtweise zurechtrücken könnte. Vielmehr wird er sich in seinen Annahmen sogar bestätigt fühlen: »Wusste ich doch gleich, dass niemand etwas mit mir zu tun haben will!« Menschen mit diesem Persönlichkeitstyp nehmen Informationen, die ihre Denkmuster bestätigen, besonders stark wahr. Die nächste Party meiden sie dann erst recht. Trotzdem leiden diese Menschen sehr unter dem Rückzug, zu dem sie keine Alternativen sehen. Denn obwohl sie gesellschaftlichen Anlässen ausweichen, haben sie ein starkes Bedürfnis nach sozialen Kontakten, Nähe und Zugehörigkeit.

Dependente Persönlichkeitsstörung

»Dependent« bedeutet »abhängig«, und genau das sind die Menschen, die unter dieser Störung leiden. Sie haben ein tiefgreifendes Bedürfnis, versorgt zu werden. Sie haben große Angst, nicht alleine für sich sorgen zu können, und selbst bei Alltagsentscheidungen brauchen sie oft Rat und Beistand von anderen. Sie schätzen die Meinung anderer mehr als ihre eigene – ihre eigene Meinung kennen sie oft nicht mal sehr genau. Insgesamt fühlen sie sich schwach, minderwertig und wenig kompetent.

Weil sie in ständiger Angst leben, verlassen zu werden, verhalten sie sich oft anklammernd und unterwürfig. Diese Menschen ordnen sich den Bedürfnissen anderer unter und äußern kaum eigene Wünsche oder Forderungen. Sie wollen es anderen recht machen, sind übermäßig hilfsbereit und übernehmen selbst unangenehme Aufgaben mit Freude. Ihre Angst, verlassen zu werden, ist so groß, dass nahezu jedes Mittel der Unterwerfung recht ist.

Sehr stark verankert sind Grundannahmen wie »Ich kann mich nicht selbst schützen, ich muss beschützt werden« oder »Ich brauche jemanden, der mir sagt, wo es langgeht«.

Sozial sind dependente Persönlichkeiten durchaus anerkannt. Sie gelten als zuverlässig, sind für andere da, und meistens verhalten sie sich angepasst – oder anders gesagt: Sie machen selten Ärger. Das macht sie nicht nur zu »braven Bürgern«, für manche macht sie das auch zu idealen Lebenspartnern. Wenn es darum geht, andere an sich zu binden, entwickeln dependente Persönlichkeiten sehr bequeme Eigenschaften: Sie lassen sich in jedwede Richtung biegen, erfüllen alle ihnen aufgetragenen Arbeiten, umsorgen ihre Partner – vor allem in der Hoffnung, dadurch ebenfalls liebevoll umsorgt und an die Hand genommen zu werden. Wird dies im Gegenzug erfüllt, ist eine symbiotische Beziehung gebildet, Bedürfnisse werden also

»über Kreuz« erfüllt. Solche Menschen stellen ihre eigenen Bedürfnisse gerne hintan – was einigen in einer Beziehung sehr entgegenkommt.

Für sich selbst tun dependente Persönlichkeiten durchaus auch Gutes: Weil diese Menschen nicht nur Partner, sondern auch Lehrer und Chefs beeindrucken wollen, streben sie gute Leistungen an. Um Hilfe zu bitten, wenn sie nicht weiterkommen, fällt ihnen nicht schwer, und Unterstützern bringen sie große Wertschätzung entgegen. Sie gehen eher zum Arzt, wenn sie ein Symptom einer Krankheit bei sich erkennen, und folgen den Anweisungen und Therapievorschlägen gewissenhaft. Oft sind sie sehr fürsorgende und liebende Elternteile.

Schwierig wird es für sie vor allem, wenn der Aufwand und der Stress, den sie für das Gemochtwerden betreiben müssen, zu groß werden. Manchmal verdrängen sie ihre eigenen Bedürfnisse derart, dass sie Burnout, Depressionen oder psychosomatische Störungen entwickeln. Typischerweise streben Menschen mit dieser Ausprägung in Pflegeberufe oder ehrenamtliche Aufgaben. Da sie andere kaum in Frage stellen und immer gerne helfen, werden sie leider aber auch oft ausgenutzt. Auch ihre Beziehungen sind oft problematisch. Nicht jeder kann es ertragen, so umklammert zu werden. Manche treibt das bedürftige Verhalten dependenter Menschen eher in die Flucht. Dann passiert tragischerweise genau das, was der Abhängige mit so viel Aufwand eigentlich vermeiden möchte: eine Trennung. Nicht selten strengen sie sich in einer nachfolgenden Beziehung noch mehr an. Der Kreislauf beginnt von Neuem, und das Scheitern geht eventuell sogar noch schneller.

Die Trennungsängste bestehen oft schon seit der Kindheit. Manchen Kindern werden Trennungen – auch stundenweise – viel zu früh zugemutet. Wiederum andere erleben die Beziehung zu ihren Bezugspersonen nicht als verlässlich. Ihre Strategien leiten sie deshalb von einem Schema ab, das da lautet: »Mache Beziehungen zuverlässig, indem du dich unentbehrlich machst und unterordnest.« Dependente Persönlichkeiten schließen im Grunde aus, dass jemand sich ihnen liebevoll zuwendet. Sie haben das Gefühl, Solidarität und Liebe durch großen Aufwand und Unterwürfigkeit herstellen zu müssen.

Anankastisch-zwanghafte Persönlichkeitsstörung

Für die Gesellschaft ist es großartig, dass es Anankasten gibt. Anankasten sind zwanghafte Menschen, ohne sie würden Atomkraftwerke, Softwareprogramme oder Passagiermaschinen vermutlich nicht so zuverlässig funktionieren, wie sie es tun. Denn Anankasten sind außerordentlich gewissenhafte Menschen, sie lieben Details, Präzision und halten sich an alle Regeln.

Sie sind perfektionistisch und haben einen großen Ordnungssinn. Ein Anankast würde nie durch die Wohnung laufen und eine Socke suchen. Bei ihm hat alles seinen festen Platz: vom Klopapier bis zu den Einkommensteuerunterlagen. Er ist organisiert, effizient, und wenn Freunde mal Hilfe brauchen, ist er zur Stelle. Und auch wenn es vielleicht so klingt: Eine zwanghafte Persönlichkeitsstörung ist etwas anderes als eine »Zwangsstörung« (siehe Kapitel III). Menschen mit dieser Form der Störung leiden nicht unter Zwangsgedanken oder Zwangshandlungen. Vielmehr ist es so, dass ihre gesamte Persönlichkeit von übertriebener Gewissenhaftigkeit, Perfektionismus, Zweifeln, Vorsicht und Starrheit im Denken gekennzeichnet ist.

Wenn Anankasten genau den Job finden, der zu ihrer Persönlichkeitsstruktur passt, kann das sehr erfüllend für sie sein: Ein Ingenieur kann dann seinen Hang zur Präzision ausleben, ein Qualitätsmanager kann Fehlersuche betreiben und bekommt auch noch Geld dafür. Schwierig wird es, wenn ein Anankast in Details versinkt und damit seine eigentliche Aufgabe aus den Augen verliert. Dazu neigen die Menschen mit dieser Persönlichkeitsstörung. Aus eben diesem Grund arbeiten sie am Ende einfach viel zu viel, worunter ihr Privatleben leidet, oder sie entwickeln ein »Erschöpfungssyndrom«. Sie haben auch nicht selten Schlafstörungen, weil sie sich gedanklich akribisch mit Arbeitsplänen oder -abläufen beschäftigen.

Sie wären sicher weniger belastet, wenn sie Aufgaben delegieren würden, aber Delegieren fällt dem Anankasten schwer, denn es gibt niemanden, der es ihm recht machen kann, niemand kann die Dinge so gründlich und genau verrichten wie er. Deswegen macht er lieber gleich alles selbst. Ihre Vorgesetzten freut das vermutlich, aber nicht unbedingt seine Frau, die zu Hause vergeblich auf ihn wartet, weil es bei der Arbeit mal wieder ziemlich spät geworden ist.

Ein Anankast ist immer gut auf die Zukunft eingestellt, der er in der Regel kritisch und sorgenvoll entgegenblickt. Er hortet Sachen und auch Geld. Es fällt ihm schwer, sich von Dingen zu trennen und Geld für sich und andere ohne große Notwendigkeit auszugeben. Er ist knauserig. Während ein Anankast also im Beruf meistens erfolgreich ist, läuft es im Privaten, vor allem in Beziehungen, oft ziemlich schlecht. Was im Job sein Trumpf ist, kann im Zusammenleben mit ihm eine Plage werden.

Stellt der andere mal das Klopapier an die falsche Stelle, gerät der Anankast in die Krise, und der Haussegen hängt schnell mal schief. Sauberkeitsstandards dürfen nicht unterschritten werden. Für nachlässiges Verhalten oder gar Chaos hat der Anankast absolut kein Verständnis. Seine Rigidität steht seiner Lebensfreude und Spontaneität im Wege und kann langfristig Kontakte und Beziehungen verhindern.

Schaut man in ihre Vergangenheit, waren Anankasten als Kind häufig einem hohen Konformitätsdruck ausgesetzt und oft mit Sätzen wie »Mach, was wir dir sagen, dann wird nichts Schlimmes passieren!« konfrontiert.

Einem Kind macht so etwas eine Wahnsinnsangst, und ihm bleiben nicht viele Möglichkeiten, damit umzugehen: Es kann rebellieren oder sich anpassen. Wenn Rebellion nicht möglich ist, weil sie zu gefährlich oder aussichtslos erscheint, bleibt nur die Anpassung. Häufig wird daraus sogar eine Überanpassung: Um ja nicht das Falsche zu tun, verinnerlicht das Kind vorauseilenden Gehorsam im Hinblick auf die Normen und moralischen Vorstellungen der Eltern. Man nennt das »gelernte Hilflosigkeit«. Das rigide Befolgen von Normen verschafft Menschen mit einer zwanghaften Persönlichkeit später die Erfüllung ihres Grundbedürfnisses nach Sicherheit und Kontrolle. Sie entkommen dadurch dem Gefühl der Ohnmacht, die sie bei Regelverletzungen deutlich spüren. Und sie haben den starken Drang, jeden zu entwerten, der sich nicht an Normen und Werte hält.

Selbst ihre eigenen Bedürfnisse und Gefühle können Anankasten derart unkontrollierbar erscheinen, dass sie dazu neigen, sie zu verleugnen und herunterzufahren. Sie haben deshalb oft nur ein diffuses Gespür für das, was sie wirklich wollen und brauchen. Das fällt auch anderen auf: Beziehungspartner dieser Menschen leiden sehr unter deren Unvermögen, Gefühle zu äußern oder zu zeigen.

Im Rahmen der Überforderung und grenzenlosen Überlastung kommen Patienten mit einer anankastischen Persönlichkeitsstörung oft erst nach Beziehungsende oder aufgrund erheblicher körperlicher Erkrankungen in die Behandlung. Wohl dem, dessen Hausarzt den Zusammenhang zwischen Körper und Seele auf dem Schirm hat. Nicht selten bleiben diese Patienten lange im rein körperlichen Behandlungsnetz »hängen«, bis hin zu stationären Behandlungen. Zum Beispiel erleben Patienten hohe Erschöpfung im Rahmen von Konzentrations- und Schlafstörungen, also körperlicher Schwäche. Häufig gehen auch Schmerzstörungen – vor allem Kopf- und Rückenschmerzen – damit einher. Nicht selten werden über die psychosomatische Behandlung der körperlichen Beschwerden die ausgeprägten Persönlichkeitsmerkmale erst deutlich.

Histrionische Persönlichkeitsstörung

Für Menschen mit einer histrionischen Persönlichkeitsstörung (von lat. theatralisch) hat der Volksmund einen geläufigeren Ausdruck: Drama-Queen. Obwohl es empirisch nicht belegt ist, schreibt man diese Störung vor allem Frauen zu. Bei den Menschen, die daran leiden, gibt es so etwas wie Normalität nicht. In ihrem Leben scheint nur Aufregendes zu passieren, sie scheinen selbst beim Einkauf im Drogeriemarkt in die größten Abenteuer verwickelt zu werden.

Histrioniker schildern ihre Erlebnisse oft hochemotional, theatralisch und überschwänglich. Meistens ziehen sie ihr Publikum damit in den Bann. Dann passiert genau das, was sie dringend brauchen: Aufmerksamkeit. Ein anderer Weg dafür ist Aufmachung und auch Selbstinszenierung. Histrionikerinnen betreiben oft einen enormen Aufwand, um sich zurechtzumachen. Sie kleiden sich sehr sexy und aufreizend, selbst wenn sie nur mal kurz zum Bäcker gehen.

Es kann dann aber sein, dass sie nicht nur mit einer Tüte Brötchen zurückkommen, sondern mit der Bäckereifachverkäuferin, die mal eben ihre neue beste Freundin ist. Histrioniker knüpfen neue Bekanntschaften rasend schnell: Zum Zahnarzt, der Bankangestellten oder der neuen Kollegin haben sie sofort einen guten Draht.

Die Wahrheit aber ist, dass sie Beziehungen als wesentlich enger wahrnehmen, als sie tatsächlich sind. Jede kleinste Zugewandtheit von anderen wird sofort als inniges Beziehungsangebot überinterpretiert. Sie flirten viel und haben ein wahnsinniges Repertoire an Geschichten, aus denen sie schöpfen können – und sie fühlen sich am wohlsten, wenn sie ein dankbar zuhörendes Publikum finden. Selbst wenn sie dann aber in beste Laune kommen, ist die Hochstimmung trotzdem oft nicht von Dauer: Die Emotionalität von Histrionikern wechselt schnell die Richtung.

Eine Kleinigkeit kann sie aus der Bahn werfen: zum Beispiel, wenn sie nicht wissen, was sie anziehen sollen. Wird dem Date das schwarze Kleid gefallen oder das grüne? Histrioniker bringen solche Fragen um den Verstand – und das liegt daran, weil sie nicht in ihrem eigenen Kopf leben, sondern in dem, der sie beurteilt. Sie sind stets mit allem in Kontakt, nur nicht mit sich selbst. Sie haben ein sehr hohes Bedürfnis, im Leben einer anderen Person eine wichtige Rolle zu spielen. Was sie selbst wollen, mögen oder fühlen, dafür haben sie kaum ein Gespür. Alleine wissen sie kaum etwas mit sich anzufangen und langweilen sich furchtbar. Partys, Shoppen und Treffen sind ihr Wohlfühlprogramm zum Auffüllen der inneren Leere.

Histrioniker haben eine ausgeprägte Wahrnehmung für situative Stimmungen und können »Vibes« sehr gut spüren. Ob auf Partys, in einer Runde mit Freunden oder bei Familienfeiern, sie nehmen oft schon beim Reinkommen wahr, ob eine gelöste, angespannte oder eher streitlustige Stimmung herrscht – und liegen häufig richtig in ihrer Einschätzung. Wenn sie ihr Gegenüber mögen oder es ihrem Image dient, können sie sich aber durchaus zurücknehmen. Wenn das passende Publikum auftaucht oder sie gerade das große Bedürfnis danach verspüren, ist schnell wieder Showtime.

Menschen, die sich so verhalten, haben diese Strategien oft schon als Kinder entwickelt. Als Reaktion auf eine große Leere fühlten sie sich nicht wahrgenommen oder im Stich gelassen. Um doch ein wenig von diesen wichtigen Bedürfnissen erfüllt zu bekommen, spielten sie den Clown, erfanden Geschichten oder machten mit besonderem Verhalten auf sich aufmerksam. Das Gefühl, um Aufmerksamkeit zu kämpfen, verschwindet später aber nicht einfach. Sie können sich einfach nicht vorstellen, dass eine Person ihnen Liebe und Aufmerksamkeit von alleine entgegenbringt. Sie sind überzeugt, Wichtigkeit und Beachtung aktiv mit bestimmten Mitteln erzeugen zu müssen. Ihr Denken kreist ständig um diese Gedanken: *Bin ich gerade die Wichtigste, werde ich ausreichend beachtet? Habe ich genug Aufmerksamkeit? Hört man mir zu? Sehe ich gut aus?* Ihr Mantra ist: »Ich muss immer gut drauf sein, andere beeindrucken, ich muss im Gedächtnis bleiben.«

Sie gehen so sehr ins Rollenverhalten, dass sie die wichtigste Rolle gar nicht identifizieren und ausfüllen können: ihre eigene.

Negativistische Persönlichkeitsstörung

Jeder ist mal schlecht drauf, kritisiert andere und die Umstände – gemeinsames Klagen ist der Kitt unserer Gesellschaft. Aber bei Menschen mit einer negativistischen Persönlichkeitsstörung geht es die ganze Zeit um nichts anderes. Sie sind mürrisch und streitsüchtig. Sie beklagen, von anderen missachtet oder missverstanden zu werden, und haben das Gefühl, die Welt sei gegen sie. Und so ist es auch kein Wunder, dass sie schnell Neid und Missgunst denen gegenüber entwickeln, die scheinbar mehr Glück im Leben haben. Das größere Auto des Nachbarn, die schickere Wohnung – sie empfinden solche Dinge als ungerecht. Denn ihnen selbst passiert gefühlt nur Schlechtes, und darüber beklagen sie sich oft und viel.

Ihr Ärger richtet sich oft auch gegen Obrigkeiten. Denn Menschen mit dieser Persönlichkeit sind überzeugt, dass die meisten Vorgesetzten, Lehrer, Dozenten oder andere Leute in höheren Positionen eigentlich unfähig sind. Deshalb widersetzen sie sich häufig auch der Erfüllung sozialer oder beruflicher Aufgaben. Allerdings nicht direkt, sondern passiv-aggressiv, in dem sie eine Tätigkeit zum Beispiel sehr langsam oder nachlässig ausüben. Oder sie neigen dazu, etwas, das sie nicht tun wollen, einfach zu vergessen. Auch Ärger oder Wut drücken sie oft nicht direkt aus, sondern indirekt durch Weigerung, Trotz und Sturheit. Diese Störung wird deshalb vielfach auch als »passiv-aggressive Persönlichkeitsstörung« bezeichnet.

Patienten mit dieser Störung haben in ihrer Biographie häufig Erfahrungen mit massiver Grenzverletzung gemacht. Ihre Eltern waren sehr bevormundend, überwachend und einschränkend. Sie lasen die Tagebücher oder Briefe ihrer Kinder, spionierten ihnen nach oder drangen auf andere Arten in ihre Intimsphäre ein. Die so erhaltenen Informationen werden oft – aus vermeintlich guten erzieherischen Gründen – gegen die Kinder eingesetzt, indem sie abgewertet, beleidigt oder blamiert wurden, was eine Kinderseele besonders schwer erschüttern kann, da sie eine schwere Verletzung des menschlichen Bedürfnisses nach Autonomie ist.

Da sie aber noch nicht die Fähigkeit – und in der Regel auch nicht die Möglichkeit – haben, ihren Ärger über diese Grenzverletzungen angemessen auszudrücken, zeigt er sich später oft im passiven Widerstand, in einer Verweigerungshaltung, in Zynismus oder in der Entwertung des Gegenübers.

Das Gefühl der Entwertung wollen die Betroffenen nie wieder erfahren und reagieren deshalb überempfindlich auf alles, was diese Gefühle auslösen könnte. Es kann sein, dass sie selbst die kleinste Aufforderung als Verletzung ihrer Selbstbestimmung auffassen und entsprechend in die Weigerungshaltung gehen. Schon der Satz »Diesen Film musst du dir unbedingt ansehen!« kann von Menschen mit dieser Persönlichkeitsstörung als Eingriff in deren Autonomie interpretiert werden.

Ein anderes Schema, das sie sehr stark verinnerlicht haben, lautet: »Ich werde ungerecht behandelt.« Deshalb fällt es ihnen so schwer, anderen Dinge zu gönnen, denen sie scheinbar einfach zufallen.

Paranoide Persönlichkeitsstörung

Das Innenleben eines Menschen mit paranoider Persönlichkeitsstörung ist sehr anstrengend. Er wittert Verrat und böswillige Absichten überall. Er ist ständig auf der Hut, um zu verhindern, dass andere ihn ausnutzen oder ihm Schaden zufügen. Er sieht hinter dem, was andere sagen oder tun, eine verborgene Bedeutung und ist deshalb stets voller Misstrauen. Er ist extrem nachtragend, verzeiht Beleidigungen, Verletzungen oder Kränkungen nicht. Er ist stets angespannt und reagiert schnell wütend oder aggressiv, wenn er Kritik oder Beleidigung auch nur wittert. Selbst freundliche und zugewandte Handlungen deutet er durch sein System des Argwohns um. Menschen, die ihm begegnet sind und mit denen er aufgrund seiner Fehlinterpretation aneinandergeraten ist, setzt er sofort auf eine Blacklist.

Er gibt ungerne etwas von sich preis, weil er Angst hat, die Informationen könnten in böswilliger Weise gegen ihn verwendet werden. Selbst die Loyalität und Vertrauenswürdigkeit von Freunden und Kollegen zweifeln diese Persönlichkeiten im hohen Maße an. Auch seine Beziehungspartner stehen oft unter ständigem Verdacht, untreu zu sein oder ihn zu hintergehen.

Patienten mit der paranoiden Persönlichkeitsstörung haben meistens massive Grenzverletzungserfahrungen gemacht: Sie wurden kontrolliert, bestraft, abgewertet, oft auch körperlich misshandelt. Dadurch haben sie nun eine besonders starke Sehnsucht, sich ihr Bedürfnis nach Autonomie zu erfüllen. Sie verteidigen ihr Territorium und wollen selbst über ihre Belange bestimmen. Auf jeden Verstoß dagegen reagieren sie sehr emotional und mitunter gnadenlos. Sie werden geleitet von den Überzeugungen: »Ich muss immer wachsam sein, damit niemand in meinem Territorium rumtrampelt«, »Verlassen kann ich mich nur auf mich selbst«, »Andere wollen mir nur Böses«.

Drogenkonsum und Alkoholabhängigkeit begünstigen die Entwicklung dieser Störung. Und oft ist es schwierig zu sagen, ob Drogen und Alkohol zu der zunehmenden Persönlichkeitsveränderung geführt haben oder ob diese ausgeprägte Persönlichkeit bereits vorhanden war und der Wunsch nach innerer Ruhe erst zum Konsum geführt hat. Von ihrem Umfeld werden diese Menschen oft als scharfsinnige Beobachter, als energisch und ehrgeizig wahrgenommen. Aber ihre argwöhnische und vorverurteilende Art verhindert in der Regel befriedigende und stabile Beziehungen zu anderen. Sie bleiben oft sehr einsam in ihrem Klima des Misstrauens.

Borderline-Persönlichkeitsstörung

Je intensiver Hirnforschung und Psychologie zusammenarbeiten, desto stärker wandelt sich die Einordnung der Borderline-Persönlichkeitsstörung. Patienten mit diesem Störungstyp sind emotionale Grenzgänger. Es gibt Autoren, die in ihr nicht mehr die klassische Persönlichkeitsstörung sehen, als die sie viele Jahre betrachtet wurde. In letzter Zeit geht die Psychologie dazu über, sie als so genannte »hybride Persönlichkeitsstörung« zu betrachten – also eine Störung, die nicht den Grundannahmen und Handlungsstrategien eines Menschen entspringt, sondern die vielmehr durch einen Mix aus Neurobiologie und Verhalten entsteht.

Vielleicht ist das bei den anderen Persönlichkeitsstörungen auch so, nur werden die Gehirne von Menschen mit ängstlich-vermeidendem Stil einfach nicht so oft neurologisch untersucht. Über Borderline-Patienten aber gibt es zahlreiche Studien, in denen sehr deutlich gezeigt wurde, dass ihre Gehirne auf ganz spezielle Weise arbeiten: Die Hirnregion, die vor allem für die Bewertung von negativen Bildern, Wörtern und Gesichtern zuständig ist, reagiert bei ihnen stärker. Auch das Serotoninsystem ist bei ihnen häufig verändert, und der präfrontale Kortex ist weniger aktiv – beide Systeme haben aber eigentlich eine Schlüsselrolle bei der Regulation von Gefühlen. Das könnte die extremen Emotionen dieser Patienten erklären.

Ein typisches Merkmal der Betroffenen ist ihre übergroße Angst, abgelehnt oder verlassen zu werden. Das war nicht nur bei einer meiner Patienten so, sondern trifft auf die meisten Borderline-Patienten zu. Und es deckt sich mit den Befunden der bildgebenden Verfahren: Sie zeigen, dass das Gehirn dieser Menschen tatsächlich stärker auf Ausgrenzung reagiert und Alarm schlägt, selbst wenn eine Situation eigentlich ganz harmlos ist. Borderliner deuten neutrale oder fröhliche Gesichtsausdrücke eher als wütend oder traurig, und sie beziehen Gefühlsäußerungen von anderen schnell auf sich, auch wenn sie nichts mit ihnen zu tun haben.

Schon Kleinigkeiten können bei ihnen große Angst, Schuld, Scham, Wut oder ausgeprägten Selbsthass hervorrufen. All diese Emotionen überlagern und verstärken sich dann wechselseitig. Borderline-Patienten geraten dadurch in einen extremen Zustand: Da sie keines der Gefühle, von denen sie gleichzeitig geflutet werden, mehr wirklich zuordnen können, geraten sie in einen Zustand diffuser Anspannung, die sich nicht selten als Körperschmerzen somatisch Bahn bricht. Darüber hinaus haben sie oft wenige Fertigkeiten, um mit diesem Zustand umgehen zu können.[33]

Wenn wir mit anderen Menschen zu tun haben, ist es wichtig, unsere Gefühle einschätzen und steuern zu können. Wir können in der Regel beeinflussen, dass uns jemand nicht zu nahe kommen soll oder wie wir mehr Nähe erreichen können, wenn wir uns das wünschen. Wir tragen Konflikte aus und versuchen, mit Enttäuschungen und Zurückweisungen fertigzuwerden. All diese Situationen überfordern Patienten mit einer Borderline-Störung permanent.

Suizidandrohungen oder wiederholte suizidale Handlungen, Selbstverletzung, exzessiver Konsum von Alkohol, Drogen, unkontrollierte Essanfälle oder riskantes expressives Sexualverhalten mit Personen, die man kaum kennt, sind oft kompensatorische Versuche, die Gefühle irgendwie zu dämpfen oder umzulenken.

Da das Umfeld der Betroffenen meistens schon die Auslöser der Situation kaum nachvollziehen kann, steht es den Reaktionen meistens erst recht fassungslos und ohnmächtig gegenüber. Das Leid im Umfeld eines Borderline-Patienten ist meist sehr groß. Jeder nahestehende Mensch wird manchmal extrem idealisiert, ein anderes Mal extrem abgewertet. Der Wechsel kann binnen Minuten passieren.

Borderline-Patienten neigen außerdem zu einem Verhalten, das man »Beziehungstest« nennt: Sie stellen ihr Gegenüber besonders in Partnerschaften immer wieder auf die Probe. Wenn die Patientin im Fallbeispiel unten zum Beispiel wusste, dass ihr Freund ein Treffen mit alten Kumpels aus der Schulzeit ausgemacht und sich schon lange darauf gefreut hatte, fragte sie: »Bleibst du heute hier? Mir geht's nicht gut.« Das ist der moralische Marianengraben, der sich immer wieder vor ihrem Freund auftat. »Wenn er sich für *die* entscheidet, heißt das automatisch *gegen mich*.« Die dann folgende Konfrontation ist ebenso willkürlich wie das Gefühl. Meist steht jedoch die Wertigkeit der eigenen Person auf dem Spiel. Dann schießen die Selbstzweifel in die Höhe, die Hilflosigkeit, Wut und Trauer. Es hilft nur noch der Kontaktabbruch, um ein bisschen das Gefühl von Kontrolle zu haben. Der Borderliner will damit eigentlich sein Gegenüber bestrafen – und schadet am Ende aber vor allem sich selbst.

Fallbeispiel: Borderline

Im Erstgespräch zeigte sich bereits deutlich die ausgeprägte seelische Not der Patientin (26 Jahre). Sie weinte, schimpfte, gestikulierte, sank in sich zusammen, fluchte und weinte wieder. Sie war so von ihren Emotionen eingenommen, dass sie verbal kaum zum Ausdruck bringen konnte, was eigentlich ihr Anliegen war. Im Verlauf konnte sie sich beruhigen und schilderte ausgeprägte Ängste vor dem Verlassenwerden, der Entwertung und Kränkung – besonders innerhalb von Beziehungen.

Sie sei frisch getrennt, habe selbst darauf hingewirkt und ihren Freund dazu gebracht, sich zu trennen, obwohl sie dies eigentlich gar nicht wolle. Sie habe gehofft, dass er sie genug liebe. Sie sei häufig so wütend. Wenn sie diese Gefühle nicht mehr aushalten könne, würde sie sich in die Oberschenkel schneiden. Das würde sie entlasten und ruhiger werden lassen. Sie fühle sich manchmal wie in einem Film, aus dem sie nicht aussteigen könne. Sie merke, wie sie alles an die Wand fahre und trotzdem nicht aufhören könne.

Sie habe die Sachen ihres Freundes aus dem Fenster auf die Straße geworfen – und das nicht zum ersten Mal. In zwei Jahren Beziehung sei es ungefähr das siebte Mal gewesen. Jedes Mal war es der gleiche Ablauf: erst der große Krach, dann der Schlussstrich, wenig später die innige Versöhnung mit wundervollem Sex und vielen gegenseitigen Versprechungen – und trotzdem bald das nächste Drama.

Sie würde sich dann selbst beschimpfen, manchmal schlagen, sie habe Suizidgedanken, die sie ihrem Partner dann auch mitteile. Sie sei schnell verletzt und in ihren Reaktionen immer sehr heftig.

Die Patientin beschreibt folgende typische Situationen, in denen das passiert: wenn ihr Partner den Abend mit seinen Freunden verbringen wolle statt mit ihr. Wenn sie gekocht habe, er aber keinen großen Hunger hat. Wenn er zum Fußballspiel ginge und sie nicht dabeihaben wolle. Sie würde dann massiv an seiner Liebe zweifeln. In den Auseinandersetzungen würden schon mal Tassen und Teller fliegen, schwere Beleidigungen sowieso. Einmal habe sie ihn mit dem Messer bedroht. Dabei würde sie ihm nie etwas antun wollen.

Von der Behandlung erhoffe sie sich mehr Kontrolle über sich selbst, nicht immer das Schlimmste zu denken und sich nicht immer so angegriffen zu fühlen.

Biographische Daten

Die Patientin sei als älteste Tochter von insgesamt vier Kindern geboren worden. Ihre Eltern seien Lehrer und sehr streng. Sie habe sich schon früh um ihre Geschwister kümmern müssen, habe Lob und Anerkennung dafür erhalten. Ihre Eltern seien freundlich und unterstützend gewesen. Sie habe einige Freundinnen gehabt, aber wenig Zeit für Treffen. Die Kindergarten- und Grundschulzeit erinnere sie als schön und entspannt.

Auf dem Gymnasium sei es anfänglich auch gut gewesen. Sie seien umgezogen, als die Patientin 13 Jahre war. Die neue Klasse habe sie gar nicht wahrgenommen. Sie sei ganz allein gewesen und habe keine Freunde gefunden. Ihre Eltern hätten sie mit diesem Problem nicht ernst genommen, hätten gesagt, dass dies nur am Anfang so sei und dass sie auf die anderen zugehen solle. Sie habe sich sehr bemüht, sei aber ausgegrenzt und gemobbt worden. Sie habe jeden Morgen Bauchschmerzen und während des Tages Durchfall gehabt, womit sie gehänselt wurde. In der 9. Klasse hätten Mädchen sie in der Schultoilette »abgefangen« und sie beschimpft, angespuckt, und an einem anderen Tag habe man ihren Kopf in die Toilette gedrückt. Sie habe Todesangst gehabt, habe sich nicht getraut, sich zu wehren, und habe alles über sich ergehen lassen.

Ihre Eltern hätten das nicht glauben wollen und ihr vorgeworfen, dass sie übertreibe und solche Geschichten nicht erzählen dürfe. Irgendwie habe sie die Schule bis zum Realschulabschluss durchgestanden und sei dann in eine Ausbildung gegangen. Früher habe sie mal Medizin studieren wollen, jetzt sei sie Altenpflegerin.

Ihren ersten Freund habe sie mir 17 Jahren gehabt. Er habe sie aber nur ausgenutzt, hintergangen und sie einfach sitzen lassen. Sie habe immer Männer kennengelernt, die sie nicht gut behandeln, wisse auch nicht, warum sie keinen finden würde, der sie liebe. Sie glaube, nicht liebenswert zu sein, was sie sehr traurig und verzweifelt mache. Sie habe gehofft, ihren jetzigen Freund zu heiraten und endlich glücklich werden zu können. Aber er behandle sie auch schlecht.

Psychopathologie

Im Erstgespräch stellt sich eine junge, auffällig modisch gekleidete Frau vor. Sie wirkt fassadär – vordergründig wirkt alles okay, hinter der Fassade lagen ihre tatsächlichen Emotionen und Nöte verborgen. Sie ist freundlich zugewandt, dabei misstrauisch. In der Exploration brechen Emotionen wie Trauer, Verzweiflung und Wut durch. Fehlende Regulatoren werden deutlich. Die Patientin berichtet wortreich und mit aktiver Beteiligung an den Schilderungen unterschiedliche Situationen. Es wirkt, als wäre sie jeweils in der Situation und könne auch keine zeitliche Distanzierung vornehmen.

Hohe Affektlabilität mit Wut, Trauer, Ohnmacht. Die Patientin distanziert sich glaubhaft von Suizidalität; ein Anti-Suizidvertrag wurde schriftlich vereinbart. Alkohol- und Drogenanamnese: leer.

Verhaltensanalyse

Die Patientin ist zwar in eine versorgend fürsorgliche Familie geboren, jedoch sind ihre Bedürfnisse nicht wahr- und ernst genommen worden. Die drei jüngeren Geschwister stellten eine Bedrohung ihrer Vormachtstellung dar, die die Bindung gefährden konnte. Die Parentifizierung, also die Rollenübernahme der Eltern, bot zwar einen Verstärker, gleichzeitig bedeutete es auch das Hintanstellen eigener Bedürfnisse im Abgleich zu denen der Geschwister.

Die dramatischen und traumatischen Ereignisse in der Schule, die Entwertung, Ausgrenzung und Gewalterfahrung führten zu einer Überzeugung, dass sie Willkür und Ohnmacht ausgeliefert ist, nicht wert, respektvoll behandelt zu werden und sich nicht wehren zu können oder zu dürfen. Dass sie mit ihren Nöten von den Eltern nicht ernst genommen wurde, bildete die Basis, Beziehungen grundsätzlich als schädigend, willkürlich, nicht verlässlich und nicht schützend wahrzunehmen.

Fehlende Protektion durch die Eltern stellt die maximale und schwerwiegendste Bindungsenttäuschung dar. Eine Opferüberzeugung bildete sich aus. Der Körper reagierte auf ihre Lebenserfahrungen mit einer Form der Anpassung im Sinne der Vorsicht. Ihr Anspannungsniveau signalisiert ihr, »auf der Hut« zu sein. Ihre Aufmerksamkeit ist aus vermeintlichem Selbstschutz überwiegend auf Entwertungen und Kränkungen gerichtet und sucht vor allem die Bestätigung ihrer eigenen Überzeugung: »Ich bin nicht liebenswert.«

Die Kränkbarkeit ist ausgeprägt; eine gesunde Frustrationstoleranz konnte nicht entwickelt werden. Überschießende Gefühle stellen den impulsiven Charakter dar, den die Patientin sofort zur Anspannungsregulation ausleben muss. Ist ihr das nicht möglich, entlastet sie sich mit Schnitten in den Oberschenkel oder an den Hüften. Die Suizidandrohungen stellen einerseits ein Bindungsmittel dar, andererseits den Wunsch nach Ruhe, und dass sie sich endlich nicht mehr in dieser Ohnmacht befindet.

Die emotionale Überforderung stellt ein nicht kalkulierbares Gefühlsgemisch dar, das die Patientin selbst nicht kontrollieren kann. Ist der durch Kränkung ausgelöste selbstzerstörerische Ablauf in Gang gekommen, wird er bis zur Entladung ausgeführt. Die Verlässlichkeit, keinen Suizidversuch zu begehen, kann sie bis dato nur herstellen, indem sie sich schneidet.

Auf der Verhaltensebene wird deutlich, dass die Patientin wenige und zudem ungeeignete Strategien im Umgang mit Trauma, Stress und Kränkungen aufweist. Diese stellen zusammen mit der Überzeugung »Ich bin nicht liebenswert – ich bin nichts wert – jeder verlässt mich« einen sich gegenseitig immer wieder antreibenden Teufelskreis dar.

Forscht man in der Biographie von Borderline-Patienten, offenbaren sich in fast allen Fällen extreme und schreckliche Details. Sehr oft hatten sie sexuelle Gewalterlebnisse (in 65 Prozent der Fälle) und/oder körperliche Gewalterfahrungen (60 Prozent) und schwere Vernachlässigung (40 Prozent). Fast alle Grundbedürfnisse dieser Menschen wurden nicht selten komplett missachtet: Sicherheit, Kontrolle, Bindung und Selbstwert.

Dass solche massiven Erfahrungen zu konkreten Veränderungen im Gehirn führen, weiß man heute. Trotzdem wird gerade an der Borderline-Persönlichkeitsstörung ein großes aktuelles Dilemma deutlich: Was bedingt was? Werden die Symptome der Betroffenen durch die Neurobiologie ausgelöst, oder hat die Erfahrung, die Patienten gemacht haben, die Neurobiologie erst zu dem geformt, was sie ausmacht?

Was auch immer der Grund ist, warum manche Hirnbereiche dieser Patienten anders ticken als bei gesunden Menschen: Sie können wieder normalisiert werden. Es gibt neue Therapien, die speziell auf diese Störung abgestimmt sind. Als wichtigste gilt derzeit die »dialektisch-behaviorale Therapie« (DBT) nach Marsha Linehan und die »mentalisierungsbasierte Therapie« nach Anthony Bateman und Peter Fonagy. Der Erfolg und die Wirkung der DTB ist in Deutschland am besten belegt.

Wenn ein Mensch zusätzlich an einer posttraumatischen Belastungsstörung (PTBS) leidet, dann gibt es auch dafür eine spezielle Form der DBT. Sie basiert auf der Verhaltenstherapie, legt den Schwerpunkt darüber hinaus auf sehr viele Akzeptanz- und Achtsamkeitsübungen. Die Patienten lernen Schritt für Schritt, ihre Anspannung und ihre Emotionen wahrzunehmen, zu benennen und zu regulieren.

WENN FÜR DIE BETROFFENEN SCHEINBAR ALLES IN ORDNUNG IST

Obwohl sie so häufig vorkommen, klopft trotzdem nie jemand an meiner Praxistür und sagt: »Ich glaube, ich habe da eine Persönlichkeitsstörung, können Sie mir bitte helfen?« Das liegt daran, dass in der Regel niemand auch nur den Hauch einer Ahnung davon hat, dass er eine Persönlichkeitsstörung haben könnte. Denn diese Störung hat eine sehr spezielle Eigenschaft. Sie ist ich-synton. Das bedeutet, dass ein Mensch sie als völlig stimmig und zu ihm passend erlebt. Und das ist unter Störungsbildern schon ziemlich einmalig.

Denn in bestimmten Dingen unterscheiden sich psychische Erkrankungen gar nicht so sehr von körperlichen: zum Beispiel eben darin, dass man sie bemerkt. Jedem Menschen fällt es auf, wenn er eine Bronchitis bekommt oder wenn er sich den Zeh gebrochen hat. Wer Ängste hat, die überhandnehmen, oder in eine Depression verfällt, der leidet darunter und merkt sehr deutlich: Mit mir stimmt etwas nicht. Das nennt man auch *ich-dystones Erleben* und meint damit, dass ein Mensch sein Leiden als etwas in ihm Fremdes und Störendes erlebt. Das wird auch dadurch erkennbar, dass Menschen mit ich-dystonen Symptomen dann denken: »Ich verstehe mich gar nicht.«, »Ich will, dass das weggeht.«, »Normalerweise bin ich gar nicht so.«

Bei einer Persönlichkeitsstörung ist das anders. Sie ist so sehr Teil der betroffenen Person, dass diese gar keine Ahnung hat, dass etwas mit ihr nicht stimmen könnte. Die Betroffenen nehmen an sich selbst gar keine Störung wahr, sie erleben sich selbst als vollkommen normal. Wie denn auch nicht? Es sind ja ihre eigenen verinnerlichten Strategien, und sie sind ihre Strategien geworden, weil sie für diese Person mal eine gute und funktionierende Lösung gewesen sind. Sie gehören zu ihnen – schon seit vielen Jahren.

Die meisten Betroffenen leiden oft nicht direkt an der Persönlichkeitsstörung, und trotzdem werden sie sehr oft psychisch krank. Denn Persönlichkeitsstörungen sind wie ein Nährboden für weitere psychische Erkrankungen: Die Betroffenen können depressiv werden, bekommen Zwänge oder arbeiten bis zum Erschöpfungssyndrom, weil sie sich aufopfern oder ein Schema von Versagen zu kompensieren versuchen. Es ist deshalb sehr wichtig, bei jedem Patienten zunächst abzuklären, ob sich hinter seinen Symptomen nicht eine Persönlichkeitsstörung verbirgt, da das bei der Planung der Behandlung unbedingt mitberücksichtigt werden muss.

Wenn es keine andere negative Befindlichkeit gibt, kommen die Betroffenen in die Therapie, weil sie ständig sozial kollidieren. Sie haben immer wieder die gleichen zwischenmenschlichen Probleme, sind aber eigentlich überzeugt, dass diese Probleme durch die anderen verursacht werden. Narzisstische Chefs zum Beispiel fragen nach Coachings, weil sie ihre renitenten Mitarbeiter einnorden wollen. Oder ein Anankast will wissen, wie er seine Frau dazu bringen kann, endlich so ordentlich zu sein, wie er es ist. Seiner Ansicht nach könne die Ehe nur dann funktionieren.

Ihren Anteil an den Problemen können Menschen mit Persönlichkeitsstörungen kaum oder gar nicht erkennen. Selbst nach der dritten gescheiterten Ehe aus den gleichen Gründen heiraten manche noch ein viertes Mal, bevor sie sich fragen: *Hmmm, könnte es vielleicht auch etwas mit mir zu tun haben?*

Fakt ist: Würde jeder für sich auf einer einsamen Insel leben, gäbe es die Diagnose der Persönlichkeitsstörung gar nicht. Ein Anankast könnte sich eine Ordnung aufbauen, die keiner stört, und Regeln schaffen, die keiner verletzt. Der Narzisst wäre ohnehin der Größte, und niemand würde ihn kritisieren. Okay, das Publikum würde ihm vermutlich sehr fehlen. Aber ganz generell fallen Persönlichkeitsstörungen vor allem im sozialen Kontext auf, in den Beziehungen zu anderen. In den letzten Jahren geht in der Psychologie deshalb auch die Betrachtung dahin, Persönlichkeitsstörungen als Beziehungsstörungen zu betrachten. Manche Betroffene kommen früher, andere später aufgrund ihrer dominanten Anteile mit anderen in Konflikt. Manche sogar nie. Denn oft funktioniert das Leben eines Menschen trotz Persönlichkeitsstörung sehr gut, weil er im Idealfall in einem für ihn sehr idealen Umfeld landet. Persönlichkeitsstörungen können die Grundlage großer und beachteter Talente sein.

Ein Schauspieler oder Politiker steht naturgemäß oft im Rampenlicht. So etwas muss man können – Narzissten zum Beispiel können das sehr gut, für sie sind solche Berufe die perfekte Bühne. Ein Mensch mit einer ängstlich-selbstunsicheren Persönlichkeitsstörung dagegen stirbt tausend Tode, wenn er in einem Meeting mal eine Präsentation halten muss. Jemand mit einem zwanghaften Persönlichkeitsstil arbeitet vielleicht in einem Atomkraftwerk, und die Bevölkerung kann es ihm nur danken, dass er jeden Sicherheitsstandard 33-mal überprüft. Auch einen anankastisch veranlagten Chirurgen, der auf Gründlichkeit und Präzision äußersten Wert legt, kann man sich als Patient von Herzen wünschen. Nur seine Frau findet es allerdings eventuell weniger bereichernd, wenn zu Hause jedes Mal der Haussegen schief hängt, wenn sie die Butter nicht von der Seite, sondern von oben abstreicht.

Während Menschen mit einer Persönlichkeitsstörung das Gefühl haben, alles genau richtig zu machen, treiben sie andere in den Wahnsinn. Sie haben sehr oft Konflikte mit Familienmitgliedern, Arbeitgebern, Kollegen oder Menschen, denen sie zufällig begegnen. Und obwohl sie immer wieder die gleichen Erfahrungen machen und die gleichen Rückmeldungen bekommen, ist es ihnen nicht möglich, ihren Anteil daran zu erkennen. Wenn die Zeit in der Behandlung gekommen ist, Eigen- und Fremdwahrnehmung abzugleichen, beginnt für sie der schwere Part in der Therapie. Oft wehren sie den eigenen Anteil zuerst vehement ab.

Ihre Sichtweise wird durch die seelischen Algorithmen schließlich ja auch immer wieder zuverlässig beliefert, sie haben also auch selten Grund, an ihrer Sichtweise zu zweifeln. Ein Pedant sieht den Schmutz überall ganz deutlich. Ein wachsamer Mensch ist von der ständig lauernden Gefahr von Grund auf überzeugt – und sind die Nachrichten nicht voller Meldungen, die ihm Recht geben?

Das ich-syntone Erleben macht es sehr schwer, sich mit jemandem darüber zu unterhalten, dass er vielleicht einen Anteil an bestimmten Problemen hat. Das wissen Partner, Kollegen und Freunde wahrscheinlich sehr gut. Der Umgang mit den »unsichtbaren« Störungen ist oft sehr frustrierend – selbst Therapeuten geht es da oft nicht anders. Die Behandlung erfordert sehr viel Geduld Unterstützung und Feingefühl.

VON DER STÖRUNG ZUR RESSOURCE

Für die meisten ist der Befund »Persönlichkeitsstörung« schwer zu verkraften. Schließlich betrifft sie nicht nur Teilaspekte, sondern zielt auf die gesamte Persönlichkeit. Wer will schon gerne hören, dass seine gesamte Persönlichkeit – also alles, was ihn ausmacht – nicht richtig, sondern gestört ist? Oft erlebt der Patient die Diagnose als ein Stigma, und sie bereitet ihm zusätzliche Probleme, weil er sie als diskriminierend empfindet.

Gleichzeitig befindet sich der Behandlungsansatz gerade im Wandel. Neuere Therapien haben einen wertschätzenderen Ansatz, der die Persönlichkeitsstörung nicht mehr in dem Ausmaß wie früher pathologisiert, sondern mehr als das betrachtet, was sie im Grunde ist: die Lösung, die ein Kind einst entwickelt hat, weil es schwierigen Beziehungs- und Interaktionssituationen ausgesetzt war und versucht hat, mit diesen Problemen umzugehen. Das Kind hat dadurch Ressourcen gebildet, um zu überleben. Und die Patienten sind manchmal nicht in der Lage, diese Ressourcen konstruktiv einzusetzen.

Früher wurden Persönlichkeitsstörungen als nahezu unveränderbar angesehen. Heute weiß man es zum Glück besser. Auch weil es Therapien gibt, die genau für diese Störung entwickelt wurden, wie etwa die so genannte »Schematherapie«, denn auch Menschen mit einer Persönlichkeitsstörung haben das Potenzial, sich zu verändern. Sie können sogar sehr viel von dem, was ihnen heute Probleme bereitet, in eine Tugend umwandeln.

Man sollte Persönlichkeitsstörungen eben als das betrachten, was sie sind: unser individueller Weg, auf ungestillte Grundbedürfnisse zu reagieren und Konsistenz für unsere harmoniebedürftige Seele herzustellen.

Es gibt noch einen anderen Weg, und auch den nehmen wir Tag für Tag. Wir verdrängen.

Kapitel III

Der Krankheitsfall

Wenn die Seele zum Problem wird

DIE STRATEGIEN DER SEELE

Abwehrmechanismen:
Wenn nicht sein soll, was nicht sein darf

Eine Schwangerschaft dauert 40 Wochen, in den ersten stellt sich oft Übelkeit ein, ab der 17. Woche bewegt sich das Baby im Bauch, mit jeder weiteren Woche immer mehr. Der Bauch wächst deutlich. Im Durchschnitt nimmt eine werdende Mutter rund 13 Kilogramm zu. Eigentlich ist es unmöglich, eine Schwangerschaft nicht zu bemerken – und doch passiert genau das immer wieder. Rund eine von 2500 Schwangerschaften bleibt bis zur Entbindung unerkannt. Ein paarmal pro Jahr sucht in Deutschland eine Frau mit schrecklichen Schmerzen ärztliche Hilfe und hält ein paar Stunden später völlig perplex ein Neugeborenes in den Armen. Manchmal steht eine dieser Geschichten in der Zeitung, und die meisten Menschen fragen sich dann sehr verwundert: Wie kann so was bloß passieren?

Die Antwort ist ganz einfach: Genau so, wie es jedem von uns Tag für Tag passiert.

Der Gang über den Hauptbahnhof vorbei an obdachlosen Menschen, die Tagesschau voller Schreckensmeldungen, die alte Frau, die im Mülleimer nach Pfandflaschen sucht, das »Made in Bangladesh«-Label in unserem neuen T-Shirt – wir sehen das alles und wissen genau, was es bedeutet, aber die schlimmen Details blenden wir automatisch aus. Die Welt, wie sie ist, ist manchmal schwer zu ertragen, und ohne unsere Fähigkeit zur Verdrängung würden wir bald daran zu Grunde gehen. Verdrängen ist ein Überlebensmechanismus.

Und es ist ein weiteres Mittel, um seelische Konsistenz herzustellen. Können wir eine unangenehme Situation durch die Strategien, die uns zur Verfügung stehen, nicht lösen, versuchen wir es mit Ignorieren: Wir tun so, als gäbe es das Problem gar nicht. Das machen wir in der Regel unbewusst und folgen damit dem zutiefst biologischen Auftrag der Seele, die uns auf diese Weise beschützen will: Dinge, die wir als bedrohlich erleben, will sie auf diese Weise aus unserem Bewusstsein fernhalten.

Seit Psychologen sich mit der Seele beschäftigen, beschäftigen sie sich mit der Verdrängung. Schon bei Freud ist Verdrängung ein zentraler Bestandteil der Psychoanalyse, und auch seine Tochter Anna hat sich dem Thema später gewidmet. Viele ihrer Theorien haben bis heute Gültigkeit. Anna Freud sah in der Verdrängung allerdings nur einen von vielen Abwehrmechanismen, die wir Menschen ständig in unterschiedlicher Form anwenden.

Zum Beispiel gibt es die »Projektion«, und auch die betreiben wir ständig: Jeder von uns hat Eigenschaften und Verhaltensweisen, die nicht besonders toll sind. Aber da wir uns im Sinne des Grundbedürfnisses nach Selbstwerterhöhung eigentlich immer gut finden wollen, greifen wir oft zu einem unbewussten Trick: Wir projizieren das Unangenehme einfach auf andere. Wir schieben ihnen alles, was wir an uns ziemlich blöd und unvereinbar finden, einfach in die Schuhe. Es sind immer die anderen, die unzuverlässig, neidisch, ungehemmt, zickig oder ungezügelt sind – und wir selbst können uns dank dieses Denkens erst einmal ein bisschen besser fühlen. Der Seele tut das also ganz gut, aber es ist mal wieder eine Portion Selbstbetrug im Spiel.

Außerdem entgeht uns durch Projektion eine riesige Chance: Wir lernen uns nie ganz kennen – samt unserer vielleicht nicht so netten Eigenschaften. Dabei sind gerade die ganz oft spannend und nicht so problematisch, wie wir denken. Jeder Mensch, den wir nicht mögen, der etwas macht, das wir abwerten oder verurteilen, ist im Grunde eine Möglichkeit, sich zu fragen, woher unsere Abneigung gerade kommt. Vielleicht beurteilen wir jemanden als zu sprunghaft, wünschen uns aber eigentlich für uns selbst mehr Spontaneität. Oder jemand regt uns auf, weil er so extrovertiert ist, dabei wären wir in Wahrheit auch gern einmal so ungehemmt.

Manchmal sind unsere Urteile über andere lediglich Eigenschaften oder Fähigkeiten, die wir selbst gern hätten. Oder wir sehen bei unseren Mitmenschen Eigenschaften, die wir nicht mögen, aber durchaus selbst haben. Aber wir lehnen sie nur beim anderen ab. Das gibt uns die Möglichkeit, unser eigenes Verhalten nicht angucken zu müssen. Es ist sehr spannend, was alles zu Tage kommt, wenn wir uns etwas genauer angucken, warum wir einen anderen Menschen gerade be- oder verurteilen. In der Regel hat das nämlich mehr mit uns selbst zu tun, als wir denken.

Ein anderer Weg, den wir vor allem in psychischen Krisen oft wählen, ist Leugnung. Der Unterschied zu Verdrängung ist, dass wir Tatsachen nicht einfach ausblenden, vielmehr wollen wir sie schlicht nicht wahrhaben. Das passiert oft nach Trennungen und Beziehungsabbrüchen. Weil solche Ereignisse so schmerzhaft sind, schaffen Menschen es manchmal nicht, sie zu akzeptieren und sich der neuen Situation anzupassen. Stattdessen bilden sie manchmal sogar die hartnäckige Überzeugung, dass die Beziehung sicher bald wieder weitergeführt wird. Bei manchen Menschen kann diese Vorstellung so hartnäckig sein, dass sie beginnen, ihre Expartner zu stalken oder zu bedrohen.

Kognitive Dissonanz

Weiter verbreitet ist allerdings noch eine andere Methode: die Rechtfertigung. Sie hilft uns vor allem dann, wenn wir uns in einem Konflikt befinden, den Psychologen auch als »kognitive Dissonanz« bezeichnen. Diese Art von Konflikt passiert ständig: Wir wollen nicht mehr so viel Süßes essen, haben aber eine Riesenlust auf Schokoladentorte. Wir müssen noch die Steuererklärung machen, aber draußen scheint die Sonne so schön, und wir wollen lieber ins Freibad. Wir sind Veganer und verlieben uns in jemanden, der sein Steak am liebsten schön blutig isst.

In diesen drei Fällen haben wir ein echtes Problem: In unserem Kopf ringen zwei nicht zu vereinbarende Ziele um Vorherrschaft. Und wie immer mag unser Gehirn das überhaupt nicht. Kognitive Dissonanz ist ein Zustand, den wir nicht lange ertragen können. Deswegen versucht die Seele in so einer Situation, schnell etwas zu unternehmen, das die Spannung reduziert.[34] Und das kann sie eigentlich nur erreichen, indem sie versucht, den Widerspruch schnell aufzulösen. Zum Beispiel, indem sie uns eines der Ziele schönredet und das andere schlecht. Wir sagen uns dann einfach: »Dann reduziere ich eben *ab morgen* meinen Zuckerkonsum!«, »Ich wollte mich eh mehr bewegen, und schwimmen ist gesund!«, »Wenn die Schlachtung würdig und das Steak von glücklichen Tieren ist, ist das nicht so schlimm!«. Um aus dem Zustand der kognitiven Dissonanz herauszukommen, schmeißen wir schon mal unsere eigenen Überzeugungen und Werte über Bord.

Auch den nächsten Verdrängungsmechanismus kennt vermutlich jeder – zumindest die Light-Variante, auch »leichte Alltagstrance« genannt. Manchmal fahren wir auf der Autobahn, hängen einem Gedanken nach oder unterhalten uns angeregt mit dem Beifahrer. Irgendwann stellen wir fest, dass wir dutzende Kilometer ohne wirkliche Anwesenheit unserer Aufmerksamkeit zurückgelegt haben. Wir haben geschaltet, geblinkt und haben die richtigen Ausfahrten genommen, aber an Details der Fahrt können wir uns hinterher kaum erinnern, denn wir haben den Weg wie automatisch hinter uns gebracht.

Derselbe Mechanismus springt auch an, wenn es gerade sehr monoton zugeht oder Dinge sich immerzu wiederholen. Bei Menschen, die zum Beispiel Fließbandarbeit machen müssen, verabschiedet sich sehr oft der Geist, um aus dieser erdrückenden und eintönigen Situation auszusteigen. Von diesem Mechanismus gibt es eine Extremvariante, die einsetzt, wenn wir in unerträgliche oder lebensbedrohliche Umstände geraten: »Dissoziation«, die wohl mächtigste Form der Abwehr, die ein Mensch erleben kann. Mitten in furchtbaren Situationen haben Menschen manchmal das Gefühl, als würden sie aus sich selbst heraustreten. Frauen, die vergewaltigt wurden, beschreiben zum Beispiel oft eine regelrechte Abspaltung ihres Ichs von ihrem Körper in dem Augenblick höchster Not.

Dissoziation meint nicht ohne Grund das Gegenteil von »Assoziation«. Assoziation bedeutet Verbundenheit, Dissoziation bedeutet Teilung, in diesem Fall die Teilung von Seele und Körper. Normalerweise ist es nicht möglich, diese beiden Ebenen aufzulösen. Kein Mensch könnte das willentlich herbeiführen. Aber in Situationen, die so schrecklich und schwerwiegend für einen Menschen sind, dass er sie psychisch nicht aushalten kann, springt dieser Mechanismus von ganz alleine an. Das ist so bemerkenswert, dass es wohl nicht vermessen ist, ihn als etwas Gnädiges, als ultimative Schutzfunktion der Seele zu betrachten, die uns dabei helfen will, ein traumatisches Ereignis irgendwie zu überstehen.

Das Problem ist aber oft: Dissoziation kann zwar helfen, eine schreckliche Situation zu überleben, langfristig macht die erlebte Abgetrenntheit die Verarbeitung des Erlebnisses aber besonders schwer. Denn es bleibt dem Bewusstsein schwer zugänglich, Einzelheiten kommen plötzlich und oft nur in Fragmenten ins Bewusstsein. Trotzdem wirkt das Erlebnis vollständig auf den gesamten Organismus ein und löst sehr oft eine posttraumatische Belastungsstörung (siehe Kapitel III) aus.

Es gibt Menschen, die viele Jahre in einer moderaten Variante der Dissoziation leben. Sie empfinden ihren Körper kaum noch oder nur, wenn er schmerzt. Man findet den Mechanismus hinter vielen psychischen und psychosomatischen Beschwerden.

Wille: Wann er gut ist, wann er schadet

Unsere Abwehrmechanismen springen in der Regel unbewusst und automatisch an. Aber es gibt auch eine Form der Verdrängung, die absichtlich und ganz bewusst geschieht. Wir nennen sie allerdings nicht Verdrängung, sondern Konzentration – oder auch einfach: unseren Willen. Es ist die menschliche Fähigkeit, Aufmerksamkeit fokussiert und selektiv zu steuern.

Wenn wir beschließen, etwas zu tun, das sehr wichtig für uns ist, richten wir unsere Aufmerksamkeit gezielt auf alles, was zur Verfolgung dieses Zieles notwendig ist. Vielfach wird behauptet, das sei noch nie so schwer gewesen wie in unserer Zeit, weil uns Ablenkung von allen Seiten entgegenspringt: Facebook, News Alerts, Chat-Programme blinken, brummen und klingeln uns ständig an.

Und ganz tief in uns gibt es eine Ebene, die dankbar jedem Happen nachjagt. Der geniale US-Blogger Tim Urban bezeichnet diese Einheit als »Instant Gratification Monkey«, den Sofortbelohnungsaffen. Er bezeichnet ihn so, weil dieser Affe eben genau das will: alles, was angenehm ist und nicht besonders anstrengt. Eben alles, was eine Belohnung verspricht – und zwar sofort. Dieser Affe will den Snack, den nächsten Kaffee, den neuesten Tweet, das aktuelle Video, augenblicklich auf dem Handy etwas googeln oder posten, weil es einem gerade in den Sinn kommt.

Der Mensch kann sich gegen diese Impulse stemmen. Manchmal mehr, manchmal weniger, aber grundsätzlich hat er die Fähigkeit, alles, was sein eigentliches Vorhaben stören könnte, aktiv zu unterdrücken. Wir können, wenn wir es wollen, dem Input, den wir von der Umwelt laufend bekommen, den Zugang aktiv verwehren. Wir müssen also nicht auf die Bannerwerbung oder die Timeline klicken, wenn wir eigentlich ein Projekt abschließen wollen. Oft wenden wir es aber auf die Aufmerksamkeitssignale an, die unsere Seele uns sendet. Auch sie will sehr oft Aufmerksamkeit, nur manchmal knipsen wir sie mit Absicht einfach aus.

Das ist hin und wieder einfach notwendig und kann zum Beispiel einem Piloten helfen, den Langstreckenflug nach Venezuela zu beenden, auch wenn er zutiefst erschüttert ist, weil seine Frau ihn kurz vor dem Abflug mit der Scheidung konfrontiert hat. Der Mediziner und Fitness-Guru Ulrich Strunz startete und absolvierte mal einen Triathlon mit gebrochenem Schienbein, »ohne Schmerzen zu spüren«, wie er sagte.[35] Wir Menschen können uns so sehr mit einem Ziel identifizieren, dass wir unsere gesamte Konzentration dafür aufbringen, es zu verfolgen und zu Ende zu bringen. Könnten wir das nicht, würden wir impulsgesteuert ständig dies oder jenes tun.

Wenn es einen Unterschied zwischen Tieren und Menschen gibt, dann ist es wohl der, dass nur der Mensch, selbst unter erschütternden und lebensbedrohlichen Umständen, in der Lage ist, planvoll vorzugehen. Den Belohnungsaffen auf seinen Platz verweisen, einen Schritt zurücktreten, das große Ganze sehen, einen Plan für etwas entwickeln und ihn dann verfolgen. Was für eine großartige Fähigkeit!

Und jetzt der Haken: Kurzfristig hat jede Form der Verdrängung eine Berechtigung und einen Vorteil. Schließlich hilft sie uns durch schwierige Situationen hindurch. Langfristig werden daraus allerdings ein Problem und ein Risiko. Manchmal drängen wir Dinge aus dem Bewusstsein, von denen es eigentlich viel besser wäre, sich mit ihnen auseinanderzusetzen und auf unser Wohlergehen zu achten. Stattdessen fokussieren wir uns aber lieber so sehr auf unseren Job, dass wir den Ausgleich ganz vergessen – also uns selbst – und bis zur Erschöpfung arbeiten. Nach einer Trennung können wir leugnen, dass wir verlassen wurden, aber an der Tatsache ändert es nichts. Allerdings schieben wir den Prozess, damit zurechtzukommen, bloß hinaus. Wir können uns einreden, dass Fleischessen toll ist, weil wir eine Beziehung aufrechterhalten wollen, aber die leise Stimme, dass wir unsere Werte verraten haben, die bleibt.

Vielleicht verschwinden sie für eine kurze Zeit aus unserem Blickfeld, aber ihr Einfluss auf uns hört nie auf. Sie brodeln im Keller unseres Seins. Dass das so ist, kennt jeder aus dem folgenden Beispiel: Jemand hat uns beleidigt, und wir bleiben gekränkt stehen. Acht Stunden später fällt uns die perfekte Retourkutsche ein. Einfach so, wie aus heiterem Himmel, auch wenn wir an die Sache gar nicht mehr gedacht haben. Haben wir auch nicht, aber unser Unterbewusstsein hat die ganze Zeit weiter daran gekaut. Es setzt sich mit wirklich allen Dingen auseinander, die wir erleben.

Und so wie eine kleine Beleidigung uns über Stunden insgeheim beschäftigt, machen das schlechte Erfahrungen aus der Vergangenheit erst recht. Sie wirken auch dann auf uns ein, selbst wenn sie in unserem Bewusstsein gerade gar nicht präsent sind. Trotzdem reizen sie das Nervensystem und können unseren Körper und unsere Seele krank machen. Sie können Depressionen, Ängste, Zwangserkrankungen und psychosomatische Störungen hervorrufen. Je mehr wir

Dinge verdrängen, die unsere Seele belasten, desto höher ist die Wahrscheinlichkeit, dass sie krank wird.

DIE NEUROBIOLOGIE DER ANGST

Der relativ simple Plot eines viralen YouTube-Phänomens geht so: Eine Katze steht vor ihrem Napf und mampft ihr Katzenfutter. Unterdessen platziert jemand eine Gurke hinter ihr. Dreht die Katze sich schließlich um und erblickt die Gurke, erschrickt sie fast zu Tode, macht einen buckeligen Satz zur Seite – und aus dem Off kichert ein Mensch. Höhö, Katzen haben Angst vor Gurken, meint man, wie lustig.

Was man vordergründig auf den Videos sieht: fiese Katzenliebhaber.

Was man außerdem sieht: die »Amygdala« in Aktion.

Die Amygdala ist ein zentraler Teil des limbischen Systems, also unseres Seelenapparates. Wissenschaftler untersuchen sie schon sehr lange, und je mehr sie über diesen kleinen mandelförmigen Zellverband erfahren, desto mehr staunen sie. Noch vor ein paar Jahren bezeichnete man die Amygdala als das Angstzentrum, denn tatsächlich wird diese Angst vor allem in diesem Hirnbereich gesteuert. Aber es kommt immer mehr davon ans Licht, was die Amygdala sonst noch kann, und man darf sagen, dass sie ein kleines Wunderwerk ist.

Sie verarbeitet zum Beispiel olfaktorische Reize – also alles, was wir riechen. Sie reguliert vegetative Funktionen wie den Rhythmus unseres Herzens, sie hat Einfluss auf die Atmung, unseren Schlaf und unseren Hormonhaushalt. Sie ist tatsächlich maßgeblich daran beteiligt, wenn wir Angst empfinden – aber darüber hinaus an eigentlich allen anderen Emotionen wie Wut und Freude, Ärger oder Neid.

Einer, der sich sehr lange mit der Amygdala und der Angst beschäftigt hat, ist der US-amerikanische Hirnforscher Joseph E. LeDoux. LeDoux hat der menschlichen Angst intensiv nachgespürt und entdeckt, dass es immer zwei Routen gibt, die sie nimmt. Die eine Route ist zwar unglaublich schnell, aber sie ist nicht sehr genau. Auf diesem Pfad trifft ein Reiz blitzartig und ohne Umwege direkt bei der Amygdala ein. Das ist der Moment, in dem die Katze etwas registriert, was bedrohlich sein könnte, ohne bis dahin identifiziert zu haben, was es genau ist.

Um es mal klarzustellen: Katzen haben keine Angst vor Gurken, sie haben Angst vor allem, was sie an natürliche Feinde erinnert, zum Beispiel an Schlangen. Die Natur hat sich ausgedacht, dass es wohl besser ist, lieber einmal mehr zu erschrecken – noch bevor man genau weiß, wovor – als einmal zu wenig und dann zu sterben. Dieses Modell hat sich erfolgreich durchgesetzt, weswegen uns das allen eingebaut wurde: Katzen, Menschen, Igeln – eben allen Lebewesen mit Wirbeltiergehirn. Deswegen reagieren wir Menschen auch nicht viel anders als die Katzen aus den YouTube-Videos, wenn wir zum Beispiel durch den Wald laufen und auf dem Weg etwas Schlangenartiges entdecken. Noch bevor wir realisieren, dass es nur ein krummer Stock ist, hat die Amygdala die gesamte »Stressachse« mobilisiert: Stresshormone, Herzschlag, Atemfrequenz – alles schießt in die Höhe, und wir sind in Alarmbereitschaft. Das gesamte Reaktionsportfolio ist von jetzt auf gleich im Einsatz. Unsere innere 110.

Während wir also auf ein vages, noch unverarbeitetes Bild reagiert haben, trödelt der Reiz schließlich auch über die zweite, etwas längere Route rein. Das Bild von dem Ding auf dem Boden war mal kurz im Zwischenhirn, beim so genannten »Thalamus«, dessen Aufgabe es ist, Sinneseindrücke zu filtern. Wenn er sie für relevant befindet, schickt er sie weiter zum »Hippocampus«. Der

Hippocampus wiederum erinnert von seiner Form her mit viel Fantasie an ein Seepferdchen, was ihm seinen Namen eingebracht hat, und anatomisch betrachtet schmiegt sich dieses Seepferdchen ein bisschen an die Amygdala an. Der Hippocampus hat die Spezialaufgabe, Informationen über Dinge, die wir schon einmal gesehen haben, zu speichern, zu verarbeiten und die Amygdala bei Bedarf mit Kontextinformationen zu versorgen – also mit Informationen darüber, was gerade *wirklich* zu sehen ist. Trifft also die Information, dass es sich in beiden Beispielen nicht um eine Schlange handelt, über die zweite Route bei der Amygdala ein, lässt der Schreck nach. Amygdala und Hippocampus arbeiten ständig und ziemlich eng zusammen. Man kann sagen, sie sind mehr als Nachbarn, man kann sie sich durchaus als altes Ehepaar vorstellen: Sie, die Amygdala, dramatisiert gerne alles ein bisschen. Er, der Hippocampus, gibt immer seine neunmalklugen Kommentare zu allem ab und beschwichtigt. Man kann sich vorstellen, dass es nicht so gut ist, wenn dieses System mal aus dem Lot gerät. Wir brauchen beide ganz notwendig: die Aufregung, um uns bei Bedarf schnell zu retten, aber auch die Relativierung, wenn die Gefahr nicht so groß war oder vorüber ist, um wieder in den Ruhezustand zu kommen.

Schon minimale Eingriffe in dieses System können das Verhalten eines Lebewesens auf beklemmende Weise vollkommen verändern. Wildgefangene Vögel, die normalerweise panisch zu fliehen versuchen, werden seelenruhig, wenn ihre Amygdala nur ein wenig manipuliert wurde. Labormäuse mit einer verletzten Amygdala laufen vor anwesenden Katzen nicht mehr weg, sondern erkunden sie neugierig ohne den Hauch einer Ahnung, in welcher gigantischen Gefahr sie sich befinden. Lebewesen mit manipulierter Amygdala greifen weder an, noch bringen sie sich in Sicherheit. Selbst vor ihrem größten Feind zeigen sie nicht eine Spur von Furcht.

Neurobiologen haben den Fall einer Patientin beschrieben, die weder Furcht noch Ärger zu fühlen schien. Aufgrund einer seltenen Erbkrankheit war bei ihr die Amygdala verkalkt. Die Patientin war stets gleichmütig, entgegenkommend und vertraulich. Sie hätte Fremden bereitwillig die Kreditkarte samt Passwort ausgehändigt. Sie lebte ein ziemlich gefährliches Leben und konnte kaum aus den Augen gelassen werden. Viele Menschen würden sich sicher weniger Angst in ihrem Leben wünschen. Aber Angst ist nicht nur Warnung und Erschrecken. Angst vermittelt uns auch eine gesunde Portion Skepsis, die uns bewahren soll, jedem blind zu vertrauen. Denn nicht jeder Mensch meint es nur gut mit uns. Ein Leben ohne Angst bedeutet ein Leben in ständiger Gefahr.

Emotionen und Gedächtnis: »Das merke ich mir für immer!«

Ohne Amygdala könnten wir uns außerdem kaum etwas merken, sie ist nämlich ganz wesentlich an unserer Gedächtnisbildung beteiligt. Jeder kennt das Phänomen, dass wir uns vor allem an die Dinge besonders gut erinnern können, die wir mit starken Emotionen verbinden: der erste Kuss, die Geburt eines Kindes oder wo wir waren, als die Flugzeuge ins World Trade Center krachten. Wo das Californium im Periodensystem eingeordnet ist, wird dagegen vermutlich ziemlich weit nach hinten gerutscht sein, auch wenn wir das im Chemieunterricht so oft geübt haben.

Das macht ganz gut deutlich, wozu wir ein Gedächtnis überhaupt haben. Sein Job ist es eigentlich gar nicht, ein Nachschlagewerk für alles zu sein, was wir gelernt und erlebt haben. Der Job ist es vor allem, sich diejenigen Sachen zu merken, die gut für uns sind und die wir deshalb öfter tun sollten. Und uns vor Sachen, mit denen wir keine guten Erfahrungen gemacht haben, künftig zu warnen. Die Formel dabei lautet: Je schrecklicher die Erfahrung, desto hartnäckiger die Erinnerung.

Das liegt daran, dass die Amygdala in bedrohlichen Situationen die Gedächtnisbildung besonders gründlich angeht. Denn sie will ja unbedingt, dass wir so lange wie möglich überleben und immer lieber auf Nummer sicher gehen. Wäre der Stock im Wald doch eine Schlange gewesen, hätten wir uns nicht nur die Stelle, an der wir ihr begegnet sind, sondern vielleicht auch Wälder ganz grundsätzlich als gefährliche Orte abgespeichert.

Wir merken uns nicht einfach immer nur das Objekt, von dem eine Gefahr ausgeht, sondern auch gleich den gesamten Kontext, in dem die Gefahr entstanden ist: die Gerüche, die Geräusche sowie alle Gefühle, die wir in der Situation empfunden haben. Und mehr noch: Wir speichern auch ab, was damals in unserem Körper vor sich ging – ob uns schlecht war, unser Herz wild pochte oder ob es uns den Atem verschlug. Der portugiesische Hirnforscher António Damásio hat dafür den Begriff »somatische Marker« geprägt.

In der Theorie trennen die Menschen zwar Körper und Seele, in der Realität arbeiten die beiden allerdings ständig sehr eng miteinander, und jeder, der sich sehr intensiv an etwas erinnert, wird dabei eine körperliche Reaktion kaum leugnen können. Wir erröten, wenn die Erinnerung schambesetzt ist oder erschaudern, wenn uns etwas Furchteinflößendes wieder einfällt.

Intensive Erinnerungen sind also nicht einfach nur als Bilder, sondern auch als Körperempfindungen und Emotionen gespeichert. Die Summe davon gräbt sich tief im gesamten Organismus ein. Man kann sich diese somatischen Marker auch als eine Art Post-it vorstellen, das unsere Seele auf Dinge, Ereignisse, Orte oder

Menschen klebt: »Merk dir das, das war sehr wichtig!«, will sie uns sagen. Und falls irgendwas auch nur im Entferntesten an ein schlimmes Ereignis erinnert, aktiviert die Seele ganz schnell die Palette an Emotionen und körperlichen Reaktionen, die auch schon damals eine Rolle gespielt haben. Vielleicht kann man sie ja diesmal auch wieder gebrauchen. Das ist zwar sehr effizient gemeint, kann allerdings auch zu ziemlichen Problemen führen.

DIE ANGSTSTÖRUNGEN

Amygdala, Hippocampus und somatische Marker sind also hilfreiche Systeme, die für uns arbeiten – unter bestimmten Umständen aber auch gegen uns. Wenn Menschen an einer Angststörung leiden, dann läuft innerhalb dieser Systeme etwas falsch. Und das kann sich durch viele unterschiedliche Formen von Angst zeigen.

Panikattacke: Wenn wir den Gipfel der Angst erklimmen

Die Wissenschaft hat Angststörungen eine Zeit lang als reversibel betrachtet, also angenommen, dass sie sich spontan und von alleine zurückbilden können. Das hat sich als falsch erwiesen. Heute ist man vom Gegenteil überzeugt: Man muss Ängste immer so früh wie möglich behandeln, denn Angst führt immer zu noch mehr Angst. Sie ist wie ein psychisches Perpetuum mobile. An der Panikstörung sieht man diese Eigenschaft der Angst besonders gut.

Fallbeispiel: Panikattacke

Situation

Ein Patient, ein 34-jähriger Angestellter, stellte sich bei mir mit Symptomen einer Panikstörung und depressivem Einbruch vor dem Hintergrund erheblicher beruflicher und Beziehungsbelastung vor. Im Rahmen der ersten Sitzungen konnten folgende Befindlichkeiten exploriert werden: Erste Panikattacken traten vor zehn Jahren auf. Diese, als plötzlich und unerwartet wahrgenommene Situation, haben den Patienten im Schlaf überrascht und ihn massiv geängstigt. Von seinem Hausarzt habe er das Medikament Diazepam zur Beruhigung erhalten. Eine Überweisung zur Psychotherapie erfolgte nicht. Die Attacken hätten sich durch die Medikation zurückgebildet; das Abhängigkeitspotenzial der Medikation ängstigte ihn jedoch, und er setzte sie schließlich ab. Danach stellten sich drei- bis viermal täglich Panikattacken in wahllosen Situationen ein: »Die Panik lauert überall auf mich.«

Der Zustand starker Angst und Verzweiflung in unterschiedlichen Situationen führte zu einem starken Einbruch der Lebensqualität, sozialem Rückzug, Selbstwerteinbruch und starker Affektlabilität. Dies belaste nun die Partnerschaft noch mehr. Der Patient erlebe sich selbstunwirksam ohne Zuversicht. Er beschreibt Katastrophisierungsfantasien, Grübelschleifen und Versagensgefühle sowie existenzielle Ängste wegen der Befürchtung, seiner Arbeit nicht mehr nachgehen zu können.

Er habe massive Ein- und Durchschlafstörungen, fühle sich morgens wie gerädert, könne sich nur schwer konzentrieren. Er fühle sich, trotz bestehender Partnerschaft, einsam und verzweifelt. Einzig die Struktur der täglichen Arbeit habe einen stabilisierenden Charakter; er empfinde sich jedoch selbst gar nicht als arbeitsfähig und total überfordert.

Von der Therapie erhoffe er sich, ohne Panikattacken zu leben, mehr Ausgeglichenheit und Entspannung, einen Abbau der Ängste, auch in Bezug auf Menschen.

Lebensgeschichtliche Entwicklung des Patienten und Krankheitsanamnese

Der Patient sei als ältestes von zwei Kindern (Bruder: sechs Jahre älter) bei den leiblichen Eltern aufgewachsen. Der Vater (verstorben mit 49 Jahren an Krebs) habe sehr viel gearbeitet. Er habe versucht, möglichst viel Zeit mit seinen Kindern zu verbringen. Dennoch schildert der Patient die Beziehung eher als kumpelhaft und oberflächlich. Es hätte kaum Körperkontakt und kaum wirkliche Kommunikation gegeben.

Die Mutter sei eine dominante, herrische Frau gewesen. Sie habe sich um den Patienten »gekümmert, wie das eine Mutter so mache«. Die Bindung sei von Verlässlichkeit, Vertrauen, mehr Tiefgründigkeit als beim Vater, aber auch Strenge gekennzeichnet gewesen. Zärtlichkeiten habe es kaum gegeben. Gefühle seien insgesamt weder kommuniziert noch offen gezeigt worden. Der Patient habe den Tod des Vaters kaum verarbeiten können; die Beziehung zur Mutter sei in der Folge intensiver geworden. Er habe als Entlastungsstrategie in dieser Zeit vermehrt Alkohol konsumiert und beschreibt, »die Erinnerungen an den Tod des Vaters weggespült zu haben«.

Insgesamt erlebe er sich zunehmend zurückgezogen von Freunden und Bekannten, obwohl er sich grundsätzlich als gesellig und zugewandt kenne. Zu Beginn der Therapie hat sich die Partnerin von ihm getrennt.

Psychischer Befund

Der Patient ist im Kontakt deutlich angespannt, bemüht kontrolliert und wirkt dabei sehr unsicher. Ausgeprägter Leidensdruck und Befürchtung, dass er keinen Umgang mit sich und der Panik bekomme, zeigen sich deutlich in der negativistischen Haltung. Der Patient berichtet zudem, Angst vor der Angst zu haben, sei traurig, verzweifelt. Zudem sei er nach der erfolgten Trennung perspektivlos, ohne Freude und erschöpft.

Analyse

Der Patient erlebt durch die verlässliche Bindung zu seiner Mutter und die zufriedenstellende Bindung zu seinem Vater sowie die enge Beziehung zum Bruder ein ausreichend sicheres Zuhause. Eine realistische Auseinandersetzung mit der Erkrankung des Vaters erfolgte nicht. Hier zeigt der Patient Leugnung und Verdrängung als Abwehrmechanismen. Er erlebte damit die Unvorhersehbarkeit und die Willkür von Leben und Schicksal durch den Tod des Vaters. Die emotionale Erschütterung durch den Verlust konnten Mutter und Bruder nicht in dem Maße auffangen, wie der Patient es benötigt hätte. Seine individuelle Trauerarbeit erfolgte durch die kompensatorische Strategie des Alkoholkonsums, um Gedanken und Gefühle zu betäuben und nicht erlebbar zu machen.

Derzeit möchte der Patient einerseits die Annäherung, andererseits aber nicht die Konfrontation. Das frühere Gefühl der Zugehörigkeit ist der besondere Verlust an dieser Stelle. Ein Erleben, als wären »auf einen Schlag alle aus der Familie gestorben«, scheint sich in die pathologischen Verarbeitungsprozesse des Patienten eingegraben zu haben. Sein auf die Angst aufgebautes angepasstes Verhalten und die dadurch erlebte innere Zerrissenheit und Hilflosigkeit zeigen sich in willkürlichen Attacken von Angst mit ausgeprägten somatischen Sensationen. (Unterschiedliche körperliche Symptome wie Herzrasen, Halsenge, Muskelschmerzen, Schweißbildung etc.)

Das Auftreten häufiger Panikattacken und die spürbare Hilflosigkeit und Unwirksamkeitserleben führen, neben der starken beruflichen Anspannung, zu anhaltenden Schwierigkeiten in der Beziehung und ungeeigneten Strategien, zu einer depressiven Dekompensation (Zusammenbruch) des Patienten, die sich in der Steigerung der Panikattacken widerspiegelt.

Das Gefühl des Ausgeliefertseins, die Verlustverarbeitung, Konfliktvermeidung und Angespanntheit im Beruf führen zu einem hohen Kontrollbedürfnis. Je mehr der Patient versucht, seine innere Anspannung zu unterdrücken, desto stärker wird der Druck. Er hat keine geeigneten Ventile zur Emotions- und Anspannungsregulation. Sie entladen sich über die Panikattacken. Die Überfokussierung auf vermeintlich schwierige Situationen (Orte) und das ausgeprägte Meidungsverhalten führen zu einem Selbstwerteinbruch und verstärken die Störung.

Die neue Trennungssituation zur langjährigen Partnerin stellt eine zusätzliche Belastung und aufrechterhaltende Bedingung dar, da das Grundbedürfnis nach sicherer Bindung, neben den Kollegen bei der Arbeit, als letzte stabilisierende Instanz zusätzlich eine destabilisierende Wirkung hat.

Der Fall dieses Patienten ist typisch. Eine Panikattacke trifft die Betroffenen oft völlig unvermittelt, »wie aus heiterem Himmel«. Doch so unvermittelt ist das bei näherer Betrachtung oft gar nicht. Viele Betroffene haben im Vorfeld einer Panikattacke belastende Situationen erlebt. Da diese häufig schon länger zurückliegen, werden sie mit dem Ereignis der Panikattacke meist nicht in direkten Zusammenhang gebracht.

Unserer Vorstellung nach ereignet sich eine Panikattacke unmittelbar nach einem offensichtlichen Auslöser. Aber das ist nicht immer so. Unser Körper und unsere Seele folgen einem anderen Weg und Zeitgefühl. Eine Panikattacke ereignet sich oft zeitverzögert. Manchmal so viel später, dass dem Betroffenen der Zusammenhang zum belastenden Ereignis gar nicht nachvollziehbar erscheint.

In seinem Körper aber passiert dann Folgendes: War der Adrenalinspiegel aufgrund von starkem Stress über einen längeren Zeitraum sehr erhöht, sinkt er mit nachlassender Belastung nicht sofort auf das Normalmaß zurück. Das kann dauern – und manchmal passiert das auch schlagartig über eine Panikattacke. Das ist der Grund, warum sich diese Angstanfälle oft in Phasen der Ruhe entladen, zum Beispiel, wenn ein Mensch sich gerade hinsetzt oder ins Bett gelegt hat. Viele Menschen schrecken gar aus dem Schlaf mit einer Panikattacke hoch. Wir haben mit einer stressigen Situation also quasi schon abgeschlossen, im Nervensystem geht es aber gerade erst so richtig los.

Menschen beschreiben eine Panikattacke als abrupte Welle namenloser Angst, die über sie hereinbricht. Sie spüren extremes Herzklopfen, Erstickungsgefühle, Beklemmung, Hitzewallung und Kälteschauer, Schwindel, Benommenheit, sie haben Angst, ohnmächtig zu werden und dann zu sterben. Der Höhepunkt der Intensität ist meist nach fünf bis zehn Minuten erreicht. Insgesamt kann das Ereignis bis zu 30 Minuten, manchmal sogar länger anhalten. Eine Panikattacke ist ein ganz schreckliches, emotionales Ereignis und stellt deshalb einen Teil unseres Gehirns ganz besonders auf die Probe: die Amygdala.

Weil die Situation während einer Panikattacke so schrecklich ist, macht die Amygdala, was sie jetzt für besonders wichtig hält: Sie malt sich eine genaue Skizze der Situation, um eine Wiederholung zu vermeiden. Deswegen werden jetzt sehr großzügig psychische Post-its verteilt. Der Ort, wo sich der Anfall ereignet hat, wird als bedrohlich markiert, ebenso wie die Rahmenbedingungen. So kommt zu einer Panikstörung schnell eine Agoraphobie oder andere Angststörungen obendrauf. Das passiert bei etwa zwei Dritteln der Betroffenen.

Und natürlich gehen die Gedanken an so ein Ereignis nicht einfach weg. Der Angstpatient grübelt viel über die erlebten Angstsituationen. Das so genannte »Worrying« ist eine zentrale Komponente bei allen Angststörungen: Es ist das Bemühen, durch intensives Grübeln Kontrolle über die diffuse Bedrohung zu gewinnen, denn eine Panikattacke geht immer auch mit einem Kontrollverlust einher. Und Kontrollverlust erschüttert uns Menschen immer besonders nachhaltig. Denn verlorene Kontrolle signalisiert der Seele, dass man gerade sehenden Auges seinem Untergang entgegengeht, ohne etwas dagegen unternehmen zu können. Bei vielen Betroffenen stellen sich zusätzlich Gedanken ein wie: »Wenn ich jetzt hier ohnmächtig werde, glauben alle, dass ich so ein Penner bin, der hier besoffen umkippt, und keiner wird mir helfen.« Solche Szenarien befeuern die Angst zusätzlich.

Das Grübeln dient noch einem anderen Zweck: Die Betroffenen wollen herausfinden, was genau bloß mit ihnen los ist, haben also ein hohes Erklärungsbedürfnis. Gerade die Diagnose Panikattacke, die oft von einem Notfallarzt gestellt wird, reicht ihnen oft nicht. Sie sind überzeugt, dass noch mehr dahinterstecken muss als etwas Psychisches, was für viele Menschen eben noch immer nichts »Richtiges« ist. »Es kann doch nicht sein, dass ich mich über NICHTS derartig aufrege, dass ich in die Notaufnahme muss«, ist ein typischer Satz von Betroffenen. Stattdessen vermuten sie, dass etwas Körperliches übersehen wurde und sie sich weiter in großer Gefahr befinden. Viele Betroffene sind überzeugt, dass sie doch was am Herzen haben müssen, wenn sie derartiges Herzrasen und -stolpern erleben, und sie fangen an, sich verstärkt zu beobachten und auf Symptome zu achten.

An diesem Punkt kriecht oft schon die nächste Angst hoch, und zwar die, nun vielleicht sogar noch als verrückt abgestempelt zu werden. Unter Umständen wächst jetzt ein neues, eigenständiges Störungsbild heran: die »Kardiophobie«, die so genannte »Herzangst« oder auch »Herzneurose« genannt. Kardiophobiker neigen dazu, ihren Puls extrem oft zu messen und ihren Herzrhythmus oder andere körperliche Zeichen sehr genau zu beobachten. Sie bestehen auf nahezu alle möglichen Herzuntersuchungen, obwohl bereits – vielleicht sogar mehrfach – diagnostiziert wurde, dass keine organische Ursache besteht.

Neben der sorgenvollen Beobachtung des Körpers gehen viele Panikpatienten dazu über, sich zu schonen und sozial zurückzuziehen. Das aber führt zu weiterem psychischem Stress, und dieser wiederum begünstigt neue Attacken. Mit jeder Attacke wiederum verstärkt sich die Befürchtung, erneut einen Anfall zu erleiden. Wenn Panikattacken wiederholt auftreten, spricht man von einer Panikstörung. Aus einem einmaligen Ereignis ist binnen kurzer Zeit ein dramatischer Teufelskreis entstanden.

Agoraphobie: Wenn wir Angst vor bestimmten Orten haben

»Agoraphobie« (von altgriechisch »agora« »Marktplatz«) ist auch unter der etwas einfacheren Bezeichnung »Platzangst« bekannt. Das trifft die Sache schon ziemlich gut, denn diese Angst sucht die Betroffenen an bestimmten Orten heim: in Konzertsälen, der U-Bahn oder einfach in einem überfüllten Café. Auch die Agoraphobie nimmt in der Regel einen sich stetig steigernden Verlauf. Am Anfang überfällt sie den Betroffenen an einem bestimmten Platz, wie etwa mitten in einem Fußballstadion. Ohne es sich wirklich erklären zu können, verspürt er plötzlich ein beklemmendes Gefühl und das dringende Bedürfnis, den Ort schnell zu verlassen. Meistens lassen die Symptome danach dann auch schnell nach. Wer das schon einmal erlebt hat, wird hinterher das ihm einzig logisch Erscheinende tun: das nächste Fußballspiel sausen lassen. Denn natürlich war die Amygdala längst schon auf Zack und hat den Ort im psychischen System als »gefährlich« markiert. Aber wie gesagt: Die Amygdala ist an Übervorsicht kaum zu überbieten, und es kann sein, dass sie ihrem Besitzer bei der nächsten Einkaufstour ziemlich eindeutige Angstsignale sendet, weil die Menschendichte in der Einkaufsstraße sie an die Situation im Stadion erinnert.

Supermärkte, Konzerte, der gut gefüllte Park an einem warmen Sommertag – all diese Orte können nach und nach zu Angst-Orten werden und einen Menschen massiv in seiner Lebensqualität einschränken, weil er sie meiden wird, um Kontrolle über die Situation zu behalten. Andere Bedürfnisse bleiben dafür aber auf der Strecke: Wer sich nicht mehr frei bewegen kann, riskiert auch seine sozialen Kontakte und seine Lebensfreude.

Je länger der Verlauf, desto einsamer und trostloser wird es um diese Menschen. Und es ist fast schon logisch, dass sie dazu neigen, Depressionen zu entwickeln und zu ungeeigneten Bewältigungsstrategien wie Alkohol, Drogen sowie zu Beruhigungsmitteln zu greifen.

Soziale Phobie: Wenn wir Angst vor anderen Menschen haben

Eine Party, ein Lunch mit dem Geschäftspartner in einem tollen Restaurant, die zehnjährige Abifeier – für die meisten Menschen sind das nette Anlässe und ein Grund zur Freude. Für Menschen mit einer »Sozialphobie« ist allein die Vorstellung ein einziger Alptraum. Sie haben keine Angst vor Dingen oder vor Plätzen, sondern vor Situationen mit anderen Menschen. Sobald sie in Gesellschaft sind, tragen sie riesige Sorge, dass sie sich unpassend verhalten und kritisiert werden.

Zu jeder Angststörung gehört das so genannte »Katastrophisieren«, also die Neigung, für bestimmte Ereignisse sehr negative Vorhersagen zu treffen, als klassisches Symptom. Patienten mit Sozialphobie sind davon überzeugt, dass andere sie als Versager, als schwach, verrückt, langweilig oder lästig sehen. Da sie sich solchen Situationen – ganz im Sinne des klassischen Vermeidungsverhaltens – am liebsten gar nicht erst aussetzen wollen, drücken sie sich um jede Gelegenheit, in der sie solche Szenarien vermuten.

Das kann so extrem werden, dass manche Betroffenen ihrem Beruf nicht mehr nachgehen können, beinahe alle gesellschaftlichen Anlässe meiden, immer mehr Freunde verlieren und im schlimmsten Falle in einer nahezu vollständigen Isolation leben. Auch diese Angstpatienten entwickeln dadurch weitere seelische Störungen wie Depressionen oder greifen zu Suchtmitteln, um dem hohen Leidensdruck etwas entgegenzusetzen.

Spezifische (isolierte) Phobie: Wenn wir Angst vor harmlosen Dingen haben

Es gibt Dinge, die würden wohl die meisten Menschen als beängstigend bezeichnen: ein Kampfhund mit gefletschten Zähnen, Horrorclowns, die im Dunkeln am Straßenrand stehen und winken, ein Mensch, der sich mit einer Waffe in der Hand vor einem aufbaut. Und es gibt Dinge, die nur einige Menschen wirklich erschrecken, während andere nur die Achseln zucken.

Angst hat viele Charaktere, und einer davon ist, dass sie im höchsten Maße subjektiv ist. Man kann die schrecklichste Angst empfinden, selbst wenn man sich in völliger Sicherheit befindet. In wohl keiner anderen Störung zeigt sich der subjektive Charakter der Angst deutlicher als in der so genannten »spezifischen Phobie«. Menschen können furchtbare Angst vor Dingen haben, die für anderen völlig harmlos und Teil des Alltags sind. Während für einen Arzt zum Beispiel der Anblick von Blut etwas ganz Normales ist, fällt ein anderer stante pede um, wenn er nur ein paar Tropfen davon erblickt. Manchmal reicht es sogar, wenn er daran denkt, und ihm wird schwummerig. Einige sind fasziniert von Gewittern, andere sterben tausend Tode, bis es vorüber ist. Angst vor Dingen kann sich gegen alles Mögliche richten: Insekten, Spritzen, Fernbedienungen in Hotelzimmern, sogar Plüschhasen.

Interessant ist, dass die meisten Menschen wissen, dass ihre Furcht vor den eigentlich harmlosen Dingen übertrieben ist und keine wirkliche Gefahr von ihnen ausgeht. Sie können trotzdem nichts dagegen unternehmen, sie zu empfinden. Oft haben die Ängste ihre Wurzel in der Kindheit und spiegeln eine falsche Einschätzung von Objekten oder Situationen wider. Oder sie wurden durch eine ziemlich nachvollziehbare Traumatisierung wie einen Hundebiss hervorgerufen.

Die meisten Menschen können mit dieser Form der Angststörung trotzdem ganz gut leben, denn wenn sie Glück haben, begegnet ihnen das Objekt der Angst gar nicht so oft und schränkt ihr Leben kaum ein. Im Extremfall kann das aber doch passieren, wenn sich zum Beispiel jemand jahrelang nicht zum Arzt oder Zahnarzt traut, weil er Angst vor Spritzen hat, die so stark ist, dass er lieber seine Gesundheit aufs Spiel setzt.

Generalisierte Angst: Wenn wir ein Leben in ständiger Sorge führen

Eine »generalisierte Angststörung« ist wirklich fies. Denn in diesem Falle ist die Angst nicht auf etwas Konkretes bezogen, sondern durchdringt alle Lebensbereiche. Während sich Menschen mit anderen Angststörungen durch Vermeidungsverhalten mal eine Verschnaufpause verschaffen können, leben Menschen mit einer generalisierten Störung ständig in ausgeprägter Sorge.

Diese Angst ist eher diffus und bezieht sich vor allem darauf, was alles passieren *könnte*. Sie ist damit frei flottierend und richtet sich auf willkürliche Situationen. Häufig wird sie begleitet von körperlichen Symptomen wie Schmerzen, Anspannung und Nervosität. Die Betroffenen sorgen sich oft übermäßig um große und kleine alltägliche Lebensumstände wie Haushalt, ihre Gesundheit, die berufliche Verantwortung, Familie oder das Einkommen, selbst wenn genug Geld vorhanden ist. Sie malen sich permanent Dinge aus, die schiefgehen oder ein schlimmes Ende nehmen könnten.

Aufgrund dieses Gedankenkreisens können sie schlecht schlafen, sind oft gereizt, schnell ermüdbar, vermindert leistungsfähig und frustriert, weil sie sich nie wirklich erholen können, da das Gedankenkreisen sie ständig begleitet und vollkommen auslaugt. Selbst wenn der Betroffene vermeintlich sicher in den eigenen vier Wänden sitzt, kommt er nicht zur Ruhe. Manchmal generiert eine gewisse Sicherheit sogar die Angst: Je weniger passiert, desto überzeugter sind die Betroffenen, dass das Unglück nun bald passieren wird. Man nennt das auch »Erwartungsangst«: Je länger die Gefahr ausbleibt, desto mehr steigern sich die Menschen oft in sie hinein. Nicht selten bilden sie dann Ehepartner und Kinder förmlich aus, um ihnen die Angst, so gut es geht, zu nehmen. Es folgen häufige

SMS, Anrufe etc., um zu überprüfen, ob alles in Ordnung ist. Das belastet Familien- und Paarbeziehungen erheblich.

Der ständige Stress hat körperliche Folgen: Kopfschmerzen, Nervosität, Schlaflosigkeit, Muskelverspannungen, Herzrasen, Herzstolpern oder chronische Schmerzen sind die gemeinen Begleiter dieser Störung. Viele Patienten geben an, schon immer ängstlich und nervös gewesen zu sein. Tatsächlich zeigt sich die generalisierte Angststörung etwas abgeschwächt schon in frühen Jahren, und mit dem Alter wird sie schlimmer. Betroffene haben zudem häufig schmerzhafte Trennungen oder andere belastende Lebensereignisse wie physische Misshandlungen oder sexuelle Übergriffe erlitten und kennen Gefühle von Ohnmacht und Ausgeliefertsein. Heute weiß man, dass solche Erlebnisse die für Angst zuständigen Hirnstrukturen nachhaltig verändern können und so den Weg für die Angststörung bahnen.

Zwang: Warum wir manche Dinge einfach tun müssen

Die meisten Menschen würden Zwänge wohl nicht unbedingt bei den Angsterkrankungen einsortieren. Aber genau hier gehören sie hin, denn Zwänge sind eine Reaktion auf Ängste beziehungsweise der Versuch, Ängste durch bestimmte Handlungen in den Griff zu bekommen.

Wenn jemand 30-mal den Herd kontrolliert, bestimmte Dinge nur mit Handschuhen anfasst, sich niemals erlaubt, auf die Linien der Gehwegplatten zu treten, sind das Rituale, die nur einen Zweck haben: Angst vor etwas zu kontrollieren und zu reduzieren. Und ganz im Sinne der weiter oben beschriebenen kurzfristigen Strategien sind die Rituale tatsächlich zunächst sehr wirksam, weil sie den

Betroffenen für einen Moment tatsächlich Linderung verschaffen. Langfristig führt aber genau das dazu, dass das Verhalten fest eingeschliffen wird und sich eine Toleranz entwickelt. Das heißt, dass es den Zwang gibt, die Rituale auszubauen, weil sie sonst nicht mehr »wirken«.

Zwanghaft sind Menschen, deren Gedanken um Ängste und Befürchtungen kreisen. Die häufigsten Inhalte sind Unfälle, Katastrophen, Gewalttaten, Krankheit oder Unachtsamkeit. Um sich zu schützen, kontrollieren die Betroffenen Fenster und Türen, waschen sich übertrieben oft oder zählen bis 150, wenn jemand sie auf der Straße aus Versehen streift, weil sie überzeugt sind, dass ansonsten ein Unglück geschieht. Es wird deutlich, was diese Menschen anspornt: Sie versuchen, Kontrolle über eine Situation, ihre Gefühle und ihr Leben zu erlangen.

Wie die anderen Angststörungen beginnen auch Zwänge zunächst im Kleinen. Oft sind es Gedanken, die sich aufdrängen: »An dem Türknauf waren sicher sehr viele Bakterien, und nun habe ich mich mit einer Krankheit infiziert.« Die Angst vor einer Infektion veranlasst den Menschen zu einer Handlung: »Wenn ich mir jetzt fünf Minuten lang die Hände erst mit Seife und dann mit Desinfektionsmittel wasche, kann ich das Schlimmste vielleicht verhindern.« Solche Techniken werden dann oft immer intensiver. Und weil die Angst vor einer Infektion ein bedrohliches Erlebnis ist, möchte unser Gehirn uns eigentlich einen Gefallen tun und setzt für diese Situationen ein riesiges Post-it beziehungsweise: einen somatischen Marker. Es kann dann sein, dass bei der nächsten Tür sofort aufploppt: »Weißt du noch? Nach dem letzten Türknauf hattest du ganz schön Angst, vielleicht fasst du den hier gar nicht erst an. Und wenn sich das nicht vermeiden lässt, dann wasch dir hinterher die Hände gut mit Seife und Desinfektionsmittel, diesmal aber bitte noch etwas gründlicher.«

So fräsen sich Ängste und die Versuche, sie in den Griff zu bekommen, immer weiter durch das Leben eines Menschen. Mit jeder Gegenstrategie verfestigt sich das Muster immer ein bisschen mehr. Die Betroffenen kämpfen oft zunächst gegen diese Gefühle und versuchen, sie zu unterdrücken. Aber das ist nun mal das Wesen eines Zwangs: Er ist sehr mächtig, und es ist sehr schwer, ihm nicht zu erliegen.

Angehörige oder Beobachter reagieren auf die Rituale oft verständnislos, denn die Zwänge erscheinen ihnen irrational und bizarr. Weil die Betroffenen sich dessen bewusst sind und sich schämen, versuchen sie, diese geheim zu halten – und das oft jahrelang. Oder sie ziehen sich von Familie und Freunden zurück. Manche verlieren ihre Arbeit oder kündigen selbst, weil die Zwänge sich nicht mehr verbergen lassen und das Leben zunehmend bestimmen. Im schlimmsten Fall können sie ein Menschenleben regelrecht kapern, wie das nachfolgende Beispiel zeigt.

Fallbeispiel: Zwänge

Situation

Zum Erstgespräch stellt sich die Patientin, eine 36-jährige Frau, vor. Sie ist alleinerziehende Mutter einer Tochter (16 Jahre), arbeitet als Servierhilfe und ist aufgrund ihrer Kontrollzwänge seit einem halben Jahr arbeitsunfähig. Die Patientin berichtet, die Wohnung nur noch verlassen zu können, wenn sie dabei einen genau festgelegten Parcours einhält, der rund drei Stunden in Anspruch nähme. Verlässlich sei diese Methode zuletzt aber auch nicht mehr gewesen. Dieses Ritual habe sich im Laufe der Jahre extrem erweitert, so dass sie kaum noch pünktlich zur Arbeit erscheinen könne und der drohende Arbeitsplatzverlust sie jeden Morgen zusätzlich erheblich stresse. Sobald der Kontrollablauf unterbrochen würde, müsse sie erneut beginnen. Sie würde sich dann schlagen und kneifen, in der Hoffnung, den Zwang unterbrechen zu können. Mehrfach sei sie bereits auf ihre blauen Flecke an den Armen angesprochen worden. Sie schäme sich sehr und sehe sich, gerade auch in der Mutterrolle, als Versagerin.

Lebensgeschichtliche und Krankheitsentwicklung

Die Patientin beschreibt, ein Wunschkind und das Nesthäkchen der Familie gewesen zu sein. Die Eltern, jeweils in zweiter Ehe verheiratet, hätten insgesamt fünf Kinder mit in die Beziehung gebracht, die Patientin sei das einzige gemeinsame Kind. Der Kontakt zu den Geschwistern sei distanziert, aber freundlich. Die Beziehung zu den Eltern sei liebevoll und zugewandt gewesen.

Der Vater sei tödlich verunfallt, als die Patientin sechs Jahre als gewesen sei. Sie sagt, dies bis heute nicht überwunden zu haben. Sie habe sich immer einen unterstützenden Vater gewünscht, und auch jetzt als erwachsene Frau würde sie »ihn unendlich vermissen«. Ihre Mutter habe sich nach seinem Tod um alles allein kümmern müssen. Die Patientin benennt, dass ihre heile Welt mit einem Mal weg gewesen sei. Die Mutter habe einen ausgeprägten Alkoholkonsum entwickelt, den die Patientin als abstoßend empfunden habe.

Als die Patientin ca. 16 Jahre alt war, sei die Mutter mit einem neuen Partner ausgewandert und habe die Kinder in Deutschland zurückgelassen. Die Patientin sei bei einer Bekannten aufgewachsen.

Entstehung

Die Patientin hat in der Zeit kindlicher Prägung den Verlust des Vaters erleben müssen. Verlassenheitsgefühle und fehlender Trost haben sich zu einem ausgeprägten Hilflosigkeits- und Ohnmachtserleben ausgebreitet. Sie lernte, dass die Welt nicht verlässlich und unsicher sei, was sich im Verlauf ihrer Entwicklung durch die Alkoholerkrankung der Mutter und durch das Verlassenwerden insgesamt immer wieder bestätigte. Diese als Gefahr internalisierten Erfahrungen führten zu einem überzogenen Wunsch nach Kontrolle und Sicherheit. Das Erleben von verminderter Einflussnahme löst bei der Patientin Angst, Hilflosigkeit und Wut aus. Fehlende geeignete Strategien der Trauer- und Frustrationsverarbeitung ließen die Zwangsstörung sich langsam entwickeln. Je ausgeprägter die negativen Lebenserfahrungen der Patientin wurden, desto massiver bildete sich die Zwangsstörung aus.

Erstauftrittsbedingungen

Die Patientin schildert das allmähliche Einsetzen der Störung nach der Geburt ihrer Tochter. Damals 19-jährig habe sie eine überprotektive Haltung eingenommen, als Kontraverhalten zu ihrer eigenen Lebensgeschichte. Die Angst, dass ihrer Tochter, damals dem Kindesvater oder ihr selbst etwas geschehen könnte, machte sie übervorsichtig. »Ich will nicht schuld sein, dass irgendjemandem was passiert«, lautete der selbst erteile Appell, der sie dazu zwang, maximale Kontrolle ausüben zu müssen – sowohl im Haushalt als auch bei der Arbeit. Angst vor Unerwartetem und Unkalkulierbarem engte die Patientin immer weiter in ihrem Handlungsspektrum ein, bis es ihr nicht mehr möglich war, ohne Kontrollrituale zu leben.

Aufrechterhaltende Faktoren

Die Angst, dass etwas Katastrophales geschehen würde, wenn sie die (Zwangs-)Handlungen nicht durchführen würde und sie dann schuld am Leid von Menschen sei, setzen, neben dem verminderten Selbstwert und den traumatischen Lebensereignissen, den Teufelskreis in Gang. Die kurzfristige Beruhigung durch eine »erfolgreiche« Zwangshandlungen führen zudem zur Aufrechterhaltung der ungeeig-

neten Bewältigungsstrategie. Der verzweifelte Versuch, unangenehmen Gefühlen wie Wut, Zorn, Trauer und Angst hilfreich zu begegnen, führt zu einem extremen Anspannungsniveau, was die Patientin
durch ihre Kontrollrituale zu beseitigen versucht, bis der »erlösende
Kick« ihr signalisiert, dass sie ihren weiteren Tagesablauf fortführen
kann.
Die Automatisierung dieser Störung und die fehlenden Handlungsal-
ternativen lassen die Patientin in diesem Verhalten verharren. Die
selbstschädigende Komponente des Schlagens und Kneifens, wenn
sie ihre Zwangshandlungen nicht stoppen kann, führt zu einer Mani-
festation des Selbstunwirksamkeitserlebens damit zur Selbstentwertung und zu rigider Selbstbestrafung. Mithin ist sowohl ihr eigenes als
auch das Leben der Tochter durch die Störung dominiert.

Zwangsgedanken:
Wenn Tabus unsere Vorstellung kapern

Eine andere Form der Zwangserkrankung kommt ohne Rituale
aus, aber das macht sie nicht minder belastend. Für Menschen, die
unter »Zwangsgedanken« leiden, ist die Situation oft furchtbar quä-
lend und die Hemmschwelle, sich jemandem anzuvertrauen, in der
Regel sehr groß, denn Zwangsgedanken drehen sich oft um absolut
tabuisierte Themen aus den Bereichen Sexualität und Gewalt.

Auch der Zwangsgedanke schleicht sich zunächst oft einfach ein.
Manchmal ist er zunächst Bestandteil ganz normaler Zusammenhänge, die wir Tag für Tag hundertfach machen. Unser Gehirn ist
eine Assoziationsmaschine. Immer wenn wir etwas erblicken, geht
uns blitzartig durch den Kopf, was man damit alles machen kann.
Auf dem Küchentresen zum Beispiel liegt das große scharfe Messer.

Wir wissen, dass wir damit prima Zwiebeln hacken können, aber theoretisch können wir es auch jemandem in den Bauch rammen. Sicher hat jeder schon mal ganz unscharf am Rande des Bewusstseins so einen ähnlichen Gedanken registriert. Aber er hat ihm vermutlich keine große Beachtung geschenkt, weshalb dieser Gedanke dann auch wieder in der Versenkung verschwunden ist. Es kann aber auch Folgendes passieren, und es passiert in ähnlicher Form sogar sehr oft: Eine Mutter ist mit ihrem Säugling alleine zu Hause. Die Nächte sind anstrengend, sie hat seit Wochen kaum ein Auge zubekommen, das Leben hat nichts mit der lieblichen Kuschelwelt gemeinsam, die sie sich einst vorgestellt hat. Die Mutter ist also in einer Belastungssituation. Sie sieht in der Küche das Messer, und für den Bruchteil einer Sekunde denkt sie, dass sie damit das Baby einfach erstechen könnte. Diesmal richtet sich ihre ganze Aufmerksamkeit sofort auf diesen Gedanken. Denn das ist doch so ziemlich das Schlimmste, was eine Mutter denken kann. Sie schämt sich, macht sich Vorwürfe und grübelt darüber nach, ob sie wirklich dazu in der Lage wäre. Der Gedanke hat nun maximale Aufmerksamkeit und wird gekoppelt mit starken Angst- und Schamgefühlen. Jetzt tut die Seele, was sie tun muss: Sie markiert Messer und Baby als besonders merkenswert. Statt den kurzen Gedankenblitz zu vergessen, wird die Mutter durch ihre eigene Bewertung des Gedankens nun umso mehr daran denken müssen. Sie wird versuchen, sich den Gedanken zu verbieten, weil er so furchtbar ist. Aber wir alle kennen die Geschichte mit dem rosa Elefanten, an den wir auf keinen Fall denken sollen – natürlich sieht ihn jeder genau dann sofort klar vor Augen.

Ein typischer, ausgesprochen quälender Kreislauf beginnt. Und im weiteren Verlauf wird er sehr wahrscheinlich eine weitere Störung nach sich ziehen. Mehr als 70 Prozent der Menschen mit Zwangsgedanken erkranken an einer weiteren psychischen Störung wie Depressionen, Phobien, Suchterkrankungen und Panikstörungen. Das liegt vor allem daran, dass diese Patienten in der Regel sehr spät Hilfe suchen. Kein Wunder: Wer traut sich schon einfach auszusprechen: »Ich denke ständig darüber nach, mein Kind mit einem Messer zu erstechen«?

Dabei kann man jedem Betroffenen im Grunde entlastend sagen: Der Gedanke einer jungen Mutter ist nicht Ausdruck einer verdrängten Tötungsabsicht. Ganz im Gegenteil: Er ist Ausdruck von Fürsorge und ihrem immensen Bemühen, eine gute Mutter sein zu wollen.

Sicherheit: Warum wir mehr Angst haben, obwohl wir sicherer leben

Angsterkrankungen sind sehr weit verbreitet. Aktuellen Zahlen zufolge[36] leiden allein in Deutschland zehn Millionen Menschen an einer Form der krankhaften Angst. Über Depression wird inzwischen sehr viel gesprochen, über Ängste weniger – obwohl sehr viel mehr Menschen an ihnen erkranken als an der chronischen Niedergeschlagenheit.

Oft wird behauptet, dass Ängste und Depression heutzutage nicht häufiger auftreten, sondern bloß häufiger diagnostiziert würden. Viele Experten halten aber daran fest, dass Angststörungen seit den 1950er Jahren tatsächlich um mindestens 1,2 Standardabweichungen zugenommen haben. Wenn das so ist, ist das beinahe ein bisschen irrwitzig: Während die Bedingungen in unseren Breitengraden immer sicherer werden, steigt gleichzeitig die Angst der Menschen. Wie kann das sein?

Es gibt vor allem zwei Gründe: Der erste ist, dass unser Angstsystem Teil des limbischen Systems ist – und das ist nun mal wirklich steinalt. Es ist dafür gemacht worden, uns auf Zack zu bringen, wenn wir durch die Lande ziehen und hinterm Busch mal wieder ein Säbelzahntiger auftaucht. Ansonsten schlummert es ganz gerne mal im Stand-by-Modus.

Wir stellen uns diese Bedingungen vor tausenden von Jahren ziemlich rau vor. Tatsächlich ist die Vorstellung, mit einem Lendenschurz bekleidet und mit einem Stab bewaffnet durch eine Welt voller fürchterlicher Tiere und feindlicher Sippen zu ziehen, gar nicht so lustig. Man kann aber davon ausgehen, dass das Leben damals meistens trotzdem sehr viel ruhiger war als unseres heute.

In hiesigen Landstrichen leben wir zwar in einer Welt, in der die meisten von uns in sicheren vier Wänden schlafen und Essen im Supermarkt besorgen. Dem Hippocampus und der Amygdala macht die moderne Welt die Arbeit aber nicht unbedingt leichter: Vierspurige Straßen, Rettungssirenen, Presslufthammer, Güterzüge – unser limbisches System findet all das ziemlich bedrohlich, und es aktiviert ständig die Stressachse.

Wenn sich früher eine Sippe drei Kilometer von unserer Höhle entfernt die Schädel eingehauen hat, haben wir davon nichts mitbekommen. Heute erreichen uns Nachrichten über Gräueltaten aus der ganzen Welt binnen Minuten auf unzähligen Kanälen, und unser soziales Gehirn kann gar nicht anders, als zu denken: Wird nicht alles irgendwie schlimmer und feindlicher hier?

Das andere Problem ist, das zu all diesen tatsächlich angsteinflößenden Faktoren noch das obendrauf kommt, was wir aktiv als angsteinflößend bewerten. Wie schon bei der isolierten Phobie kurz erwähnt, ist Angst eben nicht ausschließlich eine Reaktion auf eine reale Gefahr, sondern auch all das, was wir subjektiv beängstigend empfinden.

Und das ist im heutigen Zeitalter gar nicht mal so wenig: Viele von uns leben in Existenz- oder Abstiegsangst. Ständiger Wettbewerb, Arbeitslosigkeit, Ausgrenzung, prekäre Jobs – das sind die Säbelzahntiger von heute. Die Menschen sind frühere Bedrohungen losgeworden, dafür haben sie reichlich neue geschaffen. Auch Konkurrenzkampf ist *Kampf*, ganz existenziell sogar: Wir kämpfen um einen Platz in der Gesellschaft, um Jobs und um die richtigen Partner.

Eine der größten Bedrohungen heutzutage ist Unvorhersehbarkeit: Ist die Rente sicher? Trifft mich die nächste Entlassungswelle? Können wir die Wohnung in zehn Jahren noch bezahlen? Das alles macht Angst, und es erzeugt Stress. Vor 50 000 Jahren sprang vielleicht mal ein fieses Tier aus dem Gebüsch, und unser Steinzeit-Ich erschrak dann fürchterlich. Aber danach war vermutlich erst mal wieder Ruhe, und es musste keine Gedanken an die Vereinbarkeit von Beruf und Familie, Glyphosat im Gemüse, die perfekte Figur oder die Präsentation am nächsten Tag verschwenden.

Angst entsteht auch immer dann, wenn ein Mensch das Gefühl hat, dass er die Dinge, die auf ihn einstürmen, nicht selbst kontrollieren oder bestimmen kann. Unserem Organismus ist es allerdings ziemlich egal, ob etwas wirklich gefährlich ist oder ob wir es einfach als gefährlich einstufen. Unsere Seele macht ihren Job und reagiert entsprechend. Wir sitzen zwar in sicheren Wohnzimmern auf bequemen Möbeln, aber haben nicht selten das Stressniveau und die Körperanspannung eines Frontkämpfers.

Das hinterlässt Spuren – und zwar reale, im Gehirn. Die Amygdala ist immer wieder gefordert. Und weil sie glaubt, so viel gebraucht zu werden, passt sie sich den Umständen an: Sie bleibt ständig auf der Hut, wird immer empfindlicher und löst viel zu oft und zu früh Alarm aus. Wenn das passiert, kann das Ergebnis der oben beschriebenen Laborversuche völlig umgekehrt werden. Schon eine geringe Überstimulation bestimmter Zellverbände in der Amygdala und Katzen ducken sich ängstlich vor Mäusen weg oder reagieren wütend mit aufgestelltem Fell, Buckel und geweiteten Pupillen. Wenn die Amygdala durch einen andauernden Reizzustand überaktiv ist, bewerten wir Sachen zunehmend bedrohlicher. Das könnte erklären, warum wir eigentlich neutralen Reizen eine gefährdende Bedeutung zuschreiben und negative Reize überbewerten.

Man weiß, dass manche Menschen eine überaktive Amygdala schon aus der Kindheit mitbringen. Kinder, die misshandelt wurden – deren Angstsystem also schon früh auf heftige Angsterfahrungen reagieren musste –, haben oft eine sichtbar vergrößerte Amygdala. Sie hat sich einst an das hohe Angstniveau angepasst und verharrt auf ihm bis ins Erwachsenenalter. Angst zieht immer weitere Kreise, wenn man sie nicht unterbricht. Sie hat Einfluss auf die Filter, durch die hindurch wir die Welt wahrnehmen. Wir nehmen verstärkt Informationen wahr, die unsere Ängste bestätigen, das wiederum erzeugt neuen Stress, und der macht uns anfällig für neue Ängste. Ohne Behandlung wird die Angst so immer stärker, umfangreicher, bedrohlicher. Angst geht nicht von alleine weg. Angstkreisläufe zu unterbrechen bedeutet Arbeit und Überwindung. Aber es lohnt sich, denn Angst zieht nicht nur weitere Angst nach sich, sondern auch andere Störungsbilder – vor allem eine: die Depression.

WENN DIE SEELE HÖLLENQUALEN LEIDET

Depressionen können die schrecklichsten Qualen auslösen. Seelische Schmerzen, die so stark sind, dass die Betroffenen sich den Tod herbeisehnen. Depressionen treffen Menschen aus der Mitte der

Gesellschaft oder von ihrem Rande. Sie treffen alte wie junge, Männer wie Frauen, reich und arm.

Die Zahlen sind erschreckend: Jeder fünfte Deutsche erkrankt einmal in seinem Leben an einer Depression. Jeder von uns kennt also sehr sicher jemanden, der betroffen ist. Viel weniger sicher ist allerdings, dass er von seiner Depression auch erfährt. Menschen mit Depressionen sitzen nicht bloß zusammengesunken in der Ecke. Im Gegenteil. Manche arbeiten trotzdem noch extrem engagiert und wahren den Schein – vor sich und vor anderen. Es kann sein, dass die Bäckersfrau daran leidet, obwohl sie jeden Morgen so freundlich lächelt. Es kann sein, dass Onkel Klaus eine Depression hat, obwohl er noch immer seine Sprüche kloppt und seinen Hobbys nachgeht. Depression hat viele Gesichter – das eines niedergeschlagenen Menschen ist nur eines davon.

Depressive Patienten haben gemeinsame Symptome, aber eben auch welche, die völlig gegenteilig sind: Der eine hat vermehrten Appetit, der andere verliert ihn. Manche Menschen sind unruhig und können nicht schlafen, andere fühlen sich bleiern und könnten tage- und nächtelang bloß irgendwo liegen. Bei manchen ist der Antrieb derart gemindert, dass selbst Alltagsaufgaben kaum zu bewältigen sind. Schon Duschen und Anziehen können zum Kraftakt werden. Und trotzdem kann auch hinter solchen Symptomen noch etwas anderes stecken als ein seelisches Leiden. Manche körperlichen Krankheiten sind einer Depression sehr ähnlich und müssen deshalb immer von einem Mediziner abgeklärt werden: Eine Unterfunktion der Schilddrüse kann zum Beispiel zu ähnlichen Symptomen führen wie bei einer Depression. Auch Vitamin-B$_6$-Mangel, Insulinresistenz oder manche Krebserkrankungen zeigen manchmal das depressive Erscheinungsbild.

Aber auch dann, wenn die Diagnose »Depression« sicher ist, geht die Differenzierung weiter: Sie tritt in unterschiedlichen Schweregraden auf, mit und ohne körperliche Symptome und mit oder ohne psychotische Anteile. Manchmal tritt sie phasenweise immer wieder mal auf, manchmal nistet sie sich im Untergrund der Seele fest ein.

Aber was ruft sie hervor?

Depression: Eine Störung, viele Ursachen

So wie es nicht die *eine* Depression gibt, gibt es leider auch nicht die *eine* Ursache – aber immerhin einige gute Erklärungsmodelle.

Ein bisher unangefochtenes stammt von dem US-amerikanischen Psychiater Aaron T. Beck. Beck ist in der Allgemeinheit zwar sehr viel weniger bekannt als etwa Sigmund Freud, aber in Fachkreisen gilt er als einer der einflussreichsten Psychologen der Geschichte. Kein Wunder: Während es eine Zeit lang keinen anderen Weg gab, die verschlungenen Pfade der Seele zu betrachten als durch Freuds Psychoanalyse, erweiterten Beck und ein paar seiner ähnlich denkenden Kollegen die Möglichkeiten durch eine neue Methode: die kognitive Verhaltenstherapie.

Sie heißt deshalb »kognitiv«, weil sie an den »Kognitionen« ansetzt, also dem Denken beziehungsweise der Informationsverarbeitung. Die meisten Menschen würden wohl behaupten, dass Depressionen eine Störung der Gefühle sind. Traurigkeit, Verzweiflung, auch Wut oder Pessimismus sind ja schließlich etwas, das ein Mensch *fühlt*. Beck beobachtete aber etwas, das unseren Gefühlen immer vorausgeht: unsere Wahrnehmung und unsere Bewertungen von den Dingen, die um uns herum geschehen. Ihm fiel auf, dass Menschen mit Depressionen die Welt oft durch ganz bestimmte stereotype Muster wahrnehmen, daraus Schlüsse ziehen und dann erst das entsprechende Gefühl dazu entsteht.

Ein Beispiel: Wir sind mit jemandem verabredet, aber ein paar Minuten vor dem Treffen sagt unser Bekannter ab. Von hier aus gibt es sehr viele unterschiedliche Möglichkeiten, das Ereignis zu bewerten und schließlich ein Gefühl dazu zu entwickeln. Man kann zum Beispiel denken: »Ach, der Arme, hat ja auch immer so viel um die Ohren. Das nächste Mal wird es schon klappen.« Gefühlstechnisch wird uns das nicht gerade in Wallung versetzen. Man kann aber auch denken: »War ja klar, ich bedeute ihm halt nichts.« Daraus entsteht schon ein ganz anderes Gefühl. Man ärgert sich und wird vielleicht sogar wütend.

Aber wieso bewerten manche Menschen dieselbe Situation völlig unterschiedlich? Das liegt daran, dass unsere Überzeugungen durch die Schemata bestimmt werden, die wir uns durch vergangene Erfahrungen gebildet haben.

Sie sind die Schablonen, durch die wir die Welt betrachten. Menschen neigen dazu, »schemakongruente Inhalte« in der Welt zu suchen, also Situationen, Vorstellungen und Bilder, die zu ihrem angenommenen Bild von sich und der Umwelt passen. Wenn jemand das Schema »Ich bin nicht liebenswert« hat, wird er eine abgesagte Verabredung automatisch eher auf sich und seine vermeintlichen Defizite beziehen. Und sie wird ihn vermutlich traurig stimmen oder verletzen und ihn in seinen selbstentwertenden Gedankenmustern bestärken. Auch nehmen die Betroffenen zukünftige negative Erlebnisse verstärkt wahr, und parallel ist ihre Wahrnehmung von positiven oder neutralen Situationen eingeschränkt. Laut Beck kann die Wahrnehmung und Bewertung sogar auf mehrere Arten verzerrt sein, wenn Menschen voreilige Schlüsse ziehen, Negatives übertreiben und Positives herunterspielen, weil sie unrealistische Erwartungen haben oder zu wissen meinen, was andere gerade (Schlechtes) über sie denken.

In der nachfolgenden Tabelle sind solche typischen Denkfehler aufgeführt, bei denen sich vermutlich jeder ertappt fühlen wird.

Negative Gedanken	Hilfreiche Alternativen
Voreilige Schlussfolgerung »Herr S. hat mich nicht gegrüßt. Die mögen mich hier alle nicht.«	»Herr S. hat mich nicht gegrüßt. Vielleicht hat er einen schlechten Tag oder war in Gedanken versunken.«
»Ich spüre keine Wirkung des Medikaments. Mir können Medikamente einfach nicht helfen.«	»Ich spüre keine Wirkung des Medikamentes. Ich werde mal mit dem Arzt sprechen, ob es das richtige Medikament für mich ist und ob die Dosierung stimmt.«
Über- und Untertreibungen »Andere sind immer so gut drauf, nur ich bin so ein Miesepeter.«	»Niemand ist perfekt. Jeder hat Schwächen, aber auch Stärken.«
»Die Kuchen von Frau M. sind immer so perfekt, bei mir geht immer irgendwas schief.«	
Übertriebenes Verantwortungsgefühl »Ich hätte mich mehr um meine Mutter kümmern sollen. Jetzt ist es zu spät.«	»Ich bin nicht für alles verantwortlich. Ich habe mein Bestes getan.«
»Ich hätte nicht arbeiten gehen sollen, dann hätte mein Sohn das Abi geschafft.«	
Wunschaussagen und unrealistische Ansprüche »Man muss mit allem allein fertigwerden.«	»Warum soll ich es mir schwerer machen als nötig? Ich hole mir die Hilfe, die ich brauche!«
»Der muss doch bemerkt haben, dass er mir schlecht geht!«	»Seine Reaktion war nicht sehr einfühlsam. Ich werde mit ihm darüber reden und ihm sagen, dass ich mich nicht gut gefühlt habe.«

Negative Gedanken	Hilfreiche Alternativen
Ständige Bezugnahme auf die eigene Person »Ich vermiese den anderen nur die Stimmung. Ich bleibe besser daheim.« »Die schauen mich doch alle an und sehen, dass es mir nicht gut geht.«	»Ich halte mich an die Leute, die mich mögen und so akzeptieren, wie ich bin.«
Emotionale Beweisführung »Ich fühle mich minderwertig, also bin ich auch minderwertig.« »Ich spüre keine Hoffnung in mir, da kann es auch keine Hoffnung für mich geben.«	»Ich besinne mich auf meine Stärken, die werden mir helfen, meine Selbstsicherheit wiederzufinden/ selbstsicherer zu werden.« »Also prüfe Hoffnung und Furcht, und sooft alles ungewiss ist, meine es gut mit dir: Glaube, was du lieber willst.« Seneca

Aus: Pitschel-Walz, Bäuml, Kissling. Psychoedukation Depressionen, Taschenbuch. Urban & Fischer Verlag München 2003.

Besonders in Zeiten, in denen ein Mensch sehr belastet ist – etwa durch Arbeit, Krankheit, Verlust, Trennung oder Sorgen –, kann sich solches Denken noch verstärken, und es kommt zu einer so genannten »kognitiven Triade«. Die heißt deshalb so, weil der Mensch sich laufend mit belastenden Gedanken beschäftigt, und diese beziehen sich vor allem auf *drei Dinge*: die eigene Person (»Ich kann nichts«), die Umwelt (»Das Schicksal meint es besonders schlecht mit mir«) und die eigene Zukunft (»So schlimm wie jetzt wird es immer bleiben«). Insgesamt kreisen die Gedanken häufig um Themen wie Hoffnungslosigkeit, geringe Selbstachtung, überhöhte Selbstkritik, Vermeidung und Flucht sowie Suizidgedanken.

In so einem Zustand sammeln wir eigentlich bloß noch mehr von den schlechten Erfahrungen. Jeder kennt das in einer etwas milderen Form: Es gibt Tage, an denen einfach nichts gelingen mag. Morgens schütten wir uns den Kaffee über das Hemd, verpassen die U-Bahn, und weil die Laune schon im Keller ist, trifft uns die Kritik vom Chef besonders hart. An solchen Tagen scheint sich das Unglück zu häufen, als ob das Schicksal es besonders auf uns abgesehen hätte. In Wahrheit hat unsere schlechte Grundstimmung die Aufmerksamkeit für schlechte Ereignisse stark erhöht. Was immer gerade unser inneres Thema ist, begegnet uns auf Schritt und Tritt.

Neurobiologie der Depression: Chaos in der Chemie

Wenn ungünstige Schemata unser Leben bestimmen, wirkt sich das nicht nur auf unsere Gedanken und Gefühle aus, sondern auch auf unser Verhalten. Wer denkt, dass er anderen bloß die Stimmung vermiest, der bleibt daheim – aber er verletzt dadurch gleichzeitig sein Grundbedürfnis nach Bindung und Freude. Daraus entstehen das nächste Unglück und die nächsten miesen Gedanken. Auf Dauer lässt unser Gehirn so was nicht kalt.

Die grauen Windungen im Gehirn sind die Summe unserer Erfahrungen. Es reagiert auf alles, das in und um uns herum geschieht. Je öfter und hartnäckiger es geschieht, desto mehr passen unsere neuronalen Strukturen sich den Bedingungen an. Wenn wir an etwas Schönes denken, löst das Positives aus: Manchmal reicht schon ein Foto eines geliebten Menschen, um eine ordentliche Dosis Oxytocin freizusetzen und ein wohliges Gefühl zu spüren. Umgekehrt aktivieren schlechte Gedanken die Stressachse. Einsam, verzweifelt, traurig oder hoffnungslos zu sein bedeutet nichts anderes als massiven psychischen Stress. Und der wirkt immer auf unsere Neurobiologie und -chemie. Die Amygdala antwortet auf jede emotionale Stimulation. Und wenn sie durch zu viele Befürchtungen immer wieder gefordert wird, kann es sein, dass sie sich diesem Level anpasst. Dann fühlen wir uns noch mehr bedroht und schätzen Ereignisse noch negativer ein, als sie sind. Gleichzeitig lässt oft die Kraft des Hippocampus nach, dessen relativierender Einfluss jetzt eigentlich so guttun würde. Bei vielen Menschen mit Depressionen sieht man in bildgebenden Verfahren, dass der Hippocampus verkleinert ist – je länger eine Depression besteht, desto kleiner wird er.

Unsere Gedanken, Gefühle und Erfahrungen haben auch Einfluss auf das Serotoninsystem. Bei Angst- und Depressionspatienten ist es oft ziemlich runtergefahren. Auch endogene Opioide, die Lust und Freude machen und die schmerzstillend wirken, sind in der Menge vermindert, was erklären könnte, warum diese Störungen so oft zusätzlich von Schmerzerkrankungen begleitet werden. Auch geringere Oxytocinkonzentrationen wurden im Blut von depressiven Menschen gemessen. Das macht erhöhte Stressempfindlichkeit und Reizbarkeit aus.

Auch für das Grübeln, das für depressive Patienten so typisch ist, scheint es eine neurologische Erklärung zu geben. Man findet sie im »ventromedialen präfrontalen Kortex«. Wenn dieser Hirnbereich aktiviert ist, kann ein Mensch seine Aufmerksamkeit auf sein Inneres lenken, er kann über sich selbst reflektieren und seine biographischen Erinnerungen durchleuchten. Dieser Bereich wird normalerweise abgestellt, sobald ein Mensch sich in eine Aufgabe vertieft und konzentriert. Bei Menschen mit schweren Depressionen ist dieser Bereich allerdings im Ruhezustand, was die Konzentrationsschwierigkeiten erklären könnte, unter der die Betroffenen in aller

Regel leiden.[37] Viele können kaum mehr ein paar Zeilen in einem Buch lesen, ohne dass sich ein quälender Gedanke aus ihrem Innenleben in ihren Fokus drängt.

Diese Theorie könnte der Grund sein, warum es für depressive Menschen so schwer ist, die Grübeleien einfach abzustellen. Vor allem Angehörige können gerade diesen Punkt oft nicht nachvollziehen. Aber Sätze wie »Ach, jetzt denk doch nicht immer so negativ« können gegen einen aktivierten präfrontalen Kortex eben nichts ausrichten. Die Appelle hingegen verursachen bei dem Patienten meist noch mehr innere Anspannung, Versagens- und Schuldgefühle sowie Selbstvorwürfe, gerade weil es ihnen nicht möglich ist, die Ratschläge umzusetzen.

Die Neurobiologie der Depression ist heutzutage so gut erforscht und sichtbar gemacht worden, dass manche Wissenschaftler von einer körperlichen Erkrankung sprechen – einer, die durch seelische Ursachen entstanden ist. Bei jedem Patienten ist diese Ursache auf eine individuelle Weise entstanden. Der einzige Weg, sie zu behandeln, besteht darin, diese individuelle Entstehungsgeschichte zu betrachten und dann etwas zu unternehmen, das genau für diesen Patienten passend ist.

Fallbeispiel: Depressive Störung

Situation

Im Erstgespräch berichtet die 50-jährige, geschiedene Patientin und Mutter eines 28-jährigen Sohnes von Erschöpfungszuständen bei bestehender Mobbingsituation am Arbeitsplatz und depressivem Einbruch nach Beziehungsende. Die Patientin lebt allein in einer Mietwohnung, befindet sich in Trennung von ihrem aktuellen Partner.

Die als Sachbearbeiterin arbeitende Patientin schildert Symptome wie häufiges, unkontrolliertes Weinen, starke Anspannung und Angst, den Anforderungen bei der Arbeit nicht mehr entsprechen zu können. Ebenso unter Nervosität, Antriebsminderung, Verspannungen, Atemnot, Ein- und Durchschlafstörungen (früher Schlafmedikation) mit frühzeitigem Erwachen oder Hochschrecken in der Nacht (morgens dann sehr erschöpft), Alpträumen und »zerstörerischem Grübeln« zu leiden. Sie klagt zudem über diffuse Körperschmerzen, Magen- und Darmprobleme mit Krämpfen und Durchfall, besonders in Stresssituationen, mit der Sorge, körperlich noch weiter abzubauen. Sie gibt an, sich sozial zurückzuziehen bei gleichzeitiger Sorge, bestehende Freundschaften nicht mehr pflegen zu können.

Sie hänge noch immer an der 13 Jahre zurückliegenden Beziehung, die beendet sei. Unmittelbar vor der Hochzeit habe sich ihr Partner damals nahezu wortlos von ihr getrennt. Sie schildert hier Trauer, Hilflosigkeit, Wut und Minderwert, womit sie seit Jahren nicht umzugehen wisse. Sie habe im Leben immer die Starke sein müssen, stelle nun aber fest, diesem Bild nicht mehr entsprechen zu können, empfände sich daher noch minderwertiger und habe große Angst, von anderen abgelehnt und negativ bewertet zu werden. Sie wünsche sich Unterstützung, um eigene Bedürfnisse und Wünsche formulieren und durchsetzen zu lernen und mehr Kraft zu bekommen.

Lebensgeschichtliche Entwicklung
Die Patientin wurde 1956 geboren. Sie habe eigentlich ein Junge werden sollen, was ihr in unterschiedlichen Andeutungen und auch offen als Vorwurf kommuniziert worden sei. Die Enttäuschung der Mutter über die Tochter habe die Patientin immer traurig gemacht. Sie habe sich deshalb stets wie ein Junge verhalten, auch so gespielt. Keine Puppen, viel draußen, auf Bäumen und im Matsch, wie sie dachte, dass ein Junge spielen würde.

Sie habe eine Schwester (zwei Jahre älter), auf die sie stets habe Rücksicht nehmen und sich um sie kümmern müssen, weil sie als die Stärkere gegolten habe. In der Kindheit sei die Beziehung zur Schwester gut gewesen, nach dem Krebstod der Mutter (Patientin war zum Zeitpunkt 30 Jahre alt) habe sich der Kontakt massiv verschlechtert. Zudem habe sie sich um den Vater kümmern müssen, habe die Rolle als »Haushaltsvorstand« übertragen bekommen. Der Vater habe sich aus Frust immer mehr dem Alkohol zugewandt, was sie verabscheute, aber ihn »nicht habe retten können«.

Die Patientin beschreibt die Mutter als dominant. Die Beziehung sei angespannt, wenig liebevoll, von Unverständnis, Strenge und Willkür gekennzeichnet gewesen. Sie sei oft geschlagen worden und habe sich mit 15 Jahren erstmalig versucht zu wehren. Als sie in die Pubertät kam, sei es für die Mutter immer wichtig gewesen, dass die Patientin gut aussähe und dass »nach außen alles in Ordnung« sei. Die Meinung der Nachbarn und anderer Leute sei stets entscheidend gewesen.

Wenn die Patientin eine Anforderung bekam, der sie nicht nachkommen konnte oder wollte, wurde ihr mit dem Satz »Wenn du das nicht machst, dann kommst du in ein Heim« gedroht. Der Vater habe sie nicht in Schutz genommen, sondern sich hilflos und unterwürfig gezeigt.

Schulische Entwicklung

Die Patientin habe nach der Grundschule eine Gymnasialempfehlung erhalten. Die Mutter habe sich dagegen ausgesprochen, und so musste die Patientin nach dem Hauptschulabschluss eine Ausbildung beginnen. Auch hier habe der Vater keinen hilfreichen Einfluss nehmen können. Die Patientin schloss die Schule vorzeitig mit Auszeichnung ab. Sie habe sich später aber in keiner beruflichen Tätigkeit wohlgefühlt, habe häufig ihren Arbeitsplatz gewechselt, sich selten eingebettet und wertgeschätzt gefühlt. Nun arbeite sie als Assistentin der Geschäftsleitung und käme sich vor wie zu Hause: Befehle bekommen und ausführen.

Beziehungsentwicklung

Mit 20 Jahren habe sie ihren Ehemann und Vater ihres Sohnes kennengelernt. Die Ehe sei schnell zerrüttet gewesen, ihr Mann (Alkoholiker) habe die Patientin geschlagen, vergewaltigt, gedemütigt, unterdrückt und durch häufig wechselnde sexuelle Nebenkontakte zudem entwertet. Aus Angst vor der Gewalt des Ehemannes, der alleinigen Verantwortung für den Sohn und für sich selbst, der Angst vor der gesellschaftlichen Entwertung einer gescheiterten Ehe habe sie sich nicht zu trennen gewagt. Die Situation eskalierte und gipfelte in ihrem ersten Suizidversuch, als die Patientin 28 Jahre alt war.

Weitere Beziehungen habe sie meist zu deutlich jüngeren Männern gehabt, habe sich in diesen Beziehungen nicht sicher und gehalten gefühlt. In einer Beziehung habe sie sich auf eine neue Heirat eingelassen. Kurz vor der bereits organisierten Hochzeit habe er sie wegen einer anderen Frau verlassen. Insgesamt habe die Patientin fünf Partnerschaften gehabt und dabei immer gehofft, dass sie »liebenswert genug sei und es einen Menschen gäbe, der zu ihr gehören könne«. Zum Zeitpunkt des Behandlungsbeginns sei sie ohne feste Partnerschaft, fühle sich einsam, unattraktiv und hoffnungslos.

Psychischer Befund

Zum Erstgespräch stellt sich eine sehr gepflegte, jugendlich gekleidete, vordergründig selbstbewusste, sehr schlanke Frau vor. Sie wirkt angespannt, nervös, belastet, von innerer Unruhe gezeichnet, als ob sie keinen Fehler machen dürfe. Ihre Bewegungen sind hektisch, mit dem Versuch, Ruhe hineinzubringen, ihr Blick ist hilfesuchend. Sie wirkt niedergeschlagen und zeitweise peinlich berührt, Hilfe in Anspruch zu nehmen. Während des Erstgespräches versucht sie mehrfach, ihr Weinen erfolglos zu unterdrücken. Im Verlauf des Kontaktes zunehmend offen und zugewandt. Im Affekt deprimiert und traurig, mäßig schwingungsfähig. Die Patientin distanziert sich glaubhaft von Sucht und Suizidalität. Suizidgedanken habe sie jedoch täglich, ohne Pläne.

Diagnosen

Rezidivierende depressive Episode, mittelgradig, mit somatischem Syndrom, posttraumatische Belastungsreaktion, generalisierte Angststörung, Persönlichkeitsakzentuierung: ängstlich-vermeidend, selbstunsicher, histrionisch.

Erklärung

Die Patientin erlebte von Geburt an Ablehnung ihres Selbst. Ihr Weiblichsein wurde früh abgelehnt. Sie erlebte Schuldzuschreibungen, Anforderungen, willkürliche Bindung, Unsicherheit, Missachtung und psychische Misshandlung in der Kindheit und Jugend. Bildung eines Teufelskreises aus selbst gestellten Anforderungen, Überlastung, was die Patientin vor allem körperlich spürt, Angst vor Versagen. Zuwendung über Leistung als Strategie zur Bindungsherstellung mit der gleichzeitigen Erfahrung, dass Bindung gefährlich, verletzend und kränkend ist. Diese erlebte die Patientin in unterschiedlichen Beziehungen. Der Versuch, Kontrolle in Bindungen mit jüngeren Männern zu bekommen und darüber Beziehungssicherheit zu generieren, gelang ihr nie. Das Scheitern ihres Vorhabens, den Vater von der Alkoholsucht zu retten, führte zu einer grundsätzlichen Negativ- und Versagensüberzeugung über sich selbst (Selbstunwirksamkeit).

Sie bedient die Erfahrungen und internalisierte Sichtweise »Nur wenn ich mich ganz besonders anstrenge, bin ich etwas wert«. Wann immer dieses Modell nicht greift und sie Entwertung spürt, strengt sie sich noch mehr an, verletzt noch mehr eigene Wünsche und Bedürfnisse, um das höherwertige Ziel Selbstwertsicherung zu erreichen. Sie erhält das System aufrecht, da ihr keine gesunde Anpassung ihrer Sichtweisen, Bewertungen und Abgrenzungen möglich ist. Ihre sozialen Bindungsbedürfnisse werden massiv vernachlässigt, weil ihre Erschöpfung zu groß ist. Fehlende Rekreation, weil sie keine gesunden Schlafabläufe erlebt, führt einerseits zu einem schwachen Verarbeitungsprozess (in den REM-Phasen), andererseits fehlen die notwendigen körperlichen Erholungsprozesse, die das Grübeln, das mehrfache nächtliche Erwachen und belastende Gefühle, die psychisch raumgreifend sind, leichter auszuhalten.

Es fehlen verlässliche Verstärker, die die Möglichkeit bieten, sich selbstwirksam wahrzunehmen. Die dauerhafte Angetriebenheit durch quälende Gedanken und die damit einhergehende hohe Körperspannung halten die Patientin zudem in einem psychosomatischen Teufelskreis.

Aufgrund fehlender geeigneter Strategien bleibt die Patientin im Leistungs- und Aufopferungsmodus. Der Versuch, dadurch Versagen und Hilflosigkeit zu verhindern, gelingt nicht. Auch der Leistungs-Versagens-Teufelskreis zeigt sich deutlich in ihren Handlungsstrategien. Sich selbst durch das Einzelgängertum auszugrenzen stellte eine Form der Kontrolle dar. Wurde aber vor allem im beruflichen Kontext zum Problem, weil dieses Verhalten unkollegial erscheint und von anderen entsprechend abgewertet wird. Es zeigen sich mehrere Teufelskreise, die sich wiederum gegenseitig bedingen. Ein Ausgangssymptom ist nicht zu isolieren, so dass hier deutlich wird, wie sich die Störung in ihrer Komplexität darstellt. Über viele Jahre haben sich Kränkungen, belastende Gefühle, Traumatisierungen und ungeeignete Strategien in einem Gefühls- und Verhaltensmix zusammengefügt. Die Notwendigkeit, die einzelnen Aspekte zu isolieren, um sie einzeln und dann auch im kausalen Zusammenhang zu bearbeiten, ist unerlässlich.

Angst und Depression:
Zwei, die gerne gemeinsam auftreten

Angststörungen und Depressionen werden in der Regel getrennt voneinander wahrgenommen und als zwei verschiedene Krankheitsbilder betrachtet. Dabei sind sie im wahren Leben beste Freunde, denn am liebsten treten sie gemeinsam auf. Eine aktuelle Studie[38], die dies belegt, kommt aus den Niederlanden. Sie zeigt, dass bei 67 Prozent aller depressiven Patienten die Depression von einer Angsterkrankung begleitet wird. Etwa genauso viele Angstpatienten haben gleichzeitig eine Depression. Und es gibt für diese Form auch eine eigene Klassifizierung: »Angst und Depression, gemischt«.

Neurowissenschaftler interessieren sich sehr für die Innigkeit der beiden Störungsbilder. Unter dem Hirnscanner sind Angst- und Depressionspatienten in der Regel kaum voneinander zu unterscheiden: Fast immer kann man eine Überfunktion der Amygdala und des medialen präfrontalen Kortex feststellen. Der Hippocampus ist oft verkleinert, und in beiden Fällen liegt meistens eine Unterfunktion des Serotoninsystems vor. Deswegen werden beide Störungsbilder auch mit derselben Medikamentengruppe behandelt – und die Patienten sprechen in vielen Fällen gut darauf an.

Aber was genau verbindet Angst und Depressionen? Manche Forscher sagen, dass es nicht um eine gemeinsame Verbindung geht, sondern um eine Reihenfolge. Sie sind der Ansicht, dass eine Depression im Grunde die logische Fortsetzung von Angst ist, sozusagen das nächste Level. Dafür spricht, dass eine Angststörung einer Depression oft vorangeht – den umgekehrten Fall gibt es kaum.

Jaak Panksepp untersuchte diesen Mechanismus in einem Tierexperiment und beschrieb ihn sehr anrührend. Wenn ein kleines Küken, ein Rehkitz oder eben ein Menschenkind den Anschluss an seine Mutter verliert, reagiert es unmittelbar mit Trennungsschmerz. Panksepp identifizierte die neurologischen Einheiten dieses Mechanismus und nannte die Reaktion »Panic/Grief«, also »Panik/Trauer«. Sie springt bei Tier- und Menschenkindern ganz unmittelbar an, wenn ihre Bindung zu einer wesentlichen Bezugsperson gestört wird. Das Lebewesen gibt sofort Verzweiflungslaute von sich, auch als Verzweiflungsweinen bekannt.[39]

Unser Körper – so wie der von Tieren auch – ist darauf programmiert, mit tiefer Verzweiflung zu reagieren, wenn eine bedeutende Verbindung gekappt wird. Denn Verzweiflung ist zwar ein wirklich schreckliches Gefühl, es ist aber auch ein Modus, der uns zu einem Rettungsversuch anspornen will. Verzweiflung mobilisiert Kräfte in uns und treibt uns in den Zustand des Handelns. Verzweiflung gibt uns den deutlichen Befehl: »Stell die Verbindung wieder her!« Deswegen sieht man vereinsamte Entenküken aufgeregt den Teich entlangschwimmen und deswegen krabbeln Babys los und schauen sich suchend und panisch um, wenn die Mutter aus ihrem Blickfeld verschwindet. Im Panic/Grief-Modus unternimmt ein Lebewesen alles, was geht, um sich zu retten und diesen verlassenen Zustand zu beenden.

Das Lebewesen ist zwar voller Angst, aber es kämpft. Die Theorie ist, dass eine Depression der logische wie traurige nächste Schritt ist: Sie tritt dann ein, wenn alle unsere Bemühungen, uns zu retten, scheitern. In den Gedanken und Gefühlen von Betroffenen spiegelt sich diese Resignation wider. Sie sind in der Regel voller Hoffnungslosigkeit und verlorener Lebenslust. »Mein Leben ist nichts mehr wert!«, »Meine Familie hasst mich!«, »Ich bin jedem eine Last!«, »Ich bin unwichtig!«, »Ich habe keine Daseinsberechtigung!« und »Ich bin ein schlechter Mensch, sonst würde ich vom Schicksal nicht so bestraft werden!« sind alles Sätze, die ich in unterschiedlichen Kombinationen immer wieder in den Therapien höre. Es sind

Feststellungen, innere Überzeugungen von Menschen, die sich für sich selbst nichts Positives mehr vorstellen können.

Dysthymia: Ein Leben ohne Jahreszeiten

»Dysthymia« ist eine Form der Depression, bei der die Symptome zwar etwas milder, dafür aber unheimlich hartnäckig sind. Die oben beschriebene depressive Störung verläuft in der Regel auf zwei unterschiedliche Arten: Entweder sie nimmt ständig an Stärke zu, bis sie eine Art Höhepunkt erreicht. Oder sie verläuft in Phasen: Dem Patienten geht es mal schlechter, mal etwas besser. Menschen, die an Dysthymia leiden, geht es – oft über Jahre oder sogar Jahrzehnte – gleichbleibend mittelschlecht.

Im Griechischen bedeutet Dysthymia so viel wie Missmut – und damit ist der Kern der Störung schon ziemlich gut getroffen. Manche beschreiben die Krankheit so, als würde ein Schleier über dem Leben liegen, durch den jeder und alles stets ziemlich grau aussieht. Der Schleier schluckt alle bunten Farben des Lebens, es gibt keine Hochs und keine Tiefs – ein Leben ohne Jahreszeiten.

Und auch dass der seelische Schmerz nicht ganz so tief ist wie bei einer schweren Depression, ist leider kein Segen, sondern oft genug ein Fluch. Eine mittelgradige oder schwere Depression führt oft ganz zwangsläufig in eine Behandlung, weil sie nicht mehr zu verbergen oder auszuhalten ist. Die Dysthymia lässt den Betroffenen dagegen immer noch einen Rest an Kraft, so dass sie zwar ihren Alltag bewältigen können, die ständig gedrückte Stimmung jedoch als zu ihrer Persönlichkeit gehörend wahrnehmen.

Suchen die Patienten doch mal Hilfe, kann es sein, dass ihr Zustand falsch eingeschätzt wird, da sie ja noch aktiv am Leben teilnehmen. Daher wird eine Dysthymia manchmal weder erkannt noch ernst genommen. Die Patienten bleiben dann in dem quälenden und trostlosen Zustand stecken. Durch die Hartnäckigkeit und Langwierigkeit der Störung geben viele Menschen irgendwann die Hoffnung auf Besserung auf und resignieren. In der Folge kommen Patienten nur dann in die Behandlung, wenn sich an diese chronisch trübe Stimmung noch eine depressive Episode anlagert. Man spricht dann auch von einer »Double Depression«.

Eine Dysthymia beginnt oft bereits im jungen Erwachsenenalter. Manchmal werden Betroffene schlicht als »melancholisch« abgestempelt und nehmen diese Rolle oft an. Auch das verstärkt die Gefahr, dass ein Mensch die Dysthymia gar nicht als Störung wahrnimmt, sondern als Teil seiner Persönlichkeit.

Bipolar: Der Maserati, der plötzlich dir gehört

Eine Depression kann also (1) stetig, (2) phasenweise und (3) aufsteigend verlaufen. Es gibt aber noch eine weitere Möglichkeit. Sie kann in das völlige Gegenteil umschlagen: in die Über-Euphorie. Man spricht dann von einer »bipolaren Störung«. Die Betroffenen werden tatsächlich von einem Pol zum anderen geschleudert – von der Depression in die Manie und wieder zurück. Gerade fiel es ihnen noch schwer, die Wohnung zu verlassen, plötzlich sprühen sie vor Energie, knüpfen neue Kontakte, beginnen vielversprechende Projekte, und alle Sorgen sind wie weggewischt. Ihre Ausstrahlung reißt andere mit, und es entsteht eine Aura des schillernden Siegers. Die Euphorie raubt ihnen aber oft eine realistische Wahrnehmung. Sie treffen Entscheidungen oder lassen sich zu einem Verhalten hinreißen, das manchmal konfus und sinnentleert ist. Aber dafür haben die Menschen in dieser Phase kein Gespür. Das kann so weit gehen, dass sie ruinöse Geschäfte oder Einkäufe abschließen und ihr Budget oder das von anderen komplett sprengen.

Jedem Impuls wird unkontrolliert nachgegeben – manchmal mit sozialem, finanziellem und gesundheitlichem Ruin. Ich hatte schon einmal einen Patienten in Behandlung, der von Beruf Gärtner war, aber eines Tages mit einem Maserati vorgefahren kam.

Dieser Zustand kann Wochen anhalten und letztlich total erschöpfen, so dass sie dann mit rasender Geschwindigkeit in die tiefste Depression stürzen. Heikel ist die Zeit dazwischen. Es kann manchmal zu einer brisanten Mischphase kommen: Dann trifft das hohe Erregungsniveau der Manie direkt mit dem Stimmungstief der Depression zusammen. In dieser Phase kommt es besonders oft zu Suizidversuchen.

Es gibt Autoren, die den manischen Schub als eine Art Immunantwort des Organismus auf die Depression beschreiben. Die Theorie klingt bestechend. Aber es gibt noch eine Menge mehr Annahmen. Zum Beispiel scheint eine Genvariante dieser Störung Vorschub zu leisten: Bei manchen ist dann die Dichte und Empfindlichkeit bestimmter Rezeptoren verändert, so dass vor allem Noradrenalin und Serotonin anders verarbeitet werden als bei gesunden Menschen.

In manchen Fällen tritt die bipolare Störung als Nebenwirkung bestimmter Medikamente auf. Cortison, Bluthochdruckmittel wie zum Beispiel Betablocker oder Antibiotika können manisch-depressive Episoden auslösen. Manchmal kann auch die Schilddrüse der Übeltäter sein, denn wenn sie nicht richtig arbeitet, kann sie Antriebslosigkeit, gedrückte Stimmung oder aber Aggressivität, Gereiztheit und Getriebenheit auslösen. Auch Drogen und Alkoholkonsum stehen als Ursachen im Verdacht.

Postpartale Depression:
Wenn mit den Kindern die Schwermut kommt

Es gibt nichts zu beschönigen, die Zahlen sind dramatisch: 20 Prozent aller Frauen erkranken an einer Wochenbettdepression, auch »postpartale Depression« genannt. Der Moment, der nach landläufiger Meinung einer der schönsten in ihrem Leben sein sollte, wird für jede siebte Frau zum Beginn eines langen, quälenden Leidens – übrigens nicht nur von Frauen. Auch rund vier Prozent der Väter erleiden ebenfalls eine postpartale Depression.

Es gibt wohl keinen »geeigneten« Zeitpunkt im Leben für eine Depression, aber so richtig deplatziert wirkt sie bei einer frischgebackenen Mutter, denn die hat doch nun außer sich vor Freude zu sein. Diese Erwartung macht die Sache auf mehrere Arten fatal: Mütter kennen die Erwartungen an sie genau und trauen sich kaum ihre tatsächlichen Empfindungen zu äußern. Wer mit einem süßen, rosigen Säugling auf dem Arm räumt denn ein: »Ich fühle mich so mies, dass ich am liebsten sterben würde«? Man hat sich das Kind gewünscht, jetzt ist es da, man hat glücklich zu sein und die neue Rolle auszufüllen. Sich in dieser Situation so zu erleben macht Mütter zusätzlich fertig, was wiederum die Symptome verstärkt. Diese sind zudem in dem Wust von Emotionen, die nach einer Geburt normal sind, schwer herauszulösen. Hat nicht jede Mutter schnell mal feuchte Augen? Und wie oft hört man den Spruch: »Ach, das sind doch die Hormone!«?

All das hat dazu geführt, dass diese spezielle Form der Depression bisher noch zu wenig untersucht wurde. Derzeit wird sie als eine Unterform der depressiven Störung betrachtet, aber mit zunehmender Datenlage zeigt sich die postpartale Depression mit eigenem Gesicht. Vor allem Aufnahmen aus Hirnscannern machen Forscher stutzig: Während Patienten mit klassischer Depression oder Angststörung hauptsächlich eine hyperaktive Amygdala haben, ist sie bei Frauen nach der Entbindung sogar weniger aktiv.[40] Warum das so ist, ist noch nicht geklärt. Aber was auch immer die Ursache ist: Eine Angst- oder Depressionsstörung nach der Geburt ist nicht nur für die Mutter schrecklich, sondern betrifft auch das Kind und die so wichtige Bindung und Interaktion zwischen beiden. Kinder depressiver Mütter leiden oft ihr Leben lang. Nachgeburtliche – zum Teil sogar erhebliche – Stimmungsschwankungen sind durch die hormonelle und psychische Umstellung tatsächlich normal. Aber wenn die Niedergeschlagenheit oder ständige, übermäßige Befürchtungen länger als drei bis vier Wochen anhalten, sollte man schnell professionelle Hilfe suchen. Das gilt insbesondere dann, wenn in der Familie Fälle von Depressionen bekannt sind oder die Mutter selbst schon früher eine depressive Episode hatte. Denn dann ist die Wahrscheinlichkeit, an einer postpartalen Depression zu erkranken, erhöht.

Fallbeispiel: Postpartale Depression

Situation

Die Patientin (35 Jahre), eine verheiratete Frau und Mutter eines vier Monate alten Sohnes, kommt nach notfallmäßiger stationärer Aufnahme auf Empfehlung des dortigen Oberarztes zur ambulanten therapeutischen Behandlung. Sie berichtet über belastende Symptome wie massive Schlafstörungen verbunden mit Angst und Sorge, hohe Erschöpfung, Schmerzempfinden, Affektlabilität mit Wut, Trauer, Abgestumpftheit gegenüber des Sohnes und anderen Menschen, Scham- und Schuldgefühlen. Sozialer Rückzug, auch von der Familie und ihrem Ehemann.

Sie habe eigentlich gar nicht heiraten wollen, aber nachdem die Schwangerschaft eindeutig war, habe sie zugestimmt. Sie sei sehr katholisch aufgewachsen, und da könne sie nicht unverheiratet Mutter werden. Sie habe versucht, sich zusammenzureißen, was sie eigentlich ganz gut könne, aber jetzt ginge irgendwie nichts mehr. Sie fühle sich minderwertig, was sie bereits ihr ganzes Leben kenne, und versuche das durch besonders herausragende Leistungen in ihrem Beruf als Controllerin »wettzumachen«.

Die massiven Stimmungseinbrüche hätten jedoch erst nach der Geburt ihres Sohnes vor knapp vier Monaten begonnen. Kurz vor der Klinikeinweisung bestand akute Suizidalität, daher die Notfallaufnahme. Hin und wieder habe sie Suizidgedanken, auch Gedanken, ihren Sohn zu töten. Dies erschrecke sie selbst sehr, und sie habe Angst, sich nicht unter Kontrolle zu haben.

Sie schäme sich sehr zu sagen, dass sie mit ihm gar nichts anfangen könne, er käme ihr wie ein Fremder vor, der irgendwas von ihr will, aber sie fühle nicht, was. Jeder in der Familie sei total entzückt von dem Kleinen, was sie nicht berühre. Sie möchte ihn nicht anfassen, ihn nicht stillen und eigentlich gar nichts mit ihm zu tun haben. »Das darf ich alles eigentlich nicht sagen, aber ich fühle ihm gegenüber nichts, mir selbst gegenüber auch nichts, auch nicht für meinen Mann.« Sie schäme sich sehr und sei traurig, weil sie es sich anders gewünscht hätte. Ihr Job sei ihr wichtig, und sie möchte schnell wieder arbeitsfähig sein. Der Wunsch nach Ruhe sei jedoch sehr stark, was sie in einen Konflikt brächte.

Psychopathologie

Im Erstgespräch stellt sich eine unauffällig gekleidete, freundlich lächelnde, ausgesprochen fassadenhafte Frau vor. Sie versucht, sich zu kontrollieren, ist sachlich und wirkt emotional von sich distanziert. Es scheint, als versuche sie, keinen Fehler machen zu wollen; die motorische Anstrengung/Anspannung wird deutlich. Im Verlauf der ersten Sitzungen zeigten sich die hohe Affektlabilität und Angst mit einer schweren depressiven Prägung, Weinattacken, Katastrophisierungen mit fantasievoller Ausprägung.

Es sei ihr besonders unangenehm, notfallmäßig stationär aufnahmepflichtig gewesen zu sein. Sie schäme sich für ihre damalige Suizidalität. Sie habe stets die Einstellung gehabt, dass »man sich nicht hängen lassen darf«. Diese Sichtweise müsse sie nun revidieren und erlebe sich selbst dadurch sehr minderwertig, als Versagerin, selbstunwirksam und ohnmächtig ihren Gefühlen und dieser Stumpfheit ausgeliefert.

In den weiteren Sitzungen werden folgende Informationen wiederholt deutlich: Angst vor Verantwortung und Kontakt mit dem Sohn, starkes Grübeln in Gedankenschleifen in Verbindung mit Ein- und Durchschlafstörungen, Alpträume, sozialer Rückzug, Insuffizienzerleben verbunden mit Hoffnungslosigkeit und Scham. Der Antrieb ist subjektiv gemindert, ebenso Konzentration und Aufmerksamkeit. Störungen des Affektes sind eindeutig depressiv und ängstlich, vegetative Störungen (Appetit, Schlaf, Libidoeinschränkung) sind ausgeprägt.

Biographische Störungsentwicklung

Die Patientin sei als jüngste Tochter (Schwester fünf Jahre älter) eines Architekten und einer Geschäftsführerin im großväterlichen Unternehmen geboren worden. Die Familie hätte den Katholizismus streng gelebt. Der Vater sei verstorben, als die Patientin acht Jahre alt gewesen sei. Die Mutter sei danach hart und streng geworden. Die ersten Jahre habe sie ihren Vater als zurückgezogen, distanziert, eifersüchtig, eigenbrötlerisch und kühl erlebt. Er habe sich nur für ihre Leistungen interessiert, selbst an einem gemalten Bild habe er etwas auszusetzen gehabt.

Von Mutter und Vater habe sie Bestrafung in Form von Liebes- und Aufmerksamkeitsentzug sowie Schweigen erfahren, Belohnung durch Geld und Geschenke. Konflikte seien nicht besprochen worden, alles sei unter den Teppich gekehrt worden. Die Beziehung zur Mutter sei zu Lebzeiten des Vaters liebevoller und unterstützender gewesen,

aber auch übergriffig, belehrend und ebenfalls stark auf Leistungser-
füllung ausgerichtet. Sie habe der Patientin nicht genügend zuge-
traut, was sie immer geärgert habe.

Die Mutter habe sich nach dem Tod des Vaters total verändert, habe
die Tochter zunehmend in die Pflicht genommen und immer wieder
das Tun der Tochter kritisiert. Die Patientin habe immer Angst gehabt,
etwas falsch zu machen, versuchte, sich unauffällig zu verhalten und
nur das zu machen, von dem sie gewusst habe, dass es richtig sei.

Ihr Ehemann sei ein Kommilitone gewesen. Er habe sich sehr um sie
bemüht, und seitdem seien sie zusammen. Während der ersten zwei
Jahre habe er noch eine andere Freundin gehabt, aber »schließlich
hat er sich ja für mich entschieden«. Sie könne nicht sagen, ob sie ihn
liebe, aber irgendwas müsse da wohl sein. Sie sei im Kontakt schüchtern, zurückgezogen, unsicher, konfliktscheu, aushaltend. Mit 26 Jahren sei sie spätabends auf dem Heimweg überfallen worden, aber
es sei nichts passiert. Der Mann habe sie nur geschlagen, und dann
seien Leute gekommen, und er sei weggelaufen.

Die Patientin beschreibt, sich häufig wie in einem Schneckenhaus zu
fühlen, aus dem sie sich nicht raustraut. Wenn jemand etwas von ihr
will, macht sie halt mit. Das sei mit ihrem Ehemann ebenso gewesen
wie mit der Firma, für die sie jetzt arbeite. Durch die berufliche Position, die sie sich erarbeitet habe, fühle sie sich »unantastbar« und sicher. Dass sie schwanger geworden sei, sei nicht geplant gewesen,
aber ihr Mann hätte sich schon länger eine komplette Familie gewünscht. Sie habe da selbst nicht weiter darüber nachgedacht.

Verhaltensanalyse

Die Patientin hat aus ihrer Lebens- und Lerngeschichte Hilf- und Macht-
losigkeitsgefühle verinnerlicht. Besonders der Tod des Vaters und der
Überfall haben bei ihr lerngeschichtliche Erfahrungen hinterlassen.

Die Bagatellisierung des Überfalls als eine Abwehr einer in Ohnmacht erlebten Situation traf auf ein bereits unverarbeitetes Trauma aus der Kindheit: den Tod des Vaters.

Biographisch zeigten sich fehlende Fürsorge, Entwertungen und Destabilisierung ihres Selbst innerhalb der Familie und später durch die Parallelbeziehung in der Partnerschaft, die die Patientin als Abwehr ebenfalls bagatellisiert.

Gefühle von Selbstunwirksamkeit, Ausgeliefertsein und Ohnmacht konnten sich verfestigen. Insgesamt wird eine Opferüberzeugung deutlich, die für die Patientin jedoch nicht wahrnehmbar ist. Der Überfall und auch die Geburt werden als traumatische Ereignisse angesehen. Hier bildete sich bei der Patientin vor dem Hintergrund der negativ geprägten Kindheit und Jugend das Störungsbild deutlich aus.

Der distanzierte Kontakt zum Vater und dessen früher Tod wirkten ebenso belastend wie auch die erheblichen Verhaltensänderungen der Mutter nach dessen Tod. Die von der Patientin internalisierte negative Sicht und Abwertung ihrer selbst wurden durch ein einseitiges Selbstwertsicherungssystem in Schach gehalten: Die überhöhte Leistungsbereitschaft bei gleichzeitiger Außerachtlassung eigener Wünsche und Bedürfnisse führte zu Entscheidungen, die primär durch die Erfüllung der Wünsche anderer gekennzeichnet gewesen ist.

Die einerseits erlebte Verantwortungsübertragung nach dem Tod des Vaters verbunden mit steter Kritik an ihrem Handeln führte zu einem schuldhaft verarbeiteten Versagenserleben und negativer Grundüberzeugung über sich selbst. Die Wahrnehmung eigener Wünsche und Bedürfnisse wurde nicht gelernt, gefördert oder erfragt, so dass die Patientin keine Abgrenzung eigener Wünsche und Bedürfnisse zu denen anderer herleiten kann.

Die Ablehnung des Sohnes kann an dieser Stelle als belastender Prozess innerhalb eines Traumasystems verstanden werden. Zudem als die Ablehnung ihres gesamten Lebens, attribuiert auf den Sohn als

Auslöser. Die fehlende emotionale Zugänglichkeit zum Kind wird schuldhaft verarbeitet.

Der Teufelskreis aus Versagenserleben, Hilflosigkeit, Selbstabwertung, Rigidität und Attribution wirkt als sich selbst antreibend fort. Ihre Strategie nach Selbstwertstabilisierung durch das Generieren von Verstärkern wird in dem geäußerten Wunsch, zügig wieder arbeiten gehen zu wollen, deutlich. Diese zweifelsohne geeignete Strategie gilt es, in anderen Bereichen ihres Lebens auszubauen, um mehr als nur ein Tool zur Verfügung zu haben.

Ihre ungeeigneten Bewältigungsstrategien wie Zusammenreißen, Durchhalten und Wegdrücken zeigen keine Wirkung und führen zu einem fortgeführten Ohnmachtserleben und depressivem Einbruch. Die Patientin machte eine stationäre Mutter-Kind-Behandlung, explizit für Mütter mit postpartaler Depression. Diese machte es möglich, mit anderen Müttern in Kontakt zu kommen und sich offen auszutauschen. Dies war die Grundlage dafür, die Selbstwahrnehmung und auch Selbstentwertung zu verändern, moralische Sichtweisen zu überprüfen und – innerhalb des ihr möglichen Rahmens – Kontakt zum Kind aufzubauen. Zur eigenen Befindlichkeit zu stehen ist viel leichter gesagt als getan und bedarf immer wieder der inneren Erlaubnis. Zudem eine kognitive Vorstellung und später emotionales Beteiligtsein für sich selbst und das Kind. Es braucht Zeit, Verständnis der Familienangehörigen und wachsende Eigenverantwortung.

Depressionen können sich wie ein Aufenthalt in der Hölle anfühlen. Aber man kann diesen schrecklichen Ort verlassen und wieder zum Leben zurückkehren. Wenn wir herausgefunden haben, was uns in die Depression geführt hat, dann bekommen wir gleichzeitig die Wegbeschreibung, wie es wieder herausgeht. Viele Formen von Depressionen können stabilisiert werden, wenn die verletzten Bedürfnisse Aufmerksamkeit und Fürsorge erhalten. Unsere Vergangenheit können wir nicht ändern, aber es ist möglich, zu dem Erlebten eine veränderte Haltung zu bekommen. Ohnmachtsgefühle, Hilflosigkeit und Minderwert schwinden, wenn der Patient das Gefühl hat, sein Leben eigenständiger beeinflussen zu können.

Vulnerabilität: Die zeitliche Lücke zwischen Ursache und Störung

Warum werden manche Menschen nach einem bestimmten Ereignis schwer krank und andere können ein ähnlich schweres Erlebnis überwinden? Und warum steht zwischen einem traumatischen Ereignis und dem erkennbaren Beginn einer seelischen (und oft körperlichen) Störung oft eine zeitliche Lücke von vielen Jahren, manchmal sogar Jahrzehnten? Viele Auslöser einer schweren Depression haben sich in der Kindheit ereignet, krank werden viele Erwachsenen aber erst im mittleren, manchmal sogar erst im hohen Alter. Woher kommt diese Lücke?

Lange war es Psychologen ein Rätsel, heute kommt man der Erklärung ein bisschen näher. Wenn ein Mensch als Kind traumatische Erfahrungen macht, reagiert sein Körper mit der entsprechenden Reaktion: Er aktiviert die Stressachse. Der junge, sich noch entwickelnde Organismus wird mit Cortisol geflutet. Eine hohe Cortisolausschüttung in diesem Alter kann Einfluss auf die »Dendriten« haben. Dendriten sind Fortsätze, die wie winzige Äste an den Nervenzellen sitzen. Sie sind wichtig, weil sie Reize aufnehmen und in das Innere der Nervenzelle weiterleiten. Unter dem Einfluss von zu viel Cortisol wachsen sie schlechter oder verzweigen sich weniger.

Manchmal betrifft das die Nervenzellen in Hirnbereichen, die erst im frühen Erwachsenenalter vollständig ausgereift sind. Dann zeigt sich erst ab diesem Alter, ob sie vollständig funktionieren oder nicht. Frühe negative Erfahrungen können also nicht nur sprichwörtliche, sondern ganz konkrete Narben hinterlassen. Das ist die eine Möglichkeit, die diese Lücke zwischen Ursache und Störung erklärt.

Eine andere ist, dass das Cortisolsystem insgesamt eine Art Funktionsschaden erleidet, wenn der Körper in den Entwicklungsjahren viel zu oft oder zu stark mit Cortisol geflutet wird. Allerdings zeigt sich die Fehlfunktion oft erst, wenn der Körper zu einem späteren Zeitpunkt erneut auf hohen oder anhaltenden Stress reagieren muss. Hier kann man sich zum Beispiel einen Menschen vorstellen, der in seiner Kindheit schlecht behandelt wurde, diese Zeit überstanden hat, erwachsen geworden ist, einem Beruf nachgeht und dort nun einer sehr stressigen Arbeitsbelastung ausgesetzt ist.

Es kann sein, dass er beginnt, Symptome einer Depression zu entwickeln, weil sein Körper durch eine Art Vorschädigung nicht gut mit dem hohen Stresslevel umgehen kann. Er drosselt die Cortisolfunktion nicht ausreichend oder pumpt ständig viel zu viel von dem Stresshormon – mit den entsprechenden Auswirkungen für den Körper und für die Seele. Ohne die vorangegangene Belastung würde dieser Mensch auf die aktuellen Bedingungen vermutlich nicht so ausgeprägt reagieren und keine Störung entwickeln.

Möglich ist aber noch eine weitere Reaktion auf zu viel Angst und Stress in frühen Jahren: Der Körper produziert dann nicht etwas zu viel Cortisol, sondern zu wenig. Und zwar weil die Nebennieren, die all das Cortisol ständig bereitstellen müssen, irgendwann erschöpft sind. Sie geben unter der großen Last quasi einfach auf und drosseln die Cortisolproduktion entweder auf ein Minimum oder stellen gar kein Cortisol mehr her. Dann sind lebenswichtige Funktionen, die auf einen normalen Cortisolspiegel angewiesen sind, gestört. Aber nicht nur das. Dieser Zustand ist gleichzeitig Erklärungsansatz Nummer zwei für die Lücke zwischen Trauma und Erkrankung.

Eine Studie mit einem sehr dramatischen Hintergrund hat die Wissenschaft ziemlich vorangebracht und belegt das recht eindrucksvoll[41]: Man hat dafür Frauen untersucht, die eine Vergewaltigung überlebten. Bei einigen fand man – entgegen der Erwartung – keine hohen Cortisolwerte, sondern besonders niedrige. Es stellte sich dann heraus, dass diese Frauen nicht das erste Mal eine traumatische Erfahrung gemacht haben. Diese Frauen waren aufgrund früherer schrecklicher Ereignisse vorbelastet und entwickelten nach dem aktuellen Ereignis mit hoher Wahrscheinlichkeit eine posttraumatische Belastungsstörung. Frauen, die nicht durch eine frühere traumatische Erfahrung belastet waren, wiesen hohe Cortisolwerte auf – und sie entwickelten seltener eine Traumafolgestörung als die vorbelasteten Frauen.

Der Reim, den Hirnforscher sich darauf machen, geht so: Wahrscheinlich ist die Freisetzung von Cortisol als Antwort auf Stress aufgrund früherer traumatischer Ereignisse herabgesetzt. Missbrauch oder Vernachlässigung während der Kindheit führen zunächst zu einer Cortisolüberfunktion. Mit der Zeit stumpft der Körper jedoch ab, und es entsteht tendenziell eine Cortisolunterfunktion. Denn wenn zu viel Cortisol ausgeschüttet wird, will der Körper es drosseln, zu viel Cortisol ist ja toxisch, und er will den Organismus schützen – und verringert deshalb die Stressantwort.

Das ist in dem Moment dann zwar hilfreich, kann bei erneuter Traumatisierung oder einfach hohem Stress die Entstehung einer psychischen Störung zu einem späteren Zeitpunkt begünstigen. Forscher beschäftigen sich deshalb mit einer neuen Form der Therapie: Es konnte gezeigt werden, dass die Verabreichung einer einzelnen hohen Dosis Hydrocortison innerhalb von sechs Stunden nach dem traumatischen Ereignis (zum Beispiel einem Autounfall) sowohl die Symptome, die einem Trauma oft folgen (Flashbacks, Schlafstörungen, ausgeprägte Schreckhaftigkeit), als auch die Ausbildung einer posttraumatischen Belastungsstörung abschwächen.[42]

Frühe negative Erfahrungen legen also sehr konkret fest, welchen Einfluss spätere Erfahrungen auf unser Leben haben werden. Sie machen uns verletzlich und anfällig. Sie verursachen eine seelische Wunde. »Trauma«, was auf Griechisch nichts anderes als »Wunde« bedeutet, ist deshalb schon eine sehr treffende Bezeichnung.

Das Trauma und die seelischen Wunden

Ein Mensch lebt im Durchschnitt etwa 80 Jahre auf dieser Welt, und auch wenn wir uns das alle sehr wünschen, ist es für die meisten kaum möglich, in dieser Zeit nicht mindestens eine traumatische Erfahrung gemacht zu haben. Laut Studien machen mehr als 50 Prozent der Menschen eine Erfahrung, die ihr Leben nachhaltig erschüttert: Sie verlieren geliebte Menschen, werden Opfer von Unfällen, Überfällen, Vergewaltigungen oder Gewalt, von Natur- oder Technikkatastrophen.

Aber auch verletzte Grundbedürfnisse wirken traumatisch. Im Stich gelassen zu werden, mit einem unberechenbaren Elternteil, mit verbaler oder körperlicher Gewalt aufzuwachsen ist für einen Menschen genauso existenzbedrohend wie ein Unfall oder ein Verbrechen. Auch sie hinterlassen Wunden.

Unser Körper und unsere Seele sind grundsätzlich in der Lage, mit Wunden umzugehen. Sie können heilen, oder zumindest die Schmerzen können gelindert werden – die physischen wie die psychischen. Aber so wie eine körperliche Wunde manchmal einfach nicht heilen will, ist es auch bei der seelischen so.

Bei rund 25 Prozent der Menschen, die eine traumatische Erfahrung gemacht haben, bleibt die Wunde offen und die Verletzung chronisch. Sie entwickeln ein Störungsbild, das man »posttraumatische Belastungsstörung« oder auch abgekürzt PTBS nennt.

Eine PTBS hat folgende Symptome: Die Betroffenen können sich kaum oder nur unvollständig an wichtige Aspekte des traumatischen Ereignisses erinnern. Sie befinden sich in einem Zustand erhöhter Wachsamkeit. Man kann sagen, dass sie ständig wie auf der Lauer sind. Psychologen bezeichnen das als »Hypervigilanz«.

Die Betroffenen zeigen ein umfangreiches Verhaltensbild: Sie leiden an Konzentrationsschwierigkeiten, an Reizbarkeit und Wutausbrüchen, sie sind sehr schreckhaft, und sie können kaum ein- und durchschlafen. Viele ziehen sich außerdem sozial zurück, fühlen sich wie betäubt oder emotional abgestumpft. Sie vermeiden außerdem möglichst alle Umstände, die in irgendeiner Art an das traumatische Ereignis erinnern.

Dazu kommt noch etwas sehr Typisches: sich aufdrängende Gedanken, Träume oder Alpträume, das Erleben von Ausschnitten der traumatischen Situation. Sie überfallen die Betroffenen manchmal wie aus dem Nichts, manchmal werden sie durch »Trigger« ausgelöst – durch Reize, die auf irgendeine Weise eine Ähnlichkeit zu dem traumatischen Ereignis haben. Die Erinnerung kann so intensiv sein, dass die Betroffenen das Gefühl haben können, die Situation gerade noch einmal zu durchleben – mit allem Schrecken, mit allen Emotionen, die sie im Trauma erfahren haben.

Eine meiner Patientinnen dekompensierte einmal ganz plötzlich in einer scheinbar harmlosen Situation. Sie aß an einem warmen Sommertag mit ihrer Freundin ein Eis. Es schmolz und lief ihr über die Hand. Sie wurde auf der Stelle von Bildern einer alten Szene überwältigt und geriet außer sich. Die Bilder stammten von einer

Ferienfreizeit mit dem Sportverein, an der sie als Kind teilgenommen hatte. Sie wurde in dieser Zeit von einem der Betreuer sexuell genötigt. Er hatte sie gezwungen, ihn mit der Hand zu befriedigen. Der Samen lief ihr über die Hand. Die Assoziationskette mit dem über ihre Hand laufenden Vanilleeis führte als Trigger zur Erinnerung der damaligen Situation.

Flashbacks: Das heiße und das kalte Gedächtnis

Wie es zu diesen für traumatisierte Menschen typischen überfallartigen Erinnerungen kommt, ist inzwischen gut erforscht: Wie bei jedem Schrecken, den ein Mensch erleidet, springt die Stressachse an. Traumatische Erfahrungen sind aber so heftig, dass das System quasi überschießt, aus dem Ruder läuft – und dabei die Art, wie wir normalerweise mit Erinnerungen umgehen, total verändert.

Gedächtnisforschung ist in der Regel eine recht komplexe Angelegenheit, aber Gedächtnisforscher haben einen Weg gefunden, das Wichtigste lebensnah darzustellen: Im Grunde kann man in unserem Kopf zwei unterschiedliche Archive unterscheiden, in denen unsere Erinnerungen normalerweise aufbewahrt werden: das kalte und das heiße Gedächtnis. Im kalten Gedächtnis werden ganz explizite Informationen wie Ort, Zeit und der Ablauf eines Ereignisses einsortiert. In das heiße Gedächtnis wandert alles rein, was vor allem sensorisch mit dem Ereignis zusammenhängt, also zum Beispiel Gerüche, Geräusche, wie schnell unser Herz geschlagen hat und welche Emotionen wir empfunden haben.

Wenn wir uns an etwas erinnern, arbeiten diese zwei Systeme normalerweise sehr reibungslos zusammen. Zum Beispiel wenn wir an den letzten Portugalurlaub denken: Wir wissen noch genau, wann und wo wir dort waren, während uns gleichzeitig etwas wohlig wird, wenn wir nur an das schöne Meeresrauschen denken. Niemals würde wohl jemand auf den Gedanken kommen, dass in der Erinnerung daran gerade Informationen aus zwei unterschiedlichen Bereichen zusammenfließen. Diese wunderbare Zusammenarbeit kann allerdings quasi zusammenbrechen, wenn während eines Ereignisses die Stressachse derart heftig reagiert. Und das tut sie. Während einer existenzbedrohenden Situation reagiert sie nämlich sehr viel heftiger als bei normaler Angst.

Wir Menschen sind so ausgestattet, dass wir Gefahren mit unseren Kampf-, Flucht- und Erstarrungsreflexen gut begegnen können. Aber wir haben auch ein Bewusstsein. In dem Moment, in dem etwas gewaltsam auf uns einwirkt, das wir nicht abwehren können, erleben wir, dass uns unsere Abwehrmechanismen nichts nützen. Wir sind ausgeliefert und ohnmächtig. Ausgeliefertsein und Ohnmacht setzen uns deshalb so besonders zu, weil diese Möglichkeit eigentlich nicht vorgesehen ist. Sich nicht gegen ein Ereignis wehren zu können bedeutet im Grunde, dass man bei vollem Bewusstsein gerade den eigenen Untergang ertragen muss.

Das ist auch der Grund, warum heimgekehrte Soldaten besonders oft von posttraumatischen Belastungsstörungen betroffen sind: weil sie ihre natürlichen Reflexe von Kampf oder Flucht unterdrücken müssen, um einen Auftrag zu erfüllen. Kein anderes Lebewesen macht so etwas oder würde es so entscheiden. Aber der übergeordnete Befehl setzt die natürlichen Abläufe außer Kraft.

Wenn es für einen Menschen gerade lebensgefährlich ist, ist es der Amygdala zum Beispiel komplett egal, was der Hippocampus gerade Beschwichtigendes mitzuteilen hat. Sie reagiert unter höchstem Erregungsniveau völlig enthemmt von anderen Strukturen. Man kann auch sagen, sie macht ihr eigenes Ding, ohne dass auch nur das Geringste beruhigend auf sie einwirken kann. Das führt zu einer besonders intensiven Einspeicherung von Inhalten ins heiße Gedächtnis.

Aber selbst wenn die Amygdala in dieser Situation auf den Hippocampus hören würde: Auch der hat in dieser Zeit derart unter einer massiven Cortisolzufuhr zu leiden, dass er seine Arbeit nicht wirklich gut erledigen kann. Seine Aufgabe wäre es jetzt eigentlich, Informationen über Zeit und Raum einzuspeichern, aber das bleibt nun auf der Strecke.

Während eines traumatischen Ereignisses wird also besonders viel im heißen Gedächtnis gespeichert, also Gefühle, Geräusche, Gedanken, Szenen. Gleichzeitig fehlt die zeitliche und räumliche Verankerung des Erlebnisses im autobiographischen Gedächtnis. Auch die chronologische Abfolge des Erlebnisses ist oft nicht verfügbar. Deshalb fällt es den Betroffenen so schwer, sich an eine geordnete Abfolge der Situation zu erinnern oder diese zu schildern. Während sie auf der anderen Seite von schmerzhaften Erinnerungsbruchstücken sehr oft aus dem Off eingeholt werden.

Das liegt nicht nur daran, dass das heiße Gedächtnis mit Bildern und Gefühlen praller gefüllt ist, sondern gleichzeitig leichter angestoßen werden kann als das kalte Gedächtnis. Deshalb reicht eben oft schon ein kleiner Auslöser, um das ganze System zum Feuern zu bringen und den Betroffenen sofort ins schreckliche Geschehen zu reißen – samt Herzrasen, Übelkeit und den einst durchlebten Emotionen.

Fallbeispiel: Posttraumatische Belastungsstörung

Situation

Der Patient, ein 56-jähriger, verheirateter Vater einer Tochter (25 Jahre), kaufmännischer Angestellter, stellt sich auf Empfehlung seiner behandelnden Psychiaterin zum Erstgespräch mit vordiagnostizierter depressiver Symptomatik vor. Bereits seit ca. 30 Jahren leide der Patient unter sich progredient entwickelnden depressiven Phasen, seit sechs Monaten hätten sich die Symptome deutlich verstärkt und ausgeweitet. Antriebslosigkeit, Konzentrationsdefizite, hohe Anspannung (die sich zeitweise durch massiven Muskelkater zeigen würden), Hilflosigkeitsgefühle und Ohnmachtserleben.

Eine kaum aushaltbare innere Wut und Anspannung entladen sich zum Beispiel durch das Schlagen mit der Faust an eine Wand oder Tür und Tritte gegen Bäume oder Steine, wenn er spazieren ginge. Früher habe er sich häufig geprügelt, habe auf Ablehnung und Kritik mit Aggression reagiert. Er sagt, eine »kurze Zündschnur« zu haben, und er erlebe sein Leben als permanenten Kampf und Belastung.

Er grübele viel, fühle sich hoffnungs- und perspektivlos. Auch Suizidgedanken kenne er »mal mehr, mal weniger« intensiv seit Jahrzehnten. Er hoffe, durch die Therapie sein Leben positiv verändern zu können. Er leide unabhängig von den depressiven Phasen unter ausgeprägten Schlafstörungen, habe Schwierigkeiten, sich bei der Arbeit zu konzentrieren und zu engagieren. Er schlafe selten mehr als vier Stunden insgesamt und oft nicht am Stück.

Darüber hinaus habe er sowohl tags (als »einschießende« Szenen) als auch nachts in Form von Alpträumen Bilder seiner Kindheit und Jugend. Symptome einer posttraumatischen Belastungsstörung vor dem Hintergrund massiver Gewalterfahrungen in der Kindheit und Jugend zeigen sich im Verlauf der Therapie. Er fühle sich innerlich »wie getrieben und auch tot«, habe »grundlos Weinattacken«, erleide teilweise erhebliche Selbstwerteinbrüche und Versagensängste. Bei unkontrollierbaren Wutausbrüchen und um andere Menschen nicht zu schädigen, schlage er Gegenstände und auch sich selbst.

Lange habe er massiv Alkohol konsumiert, jedoch seit zehn Jahren nicht mehr. Er habe allein entzogen, ohne Hilfe. Er schäme sich sehr für seine gewalttätige Zeit, empfände keine Selbstachtung. Insgesamt sei er in sozialen Kontakten unsicher, ängstlich und würde diese überwiegend meiden. Er habe einen Hund, der sein »Ein und Alles« sei, sein verlässlicher Gefährte. Seine Ehe würde nur noch auf dem Papier stattfinden. »Ich bin für eine Partnerschaft nicht gemacht«, ist seine Überzeugung.

Von der Therapie erhoffe sich der Patient eine Stabilisierung im Alltag sowie Perspektiven für sein Leben, besseren Schlaf, keine Alpträume mehr und einen besseren Umgang mit seiner Wut. Eine Verbesserung seiner Ehe kann er sich derzeit nicht vorstellen. Aktuell lebe er in Trennung, er sei mit dem Hund ausgezogen.

Lebensgeschichtliche Entwicklung des Patienten und Krankheitsanamnese

Der Patient sei als älterer von insgesamt vier Brüdern sowie zwei Schwestern bei den leiblichen Eltern in einer von Gewalt, Angst, Willkür und Ohnmacht geprägten Atmosphäre aufgewachsen. Der Vater sei eine Respektsperson (durch Angst herbeigeführter Respekt) gewesen, bei Widerworten habe überwiegend der Patient viel Prügel bezogen. Der Vater habe diese Prügelexzesse regelrecht inszeniert.

Die gesamte Familie musste dabei anwesend sein; meist hätten alle Kinder (vor allem die Brüder) seine volle Wut erleben müssen. Ob mit Gürteln, Stöcken oder anderen Gegenständen hätte er die aufgereiht stehenden Söhne massiv geschlagen. Der Patient habe als Ältester am meisten abbekommen. Wenn die Mutter versucht habe, sich schützend vor die Kinder zu stellen, sei sie ebenfalls von ihrem Mann vor den Augen der Kinder massiv verprügelt worden. »Die mörderische Wut meines Vaters hörte erst auf, wenn er erschöpft war.« Meist sei der Vater erheblich betrunken gewesen. Er habe seine Schläge auch nicht eingestellt, wenn die Haut von ihm oder seinen Brüdern blutig aufgeplatzt gewesen sei.

Die Situationen der Gewalt seien willkürlich gewesen. So habe der Patient nie wissen können, ob sein Verhalten zuvor richtig oder falsch gewesen sei. Er vermutete, dass alles, was er mache, falsch sei und er die Bestrafung »verdient« habe. Er habe sich dem Vater gegenüber stets hilflos, ängstlich, angespannt, als Objekt, nicht als Mensch gefühlt. Auch seine mittlerweile verstorbene Mutter habe keinem der Kinder, so auch nicht dem Patienten, jemals helfen können.

Sie sei liebevoll und warmherzig gewesen, habe sich jedoch nicht durchsetzen und auch nicht mit den Kindern fliehen können. Die Beziehung zu den Geschwistern sei stets gut gewesen. Im frühen Erwachsenenalter habe der Patient sich dem Vater aktiv widersetzt, um ihm zu zeigen, dass er stark sei und der Vater ihn nicht brechen könne. Ab dem Moment habe der Patient selbst zunehmend Gewalt angewandt, um Konflikte oder Entwertungen aggressiv abzuwehren. Im Alter von 17 Jahren sei er zu Hause ausgezogen. Seit dem Erwachsenenalter würden die Geschwister nicht über die Kindheit sprechen.

Er habe bis zur Geburt seiner Tochter ausgiebig Alkohol und Tabletten konsumiert. Danach abstinent, wobei es zur Symptomverschiebung auf das Spielen verlagert wurde. Dies habe in der Ehe zunehmend zu Streit geführt. Er habe daraufhin mehr Zeit bei der Arbeit verbracht. Man schätze dort sein Engagement, aber er glaube nicht, dass sein Tun wirklich ausreichend sei. Zur Erstmanifestation depressiver Symptome, Erschöpfung, Versagensängsten und Übererregung sei es erst nach der Trennung gekommen.

Soziale Lage

Der Patient lebt gemeinsam mit seinem Hund in einer Mietwohnung. Auslöser für die Trennung von seiner Frau sei ein Vorfall eines Streits zwischen seiner Ehefrau und ihrem Vater gewesen. Der Vater habe die Frau des Patienten angeschrien und sei auf sie zugegangen. Da habe der Patient rotgesehen und den Vater gewürgt.

Psychischer Befund zum Zeitpunkt der Antragsstellung

Der Patient ist im Kontakt unsicher, Blickkontakt vermeidend, extrem angespannt. Die Hände verschränkt, die Fingerknöchel sind weiß. Eine negative Affektivität sowie ein ausgeprägter Leidensdruck werden unmittelbar deutlich. Er zeigt ein ausgeprägt unterwürfiges Verhalten.

Er berichtet über starke Stimmungsschwankungen, Traurigkeit, Freudverlust und Perspektivlosigkeit, Schuld- und Schamgefühle sowie Antriebsmangel. Starke Schlafstörungen mit morgendlichem Früherwachen werden berichtet. Existenz- und Verlustängste sowie eine Selbstwertproblematik können exploriert werden. Formale Denkstörung: Grübelneigung. Keine inhaltliche Denkstörung, keine psychotische Symptomatik. Flashbackbedingte unkontrollierbare Wutausbrüche bei allgemeiner Hypervigilanz. Suizidalität: Suizidgedanken bei glaubhafter Distanzierung von der Umsetzung. Im Interaktionsverhalten ängstlich-vermeidende Tendenzen. Drogenanamnese: früher Alkohol- und Tablettenabhängigkeit, Spielsucht. Seit Jahren abstinent.

Verhaltensanalyse/Entstehungsbedingungen

Die dauerhaften körperlichen und verbalen Gewalterfahrungen und Invalidierungen von Seiten des Vaters und fehlender Schutz von Seiten der Mutter führten zu einer komplexen Traumatisierung des Patienten mit der Entwicklung eines instabilen Selbstbildes sowie einer starken Bindungsverunsicherung und ungeeignetem Modelllernen. Die insgesamt erlebte Willkür während seiner Entwicklung, die fehlende Erfüllung seiner grundlegenden Bedürfnisse nach Sicherheit, Kontrolle, Bindung und Selbstwertstabilisierung führten zu einer sich im dauerhaften Überlebenskampf entwickelten Seele.

Die Ambivalenz seiner Gefühle den Eltern gegenüber verunsicherte ihn zentral. In Ermangelung adäquater Lernmodelle fehlte die Entwicklung selbstreflektorischer und kritischer Ansätze sowie emotionsregulativer Kompetenzen. Lerngeschichtlich konnte der Patient eine Wahrnehmung eigener Bedürfnisse, Grenzen und Emotionalitäten nicht erlernen. Sein eigenes impulsives Verhalten sowie der Konsum von Alkohol, Tabletten und Spielen wurden früh negativ verstärkt und stellten eine Reihe ungeeigneter Bewältigungsstrategien dar.

Es kam zu einer Überforderung des Patienten durch mehrere Belastungsherde: zunehmende eheliche Konflikte, berufliche Überlastungssituation. In Kombination mit den zahlreich auftretenden interaktionellen Herausforderungen vor dem Hintergrund seiner akzentuierten ängstlich-vermeidenden, selbstunsicheren Persönlichkeitsstruktur kam es zu einem wiederholten Überschreiten seiner Belastungsgrenzen. Die Zunahme des Anspannungsniveaus sowie verstärktes Hilflosigkeitserleben und eine Selbstunwirksamkeitserwartung führten zusammen mit der Erstmanifestation depressiver Beschwerden und der Gefahrensituation mit dem Schwiegervater zu einer depressiven Dekompensation.

Diagnosen
Posttraumatische Belastungsstörung, rezidivierende depressive Störung (gegenwärtig schwere Episode), nicht organische Insomnie, Probleme bei körperlicher Misshandlung eines Kindes.

Abgesehen von allen dramatischen Auswirkungen der traumatischen Kindheit auf das Leben des Patienten ist noch eine weitere Sache sehr typisch: Der Patient kam mit einer Depression in die Behandlung und nicht mit der eigentlichen Ursache: der PTBS. Solche Verläufe gibt es sehr oft. Eine PTBS ist wie ein sehr fruchtbarer Boden für so genannte »komorbide Störungen«. Damit sind Störungen gemeint, die sich an der ursprünglichen zusätzlich anlagern beziehungsweise durch sie begünstigt werden. Komorbide Störungen sind bei der PTBS eher die Regel als die Ausnahme. Am häufigsten gesellen sich zu ihr: Angststörungen, depressive Störungen, somatoforme – also körperliche – Störungen und Suchterkrankungen.

So schwerwiegend und hoffnungslos der Fall des Patienten hier vielleicht aussieht, durch eine Verhaltenstherapie und eine spezielle Traumabehandlung konnte er ein Leben führen, von dem er selbst nicht mehr zu träumen gewagt hatte.

Die posttraumatische Verbitterungsstörung

> *»Verbittert ist der schwer zu Versöhnende, der lange den Zorn festhält; er verschließt die Erregung in seinem Innern und hört damit erst auf, wenn er Vergeltung geübt hat. Denn geübte Vergeltung beschwichtigt die Erregung, indem sie das Gefühl des Schmerzes durch ein Gefühl der Befriedigung ersetzt. Geschieht das nicht, so wirkt der Druck weiter. (…) Dieser Mensch ist sich selbst und den vertrautesten Freunden die schwerste Last.«*

Aristoteles

Dem Berliner Psychotherapeuten Michael Linden begegneten Ende der neunziger Jahre in der Rehaklinik Seehof bei Berlin immer wieder Patienten, die gemeinsame Symptome aufwiesen, aber dennoch in keine gängige Störungsklassifikation zu passen schienen. Eine dieser Gemeinsamkeiten war, dass die psychische Störung stets nach einem klar identifizierbaren Ereignis ihren Lauf nahm. Linden bekam Patienten zu sehen, die jahrzehntelang ein völlig unauffälliges Leben führten und – nach einem bestimmten Auslöser – quasi innerhalb von Minuten dauerhaft psychisch schwer krank wurden. Manche musste für viele Jahre arbeitsunfähig geschrieben werden.

So eine Reaktion tritt normalerweise vor allem bei der posttraumatischen Belastungsstörung auf. Doch die auslösenden Ereignisse, die die Betroffenen hier schilderten, hatten in der Regel nie die üblichen Merkmale und den Schweregrad eines klassischen psychischen Traumas. Die Ereignisse waren durchaus belastend, aber eben nicht so dramatisch wie eine Vergewaltigung, ein Krieg oder ein Überfall. Es waren Situationen, mit denen die meisten von uns irgendwann im Leben umgehen müssen und können: eine Kündigung, Partnerschaftsprobleme, Trennungen, Mobbing oder schlicht zwischenmenschliche Konflikte. Eine Gemeinsamkeit, die die Patienten aufwiesen, war, dass sie diese Lebensereignisse als besonders unfair oder ungerecht beurteilten. Und sie litten sehr an dieser Situation. Sie waren überwiegend depressiv verstimmt, verärgert und hilflos. Zudem zeigten sie auch einen ganz speziellen Gefühlszustand, den man als »verbittert« bezeichnen kann. Eine ganz eigene Art von Gram und Frustration. Sie hatten zwar oft noch andere Symptome, die einer Depression oder Ängsten ähnlich sind, Linden jedoch beschreibt, dass diese Gefühle eine andere »Emotionsqualität« hatten.

Er definierte das Phänomen deshalb als eine neue, eigenständige Störung – als posttraumatische Verbitterungsstörung.[43] Auch eine Reihe von anderen Wissenschaftlern beschäftigte sich mit dem Thema. Manche Autoren beschreiben die Störung als Folge sozialer Ungerechtigkeit, andere beobachten sie als Reaktion auf längere Phasen der Arbeitslosigkeit. Sie scheint vor allem auch eine nicht überwundene Kränkung zu sein. Einigkeit herrscht darin, dass der Aspekt der Gerechtigkeit bei der Entstehung dieser Störung eine ganz besondere Rolle spielt. Die posttraumatische Verbitterungsstörung ist immer mit einem brennenden Gefühl der Unfairness, der Ungerechtigkeit und Missachtung verbunden. Fast alle Patienten haben das Gefühl, ohne Grund schlecht behandelt worden zu sein.

Kohlhaas und die Verbitterungsstörung

Während die Psychologie sich mit dem Thema erst zu beschäftigen begonnen hat, ist ihr die Literatur schon Jahrhunderte voraus. Kränkung, Verbitterung und Ungerechtigkeit sind ein sehr gängiges belletristisches Motiv. Der Parade-Verbitterte der Literatur ist wohl Michael Kohlhaas aus der gleichnamigen Novelle von Heinrich von Kleist aus dem Jahr 1532. Dem Pferdehändler Kohlhaas widerfährt eine große Ungerechtigkeit: Ein Provinzfürst lässt widerrechtlich zwei seiner Pferde beschlagnahmen. Aus seinem verletzten Gerechtigkeitssinn heraus greift Kohlhaas irgendwann zur Selbstjustiz, was zu weiterem Unrecht führt und schließlich in Kohlhaas' Hinrichtung endet.

Kohlhaas wird im Zusammenhang mit der posttraumatischen Verbitterungsstörung so gern herangezogen, weil sich seine Beschreibungen schon beinahe wie klinisch präzise Beobachtungen lesen – und er für die Verbitterungsstörung tatsächlich eine sehr typische Abfolge erzählt: Die Betroffenen fühlen sich nicht nur ungerecht behandelt, sie haben auch einen übergroßen Wunsch beziehungsweise die Erwartung, dass das erlittene Unrecht wiedergutgemacht wird. Rache oder das Gefühl, zurückschlagen zu wollen, kommt bei dieser Störung sehr oft vor und beherrscht die Gedanken der Patienten.

Obwohl die Gedanken der Patienten so viel darum kreisen, äußern sie diese aber meistens nicht direkt. Sie wissen, dass Rache und Rachegedanken sozial nicht erwünscht sind, sondern unmoralisch und auch religiös verpönt. Oft äußern sie eher abgeschwächte Gedanken, dass dem vermeintlichen Verursacher doch ruhig etwas ähnlich Schlimmes zustoßen könnte. Der Gedanke an Rache kann ihre Stimmung oft kurzfristig regelrecht aufhellen. Er kann aber so übergroß werden, dass sie auch nicht selten zu Verletzungs- oder Tötungsfantasien gegenüber dem Verursacher führen. Und manchmal sogar umgesetzt werden.

Die Gedanken kreisen aber auch sehr viel um das auslösende Ereignis. Ein Autor schreibt ihr deshalb explizit einen »zentrifugalen Charakter« zu.[44] Produktiv ist das nicht, denn es trägt eher noch zur Verfestigung des Zustandes bei.

Jeder, der es einem anderen schon mal so richtig heimzahlen wollte, kennt das: Man würde dann am liebsten auf das zielen, was dem anderen besonders lieb ist, um ihn möglichst hart zu treffen.

Die Annahme bei der Verbitterungsstörung ist, dass Betroffene genau nach dieser Weise getroffen wurden: Jemand hat ihre »basic beliefs« erschüttert, wie Linden es nennt. Gemeint sind Grundannahmen und Werte, die für diese Person zentral sind. Jeder von uns hat diese »basic beliefs« in einer mehr oder weniger ausgeprägten Form. Es sind die Überzeugungen zum Beispiel darüber, dass »Gott gut ist«, »eine Ehe ewig hält« oder »jeder das bekommt, was er verdient«. Etwas globaler geht es oft auch um den »Belief in a just World«. Der Gerechte-Welt-Glaube ist eine Hypothese, dass der Mensch eine generelle Erwartung hat, infolgedessen es in der Welt grundsätzlich gerecht zugeht.

Wenn jemand sich für etwas besonders anstrengt, wird es vermutlich jeder als gerecht empfinden, wenn dieser Mensch das bekommt, was er anstrebt. Wenn jemand sich etwas erschleicht oder sich keine Mühe gibt, muss er sich nicht wundern, wenn er scheitert. Gerade die Missbilligung von außen darüber, dass Menschen sich »unrechtmäßig« etwas angeeignet haben, führt zu Ablehnung und Wut gegenüber den Personen. Aber auch Neid ist im Spiel, weil derjenige selbst dieser Handlung nicht fähig ist. So entstehen mehrere Dissonanzen in einem Körpersystem. Dieser Druck entlädt sich nicht selten in Gewaltexzessen und Selbstjustiz.

Gerechtigkeit ist eines der zentralen Motive in Dramen und Filmen, mit denen wir uns gerne unterhalten. Ein Film soll gerecht ausgehen, jeder Verbrecher zur Rechenschaft gezogen werden – dafür fiebern wir ständig mit, selbst wenn der Plot bloß fiktiv ist. Ungerechtigkeitsempfinden scheint ein tief verwurzelter menschlicher Mechanismus zu sein, und wahrscheinlich empfinden wir ihn auch so stark, weil er an unser Grundbedürfnis nach Kontrolle gekoppelt ist. Manchmal erwarten wir von Autoritäten wie der Polizei oder dem Staat allgemein, dass er unser Bedürfnis nach Kontrolle erfüllt: »Der Staat wird schon für Gerechtigkeit sorgen« ist etwas, woran viele Menschen glauben wollen. Je starrer solche Überzeugungen und Wertvorstellungen eines Menschen sind, desto härter kann es ihn treffen, wenn er die Erfahrung machen muss, dass eine dieser Annahmen keine Gültigkeit hat, und er sich getäuscht fühlt.

Michael Linden hält es nicht für einen Zufall, dass die Verbitterungsstörung in den Neunzigern und vor allem um Berlin herum besonders auffiel. Einige der Patienten waren »Wendeopfer«. Der Mauerfall hat bei vielen Menschen ganz zentrale Lebensentwürfe in Frage gestellt. Sie mussten schlagartig mit beruflichen, sozialen, familiären und moralischen Veränderungen fertigwerden. Nicht jeder schafft so was. Das politische System schränkte Menschen zwar ein, aber es war auf eine Art auch verlässlich. Es bot Sicherheit und eine Form von Aufgehobensein: »Der Staat wird es schon richten.«

In vielen Hass-Postings, die man heutzutage in sozialen Medien und Foren lesen kann, in der Verdammung von Politikern spricht aus sehr vielen Menschen die Verbitterung und Kränkung darüber, im Stich gelassen zu werden. Das Gefühl, zurückschlagen zu wollen, macht sich allgemein breit und wird umgesetzt in Protest und Entstehung neuer Parteien, die es den etablierten so richtig zeigen wollen.

Die Verbitterungsstörung ist persistent, das heißt, sie ist hartnäckig und schwer behandelbar. Linden sagt, dass es in der Regel ein chronischer Prozess sei, der nicht nach sechs Monaten oder zwei Jahren abgeschlossen werden könne. Die Menschen halten den Zorn eben sehr lange fest, wie Aristoteles es schon beschrieben hat. Das obige Zitat von Aristoteles stammt aus seiner *Nikomachischen Ethik*. Ziel dieses Werkes ist es, einen Leitfaden zu geben, um zu erlernen, wie man ein guter Mensch wird und wie man ein glückliches Leben führt. Deshalb steht die Lösung für die Verbitterung gleichfalls schon in dieser 2000 Jahre alten Schrift: Der Mensch kann Verbitterung nur dann überwinden, wenn er es schafft, die »Erregung innerlich zu verarbeiten. Aber dafür braucht es Zeit.« Oder eine gute Verhaltenstherapie.

Das Burnout-Syndrom

Denken Sie mal kurz an Ihren Freundes- und Bekanntenkreis. Wie viele Menschen, die Sie kennen, gehen offen damit um, an einer Depression erkrankt zu sein? Und wie viele an einem »Burnout-Syndrom«? Vermutlich kennen Sie mehr Burnout-Kandidaten als Depressive. Es kann gut sein, dass da ein bisschen Mogeln im Spiel ist. Depressionen sind vielen Menschen noch immer unangenehm. Um längere Krankheits- oder Fehlzeiten zu erklären, räumen viele lieber ein, ein Burnout-Syndrom erlitten zu haben. Das ist gesellschaftlich anerkannt, schließlich hat man dafür ganz schön was geleistet. Manche tragen die Diagnose sogar wie einen Orden vor sich her: »Schau mal, wie hart ich für meine Firma gearbeitet habe.« Das klingt viel besser als: »Ich lag am Boden und konnte einfach nicht mehr.«

Dabei kann auch genau das im fortgeschrittenen Stadium des Burnout-Syndroms passieren. Ab einem bestimmten Schweregrad ist es kaum möglich, die beiden Störungen auseinanderzuhalten. Manchmal geht die eine Störung auch in die andere über, weil ein Burnout einer Depression erst den Weg bahnt. Aber bis dahin sind es zwei unterschiedliche Störungsbilder, die unterschiedlich betrachtet und behandelt werden.

Das Burnout-Syndrom wird oft in den Zusammenhang mit den Anforderungen der heutigen Arbeitswelt gestellt. Es ist aber vor allem sehr wichtig, genau zu schauen, mit welcher Haltung ein Mensch sich den Anforderungen dieser Arbeitswelt hingibt.

Viele Menschen, die an einem Burnout erkranken, haben die Tendenz zu einer »All in«-Haltung. Beim Poker nennt man das so, wenn jemand alle Chips, die er hat, auf einmal einsetzt (bis hin zu Haus und Hof). Manche Menschen gehen so mit ihren Ressourcen um: Sie ignorieren die Grenzen ihrer Belastbarkeit, um ein Ziel zu erreichen. Vielen Firmen kommt das entgegen. Oft wird so eine Einstellung offen gefordert oder vermittelt: »Wir geben hier alles! Wir arbeiten hart und feiern hart.« Arbeitgeber setzen viel zu selten freiwillig darauf, gesunde Rahmenbedingungen zu schaffen. Ansagen wie »Hier achtet jeder auf seine Grenzen. Arbeiten Sie so viel, dass es Ihnen gut geht, und wenn Sie mal eine Auszeit brauchen, kein Problem, sagen Sie einfach rechtzeitig Bescheid« sind rar gesät. Mitarbeiter, die mehr geben als notwendig, werden gerne gesehen und dafür belohnt. Aber dröselt man übermäßigen Ehrgeiz mal auf, dann kommen sehr oft ziemlich traurige Motive hinter so viel Ehrgeiz zum Vorschein. Viele Betroffene folgen Grundannahmen, die in etwa lauten: »Wenn ich faul bin, werde ich nicht geliebt«, »Wenn ich nicht alles gebe, bin ich nichts wert« oder »Wenn ich mich nicht engagiere, verdiene ich nichts mehr« – im monetären und im übertragenen Sinne. Solche Grundannahmen rühren von verletzten Bedürfnissen her. Arbeit und Erfolg dienen sehr oft als Mittel, einen beschädigten Selbstwert zu reparieren.

Das Problem ist: Es wird auf diese Weise nicht funktionieren. Viel Arbeit führt nicht automatisch zu einem Ausgebranntsein, sondern nur wenn wir ausschließlich durch sie versuchen, ein unerfülltes Bedürfnis zu stillen. Aber mit so einem Hintergrund schaffen wir bloß Effekte, die uns nur kurz über Wasser halten. Man bekommt Lob für eine besondere Leistung, weil man ein Projekt besonders gut abgeschlossen hat. Aber man möchte – wenn das Selbstwertbedürfnis unerfüllt bleibt – ja vor allem Anerkennung für sich selbst. Der Effekt hält also nur kurz an, weil er nur ein kurzer Ersatz war, aber nicht das, was man wirklich braucht. Der Mensch ist dann gezwungen, immer wieder neue Effekte herzustellen, um das ganz kurze Glück wieder zu genießen. Langfristig wird man seinen Selbstwert aber so nicht stabilisieren können. Viel eher rauscht man in der Zwischenzeit eventuell ab.

Das Burnout-Syndrom hat einen ansteigenden Verlauf. Es startet langsam und nimmt dann immer mehr an Fahrt auf. Würden Patienten früh in die Behandlung kommen, ließe sich oft noch gut eingreifen. Aber das kommt so gut wie nie vor. Wenn Patienten zu mir kommen, zeigt sich das Burnout meistens schon mit seiner ganzen Wucht. Die Betroffenen sind erschöpft: geistig, körperlich, seelisch. Sie sind unglaublich müde, wobei sie häufig trotzdem einfach nicht einschlafen können. Ihr Affekt ist herabgestimmt, sie sind reizbar, haben Muskel- und Gelenkschmerzen, Kopf- und Rückenschmerzen, Konzentrations- und Gedächtnisstörungen. Manche erleben eine »Depersonalisierung«, einen Zustand, in dem sie sich als leblos oder unwirklich empfinden.

Viele holen deshalb erst so spät Hilfe, weil es ihnen schwerfällt zu akzeptieren, dass sie gerade nicht so leistungsfähig sind, wie sie sein wollen. Wenn eine Selbstwertproblematik dahintersteckt, fangen jetzt Selbstabwertungsspiralen an: Die Patienten beschimpfen sich selbst innerlich als Versager. Und auch wenn ihre Probleme am Arbeitsplatz entstanden sind, fällt es ihnen unheimlich schwer, sich von diesem zu lösen. Gerade für Menschen, die sich überproportional in den Arbeitsprozess eingefügt haben, ist die Firma nicht selten eine Art Ersatzfamilie, die sie nun vermeintlich im Stich lassen.

Oft passiert innerhalb der akuten Burnout-Phase aber auch genau das Gegenteil: Die Betroffenen beginnen, sich von ihrem Job, ihrem Arbeitgeber, Kunden und den Kollegen zu distanzieren und diese durch eine zynische Haltung abzuwerten. Wenn sie einen Kollegen also mal wieder mosern hören: Es kann sein, dass er nicht einfach ein furchtbarer Miesepeter ist, sondern dass er kurz vor dem inneren Kollaps steht.

DIE SUCHT

Menschen brauchen zum Überleben andere Menschen, und damit das ja keiner vergisst, hat die Natur uns voneinander abhängig gemacht – und zwar nicht sprichwörtlich, sondern ganz konkret mit Suchtmitteln, den endogenen Opioiden. Endogene Opioide sind die reinsten und wirksamsten Drogen der Welt. Immer wenn wir mit anderen zusammen sind, verpasst uns unser Körper eine schöne Dosis davon. Je näher und schöner der Kontakt, desto mehr Drogen gibt es. Dass wir uns so wohl und geborgen fühlen, wenn wir bei jemandem im Arm liegen, passiert nicht einfach so, sondern weil wir auf Droge sind. Und wenn der andere weg ist, sind wir auf Entzug.

Endogene Opioide regeln fast alles in den zwischenmenschlichen Beziehungen, und zwar von Anfang an: Schon bei Säuglingen werden sie freigesetzt, wenn sie gestillt werden und ganz nah bei der Mama sind. Wenn die Kinder größer sind, mal hinfallen und Mama pustet, dann ist es weniger das Pusten, das hilft. Es ist ihre Anwesenheit, die dem Nachwuchs einen Schuss Endorphine verpasst. Die liebevolle Nähe eines anderen Menschen wirkt auf uns so, wie wenn Schmerz nachlässt. Bemuttert sein, geliebt sein, die Botschaft der körpereigenen Drogen lautet: »Alles ist in Ordnung, du bist in Sicherheit, du kannst dich entspannen.«

Menschen besuchen einander, wenn sie krank sind, wir versammeln uns, wenn wir trauern. Wir wollen in den Arm genommen werden, wenn es uns nicht gut geht. Das ist ein ganz starker, biologischer Impuls. Wenn wir uns bedroht fühlen, Schmerzen haben, verunsichert oder verzweifelt sind, dann spüren wir gleichzeitig den Drang, Hilfe zu holen. Kinder machen das noch ganz intuitiv. Wenn keiner kommt, wenn keiner uns hört, wenn vielleicht noch nie jemand wirklich da gewesen ist – dann sind wir verloren.

In der Suchtforschung gibt es die Theorie, dass Sucht genau an diesem Punkt beginnt: Der Mensch steht vor einem unlösbaren Konflikt, vielleicht weil er etwas Traumatisches erlebt hat oder weil seine Sehnsucht nach Zuwendung gerade untragbar groß ist – aber er hat niemanden, der ihm hilft, den Schmerz zu lindern.[45] Manchmal ist das Problem aber auch, dass wir uns nicht trauen, jemanden um Beistand oder Hilfe zu bitten. Wir unterdrücken unsere natürlichen Impulse, weil wir Grundannahmen haben, die uns daran hindern. Wir wollen nicht als schwach und hilfebedürftig gesehen werden, wir setzen lieber eine Fassade auf, machen auf stark und bleiben mit unserem Schmerz allein.

Manchmal ist etwas aber auch so schrecklich, dass wir uns nicht trauen, es vor anderen auszusprechen. Manchmal ist auch schlicht niemand da, der uns zuhören und uns trösten könnte. Ziemlich oft ist vor allem das das Problem. Aber ein Mensch will sich dann ja trotzdem helfen, er will die belastenden Gefühle irgendwie loswerden.

Versuchsweise – oft zufällig oder bei anderen beobachtet – findet er dann etwas, das hilft. Die Welt bietet uns schließlich reichlich Angebote: Drogen, Alkohol, Medikamente, Nahrungsmittel, aber auch Verhaltensweisen wie Hungern oder Sport, Spielen von Videospielen, Geldspielautomaten, Arbeiten, wahlloses Kaufverhalten oder sexuelle Abenteuer.

Das Suchtmittel wird zu einem »Bindungsperson-Surrogat«. Kurz vor dem Gebrauch tritt eine euphorisierende Erregung und nach dem Gebrauch eine kurzfristige Entspannung ein, die auch durch die emotionale Erfahrung einer Bindungsperson erfahren worden wäre. Aber die Befriedigung durch einen Ersatz wird nie so vollständig sein wie durch das, was wir eigentlich wollen und brauchen. Oder wie es der US-amerikanische Arzt Vincent Felitti ausdrückte: »It is hard to get enough of something that almost works.« – Wenn etwas nur beinahe so funktioniert wie das, was wir wirklich brauchen, dann werden wir nie genug davon bekommen.[46]

Primär geht es um die selbst hergestellte Bestätigung, wirksam handeln zu können, auch wenn es nur für kurze Zeit ist. Selbstwirksamkeit ist das Gegenmittel zur Ohnmacht. Dummerweise sind wir Menschen ziemlich gut im Herstellen von Ersatzmitteln. Das findet auf jeden Fall der »Nucleus accumbens«. Dieser Hirnteil befindet sich ganz nahe an der Amygdala. Er ist sehr maßgeblich für das Lernen von Zuständen beteiligt. Er merkt sich immer sehr gut, welche Verhaltensweisen angenehme Zustände herbeiführen und unangenehme Gefühle reduzieren.

Er weiß außerdem ziemlich gut, wie bedürftig wir gerade sind und wie wir in der Vergangenheit etwas Bestimmtes bewertet haben, um unsere seelische Bedürftigkeit aufzufüllen. Aus allen diesen Informationen trifft der Nucleus accumbens Stop-and-go-Entscheidungen. Er ermuntert uns also, etwas zu machen oder es bleiben zu lassen. Wenn wir also mal etwas unternommen haben, das wir als positiv beurteilt haben und das deswegen mit viel Dopamin belohnt wurde, dann sagt der Nucleus accumbens ziemlich wahrscheinlich auch das nächste Mal: »Go!«

Das kann zum Beispiel beim Anblick eines Essens passieren, das wir mal als sehr lecker und deshalb positiv bewertet haben. Das passiert auch beim Sex, es passiert beim Sport. Es passiert auch durch das Gegenteil von Essen: durch Hungern. Da ist die Reaktion allerdings eine andere: Der Körper belohnt nicht Hungern an sich. Er möchte den Körper eigentlich ermuntern, sich auf den Weg zu machen, sich endlich was Vernünftiges zu essen zu suchen. Wenn Menschen hungern, liegen sie nur am Anfang erledigt in der Ecke herum. Nach etwa drei Tagen passiert das Gegenteil, und die Patienten in Fastenkliniken warten schon sehnsüchtig auf das so genannte »Fastenhoch«. Hinter dem steckt allerdings weniger eine Belohnung für den Essensentzug oder dass der Körper sich so freut, endlich von der Last des Essens befreit zu sein. Vielmehr setzt er einen Extraschub anspornender Transmitter frei, damit wir loslaufen und endlich etwas Anständiges zu beißen besorgen. Es ist eine ähnliche Unruhe, die man auch bei Tieren beobachten kann: Ein Hund der Hunger hat, legt sich nicht einfach hin. Er beginnt, unruhig hin und her zu stromern.

Skinner-Box

Apropos Tiere: Auch sie haben einen Nucleus accumbens, und an ihnen hat man die Wirkung von Dopamin erst entdeckt. Zwar zufällig, aber mit weitreichenden Konsequenzen, die die Betrachtung von Sucht heute immer noch prägen. Der Versuch stammt aus dem Jahr 1954. Die US-Forscher James Olds und Peter Milner vom California Institute of Technology untersuchten damals das Verhalten von Laborratten. Sie wollten etwas über ihr Lernverhalten herausbekommen. Dazu pflanzten sie den Ratten Elektroden ins Gehirn, die auf Knopfdruck leichte elektrische Stöße abgaben. Bei einem der Tiere platzierten sie die Elektrode aus Versehen im falschen Areal, und es passierte etwas Überraschendes: Die Ratte kehrte immer wieder dorthin, wo sie den Stimulus bekommen hatte. Irgendwas an diesen Stromschlägen hatte sie positiv stimuliert, und sie hoffte offensichtlich, dass sie noch mehr davon bekommen würde.

Olds und Milner wiederholten die Tests: Sie setzten die Versuchsratten dafür in eine so genannte »Skinner-Box«, das ist ein spezieller, weitgehend leerer Käfig, den Forscher sehr oft für Versuche mit Nagern benutzen. Diesmal bauten sie einen Hebel ein, den die Ratten selbstständig betätigen konnten. Wenn sie es taten, verpassten sie sich durch die eingepflanzte Elektrode selbst einen Stromschlag, mit dem sie ihre Dopaminproduktion ankurbelten. Die Ratten hatten den Mechanismus nach zwei bis fünf Minuten zu bedienen gelernt – und stimulierten sich ab dann etwa alle fünf Sekunden. Der Stimulationseffekt war so stark, dass einige Ratten bald sogar zusammenbrachen, weil sie lieber den »Glückshebel« drückten, als zu fressen oder zu trinken.

Neben einer Elektrode im Kopf ist eines der potentesten und schnellsten Mittel, den Dopaminspiegel zu heben, die Einnahme von Drogen. Fast alle Drogen führen zu Dopaminausschüttung. Besonders intensiv wirken Amphetamin und Kokain sowie die Opiate Heroin und Morphium. Auch Nikotin, Marihuana und Haschisch bewirken eine Dopaminfreisetzung. Ebenso führt Alkohol zu einer Erhöhung des Dopamins am Nucleus accumbens.

Es gibt eine Vielzahl von Drogen und eine Vielzahl von Motiven, sie einzunehmen. Manche trinken Alkohol, um sich zu enthemmen oder Dinge zu verdrängen. Manche suchen in Kokain den anregenden Energiekick und wieder andere in psychedelischen Drogen die Erweiterung ihres Bewusstseins. Aber was auch immer die Gründe sind, sobald ein Stoff dem Belohnungssystem gefällt, wird es uns immer wieder ein *Go!* dafür geben. Das ist nun mal sein Job.

Das Grundbedürfnis nach Lustbefriedigung und Unlustvermeidung verdammt uns nun mal dazu, das Lustvolle anzustreben. Aber so, wie wir es manchmal tun, war es nicht gemeint. Das Bedürfnis nach Lustgewinn und Unlustvermeidung dient vor allem dem überlebensnotwendigen Zweck, verträgliche Nahrung zu uns zu nehmen, Schmerzen und Verletzungen zu vermeiden und die Welt lustvoll zu entdecken. Dass wir so potente Drogen erfinden würden, Alkohol, fünf Supermarktreihen voll mit Süßigkeiten, an denen unser Belohnungszentrum so großen Gefallen finden würde – das war so nicht vorgesehen. Aber es war wohl auch nicht vorgesehen, dass wir in Gesellschaften leben, in denen wir eigentlich so oft andere brauchen und die aus irgendwelchen Gründen nicht verfügbar oder nicht in der Lage sind, uns zu helfen.

Es ist fatal. Auf der einen Seite sind wir durch Sucht an andere gebunden. Auf der anderen Seite sind wir so oft auf uns allein gestellt, während wir gleichzeitig vor einem schier unglaublichen Angebot von Ersatzstoffen stehen. Nach Lust zu streben kann zur Maxime werden, wenn man nicht aufpasst. Und das sollte man, denn wer immer nur der Lust nachgibt, landet ziemlich sicher in der Unlust.

Wenn wir ein Bedürfnis auf Kosten eines anderen zu befriedigen versuchen, erreichen wir gerade *kein* subjektives Wohlbefinden. Wer immer nur isst und isst, obwohl er eigentlich sein Bindungsbedürfnis befriedigen will, wird dabei eher immer dicker und sonst nichts. Sein Bindungsbedürfnis bleibt unbefriedigt und sein Kontrollbedürfnis zusätzlich frustriert. Wer seine Grundbedürfnisse über

Drogen oder Genussmittel zu stillen versucht, wird es langfristig nicht schaffen. Kein Mensch, der drogenabhängig ist, ist ein glücklicher Mensch. Wie bei allen Abhängigen geht es deshalb auch irgendwann nicht mehr um Lust, sondern darum, dass sich das »Wanting«, das unbedingte Wollen des Suchtmittels, verselbstständigt hat und gewissermaßen Amok läuft. Das Haben-Wollen wird zwanghaft und entkoppelt sich bald von dem Streben nach Lust. Das ist die gängige Theorie. Aber es gibt noch eine andere.

In den späten siebziger Jahren interessierte sich auch der kanadische Psychologe Bruce K. Alexander für den Stand der Suchtforschung, und natürlich kannte auch er die Experimente mit den Ratten, die sich selbst bis zum Umfallen mit Dopamin stimulierten. Alexander fiel dabei aber eine Sache auf: Die Ratten in diesem Experiment wurden isoliert in engen Metallkäfigen gehalten, denn nichts anderes ist die so genannte Skinner-Box. Alexander aber hatte die Hypothese, dass Drogen an sich keine Sucht nach Opiaten auslösen. Bei den vorherigen Versuchen wäre bloß festgestellt worden, dass ernsthaft verzweifelte Tiere wie ernsthaft verzweifelte Menschen ihre Verzweiflung pharmakologisch beheben werden, wenn sie können.

Alexander machte etwas sehr reizend Verrücktes, um seine Hypothese zu überprüfen. Er baute den so genannten Rat Park. Eine Art Disney Land für Nagetiere. Die Anlage war 8,8 Quadratmeter groß, was in etwa 200-mal so groß wie ein Standardlaborkäfig ist. Die Ratten hier durften Freunde haben: Insgesamt bewohnten 16 bis 20 Ratten beiderlei Geschlechts die Kolonie. Und auch ansonsten hatten sie es nett: Es gab Nahrung im Überfluss, Bälle und Räder zum Spielen, genug Platz zur Paarung oder auch Nischen, um sich aus dem Weg zu gehen. Alexander ließ sogar die Wände mit Landschaften bemalen. Die Ratten sollten es schön haben, warum auch nicht?

Das Leben im Rat Park schien für seine Bewohner sehr angenehm zu sein. Die Ratten spielten, aßen, hatten Sex oder zogen sich zurück, wenn ihnen danach war. Und niemand hier nahm Drogen. Nicht einmal, wenn man Ratten dort einsetzte, die eigentlich außerordentliche Junkies waren. Denn Alexanders Team hatte sie vorher gezwungen, an 57 aufeinanderfolgenden Tagen Morphin einzunehmen. Nach landläufiger Meinung hätten sie also »total druff« sein müssen.

Aber als sie im Rat Park vor der Wahl standen zwischen Leitungswasser, das mit Morphin versetzt war, oder Leitungswasser pur, wählten sie meistens das einfache Wasser aus der Leitung. »Nichts, was wir versucht haben«, schrieb Alexander, »erzeugte bei diesen Ratten, die in einer halbwegs normalen Umgebung gehalten wurden, irgendetwas wie eine Sucht.«[47] Anders erging es einer Kontrollgruppe in Einzelkäfigen: Sie konsumierten bis zu zwanzigmal mehr Morphin und zeigten alle Anzeichen einer Abhängigkeit. Während sich die Isolierten alle ständig überdosierten, tat es nicht ein einziger Bewohner aus dem Rat Park.

Was, wenn es also nicht die Droge selbst ist, die zur Abhängigkeit führt, sondern das Umfeld, in dem wir leben? Alexander war davon überzeugt, dass es genau so ist. Aber er konnte sich damals nie wirklich mit seinen Theorien durchsetzen, seine Studien wurden wenig beachtet, und er war darüber sehr frustriert.

Stattdessen wurde beinahe zur gleichen Zeit der »War on Drugs« in den USA ausgerufen. Dieser harten Drogenpolitik nach wurden drogenabhängige Menschen kriminalisiert, verfolgt und bestraft. Dieser Blick auf Drogensucht wirkt bis heute nach und schwankt irgendwo zwischen »Die Droge macht abhängig« und »Drogenabhängige sind willensschwache, würdelose, verachtenswerte Menschen«.

Erst vor kurzem begann man, diese Theorien von Alexander wieder aufzugreifen und ernst zu nehmen. Schließlich werden sie durch tausendfache Erfahrung gestützt: Täglich bekommen Menschen in Krankenhäusern Opiate zur Schmerzlinderung nach Operationen oder bei schweren Schmerzen. Es ist der beste, reinste Stoff, den man kriegen kann, besser als der, den man in dunklen Ecken kauft. Aber kaum jemand verlässt das Krankenhaus später und muss in den Entzug oder endet schließlich als Junkie am Hauptbahnhof. Nein, es scheint so zu sein, dass Menschen mit stabilen Psychen, ausreichend sozialen Kontakten und einem verlässlichen Umfeld Drogen weder zur Kompensation benutzen noch zur Sucht neigen.

Es gibt Wissenschaftler wie Professor Peter Cohen, der vorschlägt, »Abhängigkeit« nicht »Abhängigkeit« zu nennen, sondern sie als das zu bezeichnen, was sie ist: Bindung. Denn genau das passiert. Wenn wir uns nicht mit anderen verbinden können, binden wir uns an einen Ersatz. Menschen, die abhängig werden, suchen Bindung, sie suchen Nestwärme, Geborgenheit, sie wollen, dass ihre Schmerzen gelindert werden, ihre Erinnerungen an schlechte Dinge erträglich, sie wollen dieses Gefühl, das flüstert: »Alles ist in Ordnung, du bist in Sicherheit.« Es fehlt ihnen, weil jemand anders nicht in der Lage war, es ihnen zu geben.

Es gibt immer mehr Menschen, die sich für einen neuen Blick auf Sucht starkmachen und klar benennen, was Abhängigen nicht hilft: Bestrafung, Kriminalisierung, Verfolgung, Ausgrenzung und Verachtung. Stattdessen wäre es sinnvoller, ihnen zu helfen, sich neu zu verbinden. Und grundsätzlich sollte die Arbeit an einer Gesellschaft vorangehen, die sich für Menschen nicht so anfühlt, als würden sie isoliert in einem Käfig leben. Dass die Suchtanfälligkeit steigt, je mehr ein Mensch verletzte Grundbedürfnisse – insbesondere das Bindungsbedürfnis – oder Traumata hat, ist heute belegt.

Und es gibt viele Experten, die in der Kriminalisierung von Drogensüchtigen eine Bestrafung des (wenn auch ungeeigneten) Versuchs sehen, sich selbst zu helfen.

Fast alle Menschen trinken Alkohol, aber nicht jeder wird süchtig. Diejenigen, die es doch werden und ihre Sucht beenden wollen, haben gute Chancen, es bei den Anonymen Alkoholikern zu schaffen. Ihre Arbeit ist sehr erfolgreich, und sie findet nicht umsonst in Gruppen statt. Das wesentliche Prinzip der Methode ist: Sie setzt auf zwischenmenschliche Bindung.

Kapitel IV

Die Psychosomatik

Wie die Seele aus unserem Körper
verschwand

WILLKOMMEN IN DER NEUZEIT

Es gab eine Zeit, da zählte der Körper nicht sonderlich viel. Er wurde bloß als vergängliche Hülle betrachtet, als das irdische Gefäß der Seele. Die Seele, so glaubte man zu dieser Zeit, zähle viel mehr: Sie sei göttlich und unsterblich. Sie galt es zu schützen und zu achten. Wenn es eine super Zeit für die Seele gab, dann war es das Mittelalter, nie wurden seelische Belange höher geschätzt.

Und dann kam die Neuzeit.

Diese heißt nicht umsonst so, denn tatsächlich wurde vieles »neu« entdeckt. Die Wissenschaften blühten auf: Physik, Chemie, Geometrie, Anatomie und Mikroskopie. Die Menschen schauten genauer und detaillierter auf sich und die Natur. Die neuen Erkenntnisse wurden gesammelt, systematisiert und katalogisiert. Alte Betrachtungen kamen auf den Prüfstand. Unter Wissenschaftlern entbrannte das Bedürfnis, die Vorgänge der belebten Welt, des menschlichen Körpers und seiner Erkrankungen neu zu interpretieren und einzuordnen – was manchmal aus heutiger Sicht etwas eigentümlich aussieht.

Eine Zeit lang standen zum Beispiel mechanistische Modelle sehr hoch im Kurs: Es gab die Theorie, dass die Welt eine riesige Uhr sei und der Mensch eine Art hydraulische Maschine. Der Blutkreislauf wurde auf Hydrodynamik zurückgeführt, das Herz wurde mit einer mechanischen Pumpe gleichgesetzt, Arme und Beine wurden mit Hebeln verglichen. Iatrophysik (von griechisch »iatros«: Arzt) war eine hochangesehene Lehre, die der Ansicht folgte, dass Krankheiten aus den physikalischen und mechanischen Eigenschaften der Körperteile zu erklären sind.

Diese Betrachtung stieß allerdings auf ein Problem: Wenn der Körper so wunderbar mechanisch, messbar und funktionell war, was machte man dann bloß mit dieser Seele? All das Fühlen, Denken, Reagieren war ja auch noch da. Aber vor dem Hintergrund eines Maschinenkörpers erschien die Seele seltsamer, unbändiger und irrealer denn je. Man konnte sie nicht vermessen, nicht untersuchen, nicht verorten. Rudolf Virchow, Vater der modernen Pathologie, spottete: »Ich habe so viele Leichen seziert und nie eine Seele gefunden.«[48]

Man kann durchaus sagen, dass die Seele in diesen Zeiten gegenüber dem Körper deutlich an Ansehen verlor. Und man kann behaupten, dass sie bis heute darum ringen muss, etwas Ansehen und Bedeutung wiederzuerlangen. Was zählte etwas Undurchsichtiges und Theoretisches denn schon gegenüber einem greifbaren Körper, der wie eine Wundermaschine betrachtet wurde? Und auch wenn die mechanischen Modelle vielen klugen Köpfen schon damals reduktionistisch vorkamen, hatten sie unglaubliche und langwierige Folgen, denn sie haben entscheidend zu der Fortentwicklung der neuzeitlichen Medizin beigetragen. Wie unser Gesundheitssystem heute aufgestellt ist, hat noch immer viel mit den alten Vorstellungen zu tun.

Sie haben die Zuständigkeit von Ärzten definiert: Sie sind für die körperlichen Belange ihrer Patienten zuständig. Und da die Seele als etwas anderes betrachtet wurde als der Körper, war sie aus der Medizin ausgeklammert. Seit Jahrhunderten plagen sich die Menschen mit einem Leib-Seele-Problem herum. Aber es gibt dieses Problem überhaupt erst, seit man eins daraus gemacht hat.

Emotionen: »Ich sehe, was du fühlst«

Wer jetzt findet, dass die großen Denker der Neuzeit hier ein bisschen schlecht wegkommen, der ist schon mittendrin in der Beweisführung: Körper und Seele sind eins.

Es gibt keine Emotion, die wir nicht über unseren Körper ausdrücken. Emotionen sind in unsere Haltung und in unsere Gesichter geschrieben. Auf der ganzen Welt erkennen Menschen die Gefühle von anderen intuitiv am Ausdruck: Der Glückliche lächelt, der Erschrockene ist starr vor Angst, dem Wütenden ist der Zorn ins Gesicht geschrieben, der Traurige ist niedergeschlagen oder von Gram gebeugt.

Heute kommunizieren Menschen sehr viel miteinander, ohne sich dabei zu beobachten. Und was machen sie, damit sie sich trotzdem richtig verstehen? Sie schicken sich Emoticons. Stellvertretend für uns grinsen, wüten, zwinkern gelbe Smileys auf den Displays, sie strecken die Zunge raus, verteilen Luftküsse oder verdrehen die Augen.

Unser Körper ist Ausdruck unserer Emotionen – und das ist ganz sicher nicht nur auf unser Gesicht beschränkt. Jeder weiß das, und jeder fühlt das, zum Beispiel wenn ihm »etwas am Herzen liegt«, ihm »flau im Magen wird« oder er »Schiss vor einer Prüfung hat«. Trotzdem sind entlang der Trennung von Körper und Seele eine Industrie und ein Versorgungssystem gewachsen – aber das kommt ziemlich oft ins Straucheln: Wir haben Ärzte für den Körper und Ärzte für die Seele. Und ziemlich oft stoßen jeweils beide an ihre Grenzen.

Es ist ein tägliches Drama: Zwischen 20 bis 40 Prozent aller Patienten, die in Deutschland täglich in den Wartezimmern von Allgemeinärzten auf Hilfe hoffen, sitzen dort eigentlich vergeblich. Denn die Ursache ihrer Probleme steckt nicht in ihrem Körper, sondern in ihrer Seele. Der Körper stellt nur die Bühne zur Verfügung, auf der die Leiden der Seele sich inszenieren.

Mehr als ein Drittel der Bevölkerung leidet irgendwann einmal im Leben an einer psychischen Erkrankung. Die Mehrzahl von ihnen wird aber zunächst – und manchmal sogar jahrelang – nicht von Psychiatern, Neurologen oder Psychotherapeuten behandelt – sondern von Allgemeinärzten, weil diese am ehesten konsultiert werden.

Was dann sehr oft passiert, nennt man auch das »Syndrom der dicken Akte« oder »Ärztehopping«. Weil ein Arzt keine eindeutige Ursache für ein Leiden finden kann, trotzdem aber helfen möchte, schickt er den Betroffenen weiter an den nächsten Spezialisten oder zur nächsten Untersuchung. Manchmal vergehen Jahre, bis ein Patient endlich da landet, wo man ihm tatsächlich helfen kann: bei einem Psychotherapeuten oder einer psychosomatischen Fachabteilung.

Für manche Menschen ist aber auch das erst einmal keine Entlastung: Nach einer jahrelangen Ärzte-Odyssee sind sie wohl nun auch noch verrückt. Denn das ist das Klischee, welches von der jahrhundertealten Trennung von Körper und Seele noch immer nachwirkt.

Dabei ist es nicht so, dass es keine Versuche gab, diese Vorstellung geradezurücken. Schon Freud hatte die Wechselwirkung von Leib und Seele im Blick. Im 20. Jahrhundert öffneten sich viele Mediziner für eine ganzheitliche Betrachtungsweise. Das kam der Seele schon ein bisschen mehr entgegen, weil man sie dabei nicht mehr so sehr außen vor ließ.

Dazwischen ging es eine Weile ein bisschen abenteuerlich zu. Vor einigen Jahren gab es in der Psychosomatik den Trend, Krankheiten einen hohen Symbolcharakter zuzuschreiben. Man suchte in Erkrankungen und Symptomen nach verdrängten seelischen Nöten und Wünschen, die durch die Organe nach Ausdruck suchten. Das ging etwa so weit, Gebärmutterhalskrebs als einen unbewussten Wunsch nach Mutterschaft zu deuten, Schwindelanfälle als Hinweis darauf, dass sich die Welt des Betroffenen vielleicht einfach zu schnell drehe, oder Krebserkrankungen als Konsequenz eines »ungelebten« Lebens.[49] Es gab Ärzte, die den Bogen auf diesem Gebiet derart überspannten, dass ihnen die Approbation entzogen wurde.

Heute wächst ein neues, sehr viel rationaleres und fundiertes Verständnis des Dualismus zwischen Körper und Seele. Jedem Mediziner und Psychologen dürfte heute klar sein: Menschen mit körperlichen Erkrankungen können auch seelisch krank sein, und Menschen mit seelischen Erkrankungen können auch körperlich krank sein.

Allmählich finden Leib und Seele also wieder zusammen – auch dank immer neuer Erkenntnisse aus dem Wissenschaftsbetrieb, der sich manchmal verwundert die Augen reibt, was über den Einfluss der Gefühle so alles rauskommt. Man könnte schon fast von einer neuen Neuzeit für die Seele sprechen, denn schon wieder geraten Wahrheiten und Selbstverständlichkeiten auf den Prüfstand. Neue Untersuchungsergebnisse zwingen zu einem Umdenken. Immer deutlicher zeigt sich, dass die Seele wohl hinter sehr viel mehr Krankheiten steckt, als man je vermutet hat – und zwar nicht symbolisch, sondern ganz konkret.

Im Grunde ist es aber keine Neu-, sondern eine Wiederentdeckung. Wenn man so will, bekommt die Seele in der Medizin wieder den Standpunkt, den ihr der griechische Philosoph Platon schon rund 390 Jahre v. Chr. einräumte: »Das ist der größte Fehler bei der Behandlung von Krankheiten, dass es Ärzte für den Körper und Ärzte für die Seele gibt, wo beides doch nicht getrennt werden kann.«

Derzeit gerät die Seele immer stärker als Ursache von Erkrankungen ins Visier, von denen wir eigentlich lange Zeit gelernt haben, sie als »Zivilisationskrankheiten« zu bezeichnen. Aber: Bei Herzkrankheiten, Diabetes und Immunerkrankungen scheint die Seele eine viel größere Beteiligung zu haben, als man bisher glaubte.

Wenn man sich die Zusammenarbeit von Leib und Seele einmal genauer anschaut, verwundert das nicht.

Leib und Seele: Schon immer ein eingespieltes Team

Unser Gehirn empfängt permanent Signale von den inneren Organen. Der Kopf scheint vielleicht ein bisschen weit weg von Leber, Milz oder Darm, aber das täuscht. Er weiß immer bestens über alles Bescheid, was gerade in unserem Inneren vor sich geht. Jede kleinste Regung, jeder Schlag des Herzens sowie der aktuelle Rhythmus wird registriert. Das Gehirn weiß Bescheid über die Chemie in unserem Magen-Darm-Trakt, und das Immunsystem schickt ihm laufend Botschaften darüber, wer oder was sich da gerade im Körper so rumtummelt, ob das da hingehört oder ob man etwas dagegen unternehmen sollte. Und wenn irgendwas nicht passt oder repariert werden muss, dann reagiert die Seele auf die Botschaften des Körpers und passt unser Verhalten an: Wir sagen die Verabredung ab, weil wir uns nicht ganz fit fühlen. Wir gehen mal ein bisschen früher ins Bett oder spüren das Bedürfnis, mal ein bisschen runterzufahren. Wenn im Körper etwas nicht stimmt, wird die Seele zu dessen Komplizen und versucht zu helfen, wo sie nur kann. Und man tut gut daran, auf die Zeichen zu hören.

Umgekehrt läuft die Zusammenarbeit genauso fein abgestimmt: An keinem anderen Mechanismus lässt sich das Teamwork von Leib und Seele besser ablesen als an der hier schon besprochenen Stress-achse. Sie führt über den Kopf durch den gesamten Körper, und im Grunde ist sie nichts anderes als der physische Ausführungsapparat der Seele. Angst und Stress sind Gefühle, die die Seele auslöst und der Körper mit einer Reaktion ausführt und beantwortet. Unsere Seele stimuliert ständig unsere Organe, zu jedem hat sie eine eigene Beziehung. Zu einem aber eine ganz besonders innige: zum Her-zen,

EIN HERZ UND EINE SEELE IN DER PSYCHOKARDIOLOGIE

Eine traditionelle japanische Tintenfischfalle heißt »Tako-Tsubo«. Im Grunde sieht sie wie eine herkömmliche Vase aus: ein Gefäß aus Ton, unten etwas bauchig, oben ein engerer Hals. Im besten Falle für den Menschen, der auf eine leckere Mahlzeit hofft, und im schlimmsten Fall für den Kraken, steckt dieser neugierig seinen Kopf hinein und kommt nicht mehr heraus.

Der Grund, warum das hier erwähnt ist: Anfang der neunziger Jahre untersuchten Herzexperten in einer japanischen Klinik den Brustkorb einer Patientin und fanden ein Herz, das nicht mehr die Form eines Herzens hatte, sondern die eines *Tako-Tsubos*: Der Herzmuskel war ballonartig aufgebläht, das Blut floss nicht mehr ab.

Eingeliefert worden war die Patientin eigentlich mit der Diagno-se Herzinfarkt. Zumindest zeigte sie die klassischen Symptome: Atemnot, Enge in der Brust, Herzrasen, Vernichtungsschmerz. Von außen war die Sache also ziemlich klar. Doch als die Ärzte die Dia-gnose mittels Ultraschall und Herzkatheter absichern wollten, wur-de aus dem klaren Fall auf einmal ein großes Rätsel. Die Ärzte fan-den die Herzkranzgefäße der Patientin völlig frei. Hätte die Dame tatsächlich einen Herzinfarkt, dann hätte eines oder mehrere dieser feinen Gefäße verschlossen oder zumindest verengt sein müssen. Stattdessen sahen die Ärzte das Herz an der Spitze seltsam geweitet. Wie ist es dazu gekommen?

Reden hilft bekanntlich, und als man die Patientin später befragte, stellte sich heraus, dass sie vor dem Anfall einen großen persönlichen Verlust verkraften musste. Die Ärzte fragten sich nun: Konnte der psychische Stress derart auf das Herz der Frau eingewirkt haben, dass es sich so sehr verformte? Sie beschrieben den Fall damals als »Tako-Tsubo-Kardiomyopathie« – und wie sich bald darauf zeigte, war diese Geschichte kein Einzelfall. Heute sind Tako-Tsubo-Infarkte sehr gut untersucht. Bekannter sind sie auch unter einem anderen, etwas romantischeren Begriff: dem »Broken-Heart-Syndrom« – dem Phänomen des gebrochenen Herzens.

Menschen, Dramen. Die Literatur kennt es schon ewig – und inzwischen auch sehr viele Mediziner. Die Diagnose wurde in den vergangenen Jahren immer häufiger gestellt. Statistiken zufolge entpuppt sich bei zwei Prozent aller Herzinfarktpatienten ein Tako-Tsubo-Infarkt als Ursache der Beschwerden. Übeltäter sind – mal wieder – die Stresshormone. Sie können aus einer lang anhaltenden, belastenden Arbeitssituation herrühren oder auch durch den psychischen Stress, den Menschen nach dramatischen persönlichen Ereignissen wie einem Todesfall oder einer Trennung vom Partner erleben. Es hat sich herausgestellt, dass die linke Herzkammer sehr viele Rezeptoren für so genannte »Katecholamine« hat, dazu zählen auch Adrenalin und Noradrenalin. Verfügt ein Mensch über ein hohes Stresslevel, ist sein Blut voll mit diesen Stoffen. Sie können das Herz so weit reizen, dass seine Arbeit derart durcheinandergebracht wird, dass es verkrampft. Möglich ist außerdem, dass die Stresshormone den Kalziumhaushalt im Herzen stören. Kalzium kennen die meisten als wichtigen Baustein der Knochensubstanz. Es spielt aber auch als Taktgeber im Herzen eine große Rolle. Wird seine Arbeit gestört, gerät das Herz aus seinem Rhythmus und kann verkrampfen. In der Folge bläht sich die betroffene Herzkammer auf.

Tako-Tsubo ist aber nur eine von vielen Herzerkrankungen, bei denen die Seele eine wichtige Rolle spielt. Man weiß heute, dass sie hinter Herzrhythmusstörungen – vor allem dem Vorhofflimmern –, Bluthochdruck und der koronaren Herzkrankheit stecken kann. Inzwischen kümmert sich eine neue Disziplin um die Wechselbeziehung der beiden Organe: Die Psychokardiologie ist das Bindeglied zwischen kardiologisch-internistischer Medizin und Psychologie, zwischen Herz und Seele. Sie betrachtet nicht das eine oder andere, sondern das Gemeinsame. Denn die Verbindung verläuft nicht nur von Seele zu Herz, sondern auch umgekehrt.

Eine Erkrankung am Herzen kann Betroffene in schlimme seelische Nöte stürzen, zu massiven Ängsten führen oder schwere Depressionen bis hin zum Suizid auslösen. Menschen, die zum Beispiel schon einmal eine Bypassoperation überstanden haben, haben danach zwar wieder ein funktionsfähiges Herz, aber der gesamte Krankheitsprozess hinterlässt in der Regel massive Auswirkungen auf ihrer Seele. Manchmal wird von einem Patienten nach der Herz-OP regelrecht erwartet, dass er nun glücklich, zufrieden und sorgenfrei zu sein hat – es ist ja schließlich alles wieder repariert. Aber in Wahrheit klagen die Betroffenen später oft über Todesängste, Sorgen, Zukunftsbefürchtungen sowie über die beängstigenden Erfahrungen, die sie mit OP-Vorbereitungen, Intensivstation und Schmerzen erlebt haben.

Die Psychokardiologie hat auch die Seele im Blick. Man lernt, dass Patienten sich nach einem Eingriff schneller erholen, wenn ein geschulter Psychologe dabei ist. Die beste Therapie ist es, einen Patienten zu unterstützen, ein *mündiger Patient* zu sein. Denn alles, was der Patient nicht versteht – und bei Herzbehandlungen ist das eine Menge –, bereitet ihm in der Regel große Angst – und genau die behindert den Genesungsprozess. »Ich weiß ja nicht, was los ist«, höre ich in Behandlungen immer wieder, während so mancher Patient in umfangreichen und teilweise unnötigen diagnostischen Untersuchungen im rein somatisch-medizinischen System gehalten wird. Auch, weil das Gesundheitssystem daran gut verdient.

Wenn Betroffene ihre Körperfunktionen gut kennen und wissen, was sie einerseits aufregt und andererseits beruhigt, haben sie das Gefühl von Kontrolle und Einflussnahme. Das wiederum reduziert Stress, Angst und so genannte »Körpersensationen« wie Herzrasen oder -stolpern, die durchaus mal auftreten können, ohne, dass sie etwas Schreckliches bedeuten.

DIE CHRONISCHEN ERKRANKUNGEN UNSERER ZEIT

Je mehr über das Zusammenspiel von Herz und Seele bekannt wird, desto mehr wird deutlich, dass manche Vorstellung über die Entstehung von Herzerkrankungen generell überdacht werden muss. Herz-Kreislauf-Erkrankungen gelten als die Nummer eins der körperlichen Erkrankungen. Aber was, wenn ihre Ursache sehr viel öfter psychisch bedingt ist als bisher angenommen? Was, wenn die Seele hinter einer der tödlichsten Krankheiten unserer Zeit steckt: hinter der »koronaren Herzkrankheit« (KHK)?

Im Jahr 2014 starben allein in Deutschland knapp 70 000 Menschen an dieser chronischen Krankheit. Lange Zeit wurde sie als eine Art Verschleißerkrankung betrachtet. Jedes Herz ist umschlossen von einem Netz zarter Gefäße, den Koronargefäßen. Mit zunehmendem Alter können sie immer enger werden, weil sich an den Innenwänden ein Gemisch aus Fetten, Kalk und Cholesterin ablagert, das Ärzte »Plaques« nennen.

Ganz nüchtern betrachtet kann man sich die Gefäße in unserem Körper als Versorgungsrohre vorstellen – mit einem Unterschied: Sie sind nicht starr wie ein Rohr der Stadtversorgung. Sie reagieren ständig sehr flexibel darauf, was der Mensch gerade braucht. Geht es eher ruhig zu, sind die Wände weich und entspannt. Bei Anspannung ziehen sie sich zusammen, um schneller und mehr Blut durch die Organe pumpen zu können. Durch Plaques verengte Gefäße bekommen an dieser Stelle ein Problem: Sie können so dicht werden, dass sie fast oder komplett verschließen. Das ist dramatisch: Das Herz wird in der Folge schlecht oder gar nicht mehr durchblutet. In einem milderen Zustand tut das wahnsinnig weh, dann spricht man von einem »Angina-pectoris-Anfall«, einem ganz typischen Symptom der koronaren Herzkrankheit. Eine Eskalationsstufe weiter machen die Herzkranzgefäße komplett dicht, und dann wird es lebensbedrohlich: Der Mensch erleidet einen akuten Herzinfarkt.

Seit Jahrzehnten scheint die koronare Herzkrankheit ein Schicksal der Zivilisation und des Alters zu sein. Und wohl jeder kennt die Ratschläge, die sie abwenden sollen: Man soll nicht rauchen, man soll sich gesund ernähren, ausreichend bewegen. Aber nach allem, was man heute weiß, müsste man noch dazusagen: Man sollte eine angenehme Kindheit gehabt haben. Denn inzwischen ist es belegt, dass belastende Erfahrungen in der Kindheit die Entstehung und den Verlauf der koronaren Herzkrankheit mindestens genauso stark beeinflussen wie Rauchen, falsche Ernährung und Bewegungsmangel. Man kann sogar eine dosisabhängige Beziehung nachweisen: Je mehr schlechte Erfahrungen jemand in der Kindheit gemacht hat, desto höher ist das Risiko für die Entwicklung einer koronaren

Herzerkrankung. Bei depressiven Patienten schreitet eine KHK deutlich rascher fort als bei psychisch Gesunden und kann schließlich zum Herzinfarkt führen. Eine manifeste Depression verdoppelt das Infarktrisiko beinahe.

Aber wie passiert das genau?

Tatsächlich gibt es nicht die eine Ursache, sondern mehrere. Zum einen haben Patienten mit Depressionen oft hohe Stresshormonwerte, und auf die reagiert das Herz wie oben beschrieben. Das ist die psychische Komponente. Es gibt aber noch eine andere, eine behaviorale Ursache, bei der es um das Verhalten der Betroffenen geht. Patienten mit belasteten Biographien sind anfälliger für ungeeignete Strategien, wie sie in Kapitel II beschrieben sind. Sie rauchen öfter, trinken mehr Alkohol oder ernähren sich schlechter, bewegen sich zu wenig und haben manchmal nur wenige gute Beziehungen zu anderen Menschen – oder anders gesagt: Sie sammeln eher die typischen Risikofaktoren für die Entstehung einer Herzerkrankung.

Schon Wilhelm Busch stellte treffend fest: »Wer Sorgen hat, hat auch Likör.« Das war im 19. Jahrhundert. Aber heute ist man weiter.

EXKURS: DIE ACE-STUDIE

Es war Mitte der achtziger Jahre, als der US-amerikanische Arzt Vincent Felitti sicher war, den heiligen Gral entdeckt zu haben: Er hatte ein Programm entwickelt, mit dem stark übergewichtige Menschen innerhalb kurzer Zeit sehr viel Gewicht abnehmen konnten. Felitti betreute diese Menschen in Gruppen und konnte dabei zuschauen, wie die Kilos der Kandidaten schmolzen. Felitti war sicher, dass er bald auch dem neugewonnenen Glück der Kandidaten zuschauen würde, wenn sie erst einmal ihr Idealgewicht erreicht hätten. Denn ist es nicht das, wovon alle übergewichtigen Menschen träumen?

In einer der Gruppen war eine junge Frau, die weit mehr als 50 Kilogramm abgenommen hatte. Sie hielt dieses Gewicht eine kurze Zeit lang – nahm dann aber rasend schnell wieder zu, so dass sie nach einer relativ kurzen Zeitspanne mehr an Gewicht draufhatte als zu Beginn des Programms. Felitti machte das sehr stutzig. Er sprach viel mit der jungen Frau, und sie berichtete ihm, in der schlanken Phase von einem Kollegen belästigt worden zu sein, was sie sehr schmerzhaft an ihre Zeit als Kind erinnert hatte, in der sie sexuell missbraucht worden war. Sie hatte wieder zum Essen gegriffen wie damals, um mit dem Problem umzugehen.

Essprobleme und Übergewicht werden oft auf die Disziplinlosigkeit eines Menschen zurückgeführt. Aber Felitti fragte sich nun, ob Essen und Übergewicht nicht eventuell eine ganz andere Bedeutung hatten. Er begann in den Biographien seiner anderen Patienten zu suchen und fand heraus, dass viele von ihnen früher versucht hatten, durch hohen Alkoholkonsum oder Rauchen Gefühle wie Stress und Verzweiflung zu mildern, bevor sie irgendwann zum Essen als Ersatzstrategie griffen. Es stellte sich heraus, dass bei einigen Teilnehmern gar nicht das Übergewicht das vorrangige Problem war, sondern ein traumatisches Erlebnis aus der Kindheit, das sie mit sich herumtrugen.

Manche Menschen essen nicht nur zu viel, um ihre Gefühle zu regulieren, für manche hat auch das Ergebnis davon – das Übergewicht – eine Funktion. Es kann zum Beispiel auf eine Art ein Schutz sein. Die junge Frau, die Vincent Felitti zum neuen Denken angeregt hatte, sagte ihm, ihr Übergewicht mache sie unsichtbar und unattraktiv – und genau das wolle sie: übersehen werden, um nie wieder ein Opfer eines sexuellen Übergriffs zu werden.

Nicht nur das viele Essen, sondern das Übergewicht an sich kann manchmal ein Versuch sein, sich selbst zu therapieren. Konnte so etwas öfter vorkommen? Dass Menschen mit schädlichem Verhalten etwas Hilfreiches herbeiführen wollten, das eine Art Selbstmedikation für die Seele sein soll, aber wiederum Folgen für den Körper und die Seele hat?

Felitti stellte sich diese Fragen zunehmend, und ein paar Jahre später bekam er die Chance, ihnen in einem großen Rahmen nachzugehen: Zusammen mit Robert Anda leitete er eine Studie, die das US Center for Disease Control and Prevention in Auftrag gegeben hatte. Felitti befragte 17 500 Versicherte einer großen Krankenversicherung. Die Versicherten waren vorwiegend weiße, gut gebildete Menschen aus der mittleren und unteren Oberschicht im Alter von 19 bis 92 Jahren.

Einerseits wurde während der »Adverse Childhood Experience Study« (ACE-Studie) der Gesundheitszustand dieser Menschen gut dokumentiert, andererseits wurden detaillierte Angaben darüber erhoben, ob diese Personen traumatische Erfahrungen in ihrer Kindheit gemacht haben, also ob und in welchem Maße sie unter Gewalt, Missbrauch oder Vernachlässigung gelitten hatten. Für jede Form der schlechten Erfahrung wurde ein ACE-Punkt vergeben.

Dabei kam Frappierendes zum Vorschein. Zum einen war die Zahl der Menschen, die traumatische Erfahrungen gemacht hatten, enorm hoch – beinahe 67 Prozent der Teilnehmer hatten mindestens einen ACE-Punkt angegeben. Bei 12,5 Prozent der Personen – also bei jeder achten Person – zeigten sich sogar vier oder mehr Traumatisierungen in der Kindheit.

Zum anderen war der Zusammenhang zwischen psychischem Trauma in der Kindheit und physischen Erkrankungen im Erwachsenenalter überdeutlich: Menschen mit mehr als sieben ACE-Punkten hatten ein dreifach erhöhtes Risiko an Lungenkrebs und ein dreieinhalbfach erhöhtes Risiko für einen Herzinfarkt. Wenn sechs oder mehr Traumatisierungen in der Kindheit vorlagen, war die Gesundheit dieser Menschen so sehr beeinträchtigt, dass ihre Lebenserwartung um 20 Jahre niedriger war als von Menschen ohne solche schrecklichen Erfahrungen. 20 Prozent der Menschen, die einen ACE-Punkt zu verkraften hatten, litten unter Depressionen. Unter denjenigen, die mehr als vier ACE-Punkte angegeben hatten, waren es sogar 60 Prozent. Alle Menschen mit fünf oder mehr Punkten nahmen Antidepressiva.

Die Ergebnisse waren also sehr deutlich: Je mehr ACE-Punkte eine Person hatte, desto schlechter war ihr gesundheitlicher Zustand. Diese Verhaltensweisen und Krankheiten scheinen aus Kindheitstraumata zu resultieren, dazu zählen:

- Alkoholmissbrauch
- COPD (chronisch obstruktive Lungenerkrankung)
- Depressionen
- Drogenmissbrauch
- Herzerkrankungen
- Lebererkrankungen
- Risiko für Gewalt in der Partnerschaft
- Promiskuität
- Rauchen
- Selbstmordversuche
- Frühe Schwangerschaften

Psychisches Leiden macht psychisch krank, so viel durfte bis zu der ACE-Studie den meisten Menschen wohl bekannt sein. Seit ihre Ergebnisse vorliegen, zeigt sich noch etwas anderes überdeutlich:

Psychisches Leiden macht auch körperlich krank. Traumatische Erfahrungen in der Kindheit führen zu einer Belastung für die gesamte Lebenszeit und steigern das Risiko für verschiedene gesundheitliche und soziale Probleme. Inzwischen weiß man auch sehr viel mehr darüber, wie genau der Zusammenhang funktioniert.

In den USA hat die ACE-Studie einiges angestoßen – wenn auch zögerlich. Landesweit sind Kampagnen entstanden, die über den Einfluss von traumatischen Kindheitserfahrungen aufklären und sensibilisieren. In Deutschland wurden die gesundheitlichen Auswirkungen einer schlechten Kindheit mehrmals untersucht. Mittlerweile gilt als gesichert, dass die Weichen für eine koronare Herzkrankheit schon in der Kindheit gelegt werden.[50]

In einigen Ländern wird ein an die ACE-Studie angelehnter Fragebogen als Screeningmethode verwendet, um Menschen mit hohem Risiko früh helfen zu können. In Deutschland haben einige Wissenschaftler an einer deutschen Version gearbeitet. Sie wird aber noch nicht flächenmäßig eingesetzt.

WIE UNS DIE IMPULSE JAGEN

Können Menschen, die zu viel trinken, rauchen oder essen, sich einfach schlechter zusammenreißen? Ja, so ist es. Aber nicht weil sie weniger diszipliniert wären, sondern weil ihre Neurobiologie sie das nicht sein lässt.

Jeder von uns ist ständig Versuchungen ausgesetzt. Sei es Schokolade, noch ein Glas Wein oder die fünfte Folge einer Serie auf Netflix. Immer wenn wir denken: Soll ich oder soll ich nicht?, springen zwei Systeme in unserem Kopf an: der Nucleus accumbens, also unser Belohnungssystem, und das »ventrale Tegmentum« im präfrontalen Kortex. Wenn man so will, sagt der eine: »Los, mach, das wird super.« Der andere aber meint: »Nee, komm, das ist jetzt unvernünftig, lass es lieber.« Der eine will ständig, dass wir etwas machen, das sich gut anfühlt, der andere, dass wir es lieber lassen, wenn es einem wichtigeren Ziel im Wege steht. Die zwei ringen ständig um Vorherrschaft.

Es gibt Menschen, bei denen der präfrontale, also der vernünftige Teil eher gewinnt. Und es gibt Menschen, da unterliegt er eher, weil er weniger gut ausgebildet ist. Denn der *präfrontale Kortex* kann unter bestimmten Umständen geschwächt werden, zum Beispiel durch frühkindliche Belastung, weil ein Dauerfeuer von Stresshormonen seine Zellen killt, während die noch in der Entwicklung stecken.

Ein etwas schwächer ausgebildeter präfrontaler Kortex führt zu einer schlechteren Impulskontrolle. Dann geht der Kampf um die Vorherrschaft viel leichter und öfter zugunsten des Belohnungssystems aus. Menschen mit belastenden frühkindlichen Erfahrungen verhalten sich nicht einfach so schlecht, sondern weil die schrecklichen Erfahrungen tief in ihre Neurobiologie eingegriffen haben.

Der Verlauf von Trauma zu Krankheit lässt sich am besten mit einer Pyramide darstellen.

DIE PYRAMIDE

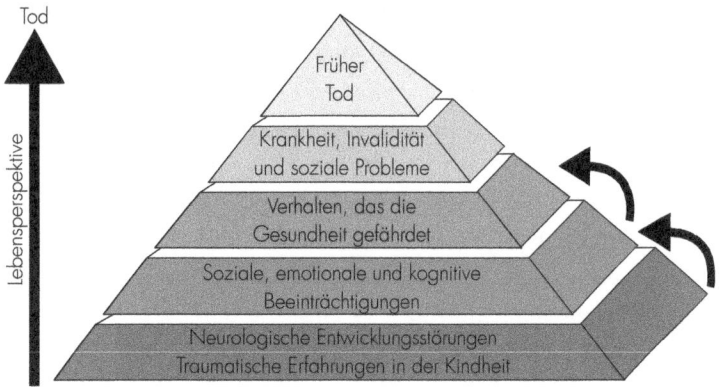

Ein Trauma verändert die Physiologie, also die Beschaffenheit unseres Nervensystems. Dadurch entsteht eine soziale, emotionale und kognitive Beeinträchtigung, die zu einem gesundheitsgefährdenden Verhalten führt – bis hin zu Krankheit und frühem Tod.

Und trotzdem: Für die Entstehung der chronischen Krankheiten ist nicht das Verhalten alleine verantwortlich. Es scheint auch das Trauma selbst zu sein, das die Entstehung begünstigt. Die Gefahr für koronare Herzerkrankungen steigt bei Missbrauch und Vernachlässigung im Extremfall um den Faktor 3,6. Berücksichtigt man in der statistischen Analyse die Ernährungsgewohnheiten, das Sportpensum sowie Alter und Geschlecht, so sinkt der Wert lediglich auf 3,1. Als Haupteinfluss bleibt unterm Strich: das Kindheitstrauma.

Die Forschung ist noch dabei, den genauen Mechanismus zu entschlüsseln, aber ein paar Erkenntnisse liegen schon vor. Wichtigster Übeltäter mal wieder: Stresshormone. In zu hohen Dosen verändern sie nicht nur dauerhaft die Stressachse, sie können auch zu einer erhöhten Blutgerinnung führen, so dass sich schneller Blutgerinnsel bilden, was die Gefahr eines Herzinfarkts oder Schlaganfalls erhöht. Die Gefäßwände von Menschen mit lange bestehenden Depressionen können sich so verändern, dass sowohl einerseits ihre Fähigkeit, sich in Ruhe zu weiten und zu entspannen, gestört wird, als auch andererseits, dass sie auf eine Weise verhärten, die sie anfälliger für Arteriosklerose, umgangssprachlich Arterienverkalkung, macht. Plaques haften unter solchen Umständen besonders gut an, und der Grundstein für die koronare Herzerkrankung ist dann gelegt.

Die direkte Einwirkung der Psyche auf den Organismus scheint derart stark zu sein, dass er unter Umständen als höher zu bewerten ist als ein eventuell ungesundes Verhalten wie zu viel essen. In Studien konnte gezeigt werden, dass Übergewichtige mit einem Body-Mass-Index von über 30 ohne Depressivität kein nennenswert erhöhtes Risiko in der Gesamtsterblichkeit zeigen. Wenn sie allerdings depressiv sind, steigt ihr Sterberisiko um das Dreifache. Depressionen sind für das Herz also offenbar mindestens so gefährlich wie eine ungesunde Lebensweise.

UNSERE SEELE UND DAS IMMUNSYSTEM

Ein weiteres Organsystem, mit dem die Seele ebenfalls in ständiger Kommunikation und engster Zusammenarbeit steht, ist das Immunsystem. In unserer Vorstellung ist das kaum verankert. Sprichwörter wie »Da ist mir aber ein Stein vom Immunsystem gefallen« hört man eher selten. Das liegt vielleicht daran, dass das Immunsystem einfach kein so zentraler Ort wie etwa das Herz ist, sondern ein komplexes Netzwerk, das überall in unserem Körper verwoben ist. Es hat seine Fühler, Mitarbeiter und Schaltstellen im gesamten Organismus verteilt.

Knochenmark und Thymus steuern zum Beispiel die Bildung bestimmter Abwehrzellen. Die Milz speichert Fresszellen, die Erreger direkt angreifen können. In der Darmwand sitzen unzählige Antikörper produzierende Zellen, die Keime und fremde Stoffe erkennen können, sie markieren, zerstören und sich außerdem diese Informationen merken, um das nächste Mal schneller reagieren zu können. Das sind trotzdem nur einige wenige von vielen Organisationseinheiten des Immunsystems. Es hat außerdem Fähigkeiten, die manche Wissenschaftler durchaus für vergleichbar mit denen des Gehirns halten: Es hat ein Gedächtnis, es ist lernfähig, und es verarbeitet Reize aus der Umwelt – manchmal ebenfalls ganz reflexartig, zum Beispiel wenn es schlagartig Antikörper als Antwort auf einen Reiz bilden muss. Gehirn und Immunsystem sind sich in manchen Aufgaben aber nicht nur ähnlich, sie sind auch ein untrennbares Team, denn sie kommunizieren ständig miteinander und beeinflussen sich gegenseitig.

Etwas vereinfacht haben die meisten von uns wohl diese Vorstellung von der Arbeit des Immunsystems: Bakterien oder Viren finden einen Eingang in unseren Körper, das Immunsystem registriert es, bildet Abwehrzellen und schützt uns so vor einer Infektion. Das ist aber immer nur die eine Seite. Die andere ist: Über jedes verdächtige Subjekt, das uns nach der Gesundheit trachtet, wird stets auch immer das Gehirn verständigt. Das passiert nicht nur, weil das Gehirn nun mal der Boss ist, sondern weil es sich im Ernstfall ziemlich nützlich machen kann.

Wenn das Immunsystem Hilfe vom Gehirn anfordert, macht es das zum Beispiel über einen Stoff namens »Interleukin-1«. Interleukine sind Botenstoffe, die unser Abwehrsystem immer ausschüttet, wenn im Körper eine Entzündung stattfindet. Eigentlich kommunizieren verschiedene weiße Blutkörperchen dank dieses Botenstoffes miteinander und verständigen sich im Grunde darüber, wie weiter vorzuge- hen ist. Aber es gibt noch jemanden, der diese Kommunikation mit- hört, und das ist das Gehirn. Registriert es Interleukin-1 in der Blutbahn, weiß es: »Aha, eine Entzündung.« Und anhand der Kon- zentration weiß es auch gleich, wie stark sie ist. Jetzt kann und will das Gehirn unbedingt helfen, zum Beispiel indem es Cortisol aus- schüttet. In diesem Fall hat das Cortisol nicht die eigentliche Funkti- on, uns für Kampf oder Flucht zu wappnen, sondern nun will es ver- hindern, dass unser Blutzuckerspiegel abfällt. Es macht, dass Glucose, also leicht verwertbarer Zucker, ganz schnell aus den Zellen in die Blutbahn geschleust wird, weil der Körper nun mehr Energie braucht. Wenn wir Fieber haben, ist das sehr sinnvoll, oder eben dann, wenn wir tatsächlich in Gefahr sind und uns verteidigen müssen. Dann hät- ten wir dank der Extraglucose mehr Power dafür. In der heutigen Realität, wenn wir gar nicht kämpfen oder flüchten müssen, weil die Bedrohung kein schreckliches Tier, sondern nur ein wichtiger Ter- min ist, ist es leider genau diese Eigenschaft des Cortisols, die uns dick macht. Denn wir verbrauchen die Zusatzenergie gar nicht, statt- dessen ruft der Überschuss an Glucose im Blut das Insulin auf den Plan. Das will den Zucker da weghaben und schiebt es in die Fettde- pots.

Der Cortisolspiegel

Wenn wir Fieber und eventuell eine längere Zeit keinen Appetit haben, ist Cortisol allerdings an unserer Seite und bewirkt im Krankheitsfall etwas Gutes. Den Blutzuckerspiegel aufrechtzuerhal- ten ist dabei nur die eine Sache. Eine andere, die Cortisol gut kann, ist, das Immunsystem zu dimmen. Diese Wirkung macht sich auch die Medizin zu Nutze, um überschießende Immunreaktionen bei einer Allergie, einem Ausschlag oder einer Entzündung zu unterdrücken. Aber jeder, der schon einmal ein Präparat oder eine Salbe mit Cortison – so heißt die synthetische Form von Cortisol – nehmen musste, kennt die mahnenden Worte des Arztes: nie zu lange verwenden, weil ansonsten schwere Nebenwirkungen drohen. So ist das mit dem Cortisol: Etwas davon ist super, zu viel ist eigentlich immer schlecht. Was für das meiste gilt.

Auch das Gehirn will nicht so viel davon und drosselt schon mal das Immunsystem, um sich davor zu schützen. Die Antwort des Immunsystems auf Entzündungen oder psychischen Stress fällt dann etwas milder aus. Das hemmt dann tatsächlich zwar die Ausschüttung von Cortisol, dafür hat man ein anderes Problem: Wir können dann Eindringlinge eben auch nicht so gut abwehren. Das ist der Grund, warum Stress uns eben auch besonders infektanfällig macht.

Ein anderer Botenstoff, der problematisch werden kann, ist das »Interleukin-6«. Auch das wird bei Entzündungen freigesetzt – allerdings auch bei hohem psychischem Stress. In Untersuchungen hat man festgestellt, dass Menschen, die ihre Angehörigen jahrelang pflegen, zum Teil sehr hohe Interleukin-6-Werte haben. Das Gleiche gilt für Patienten mit Depressionen. Interleukin-6 ist aber nicht nur ein Botenstoff, es ist auch ein so genanntes »proinflammatorisches Zytokin«. Es hat die Eigenschaft, Entzündungen im Organismus zu verursachen. Die Immunaktivität wirkt wiederum auf die Seele ein. Man hat es hinter einem Leiden entdeckt, das viele Patienten und Ärzte sehr oft ratlos macht, der so genannten »sickness behavior«.

Die Betroffenen klagen über Erschöpfung, Appetitverlust, Schlafstörungen, Traurigkeit und Interesselosigkeit. Mit derartig unspezifischen Symptomen hat man es als Patient immer schwer. Lange hat man die Anzeichen als Schwächung eines erkrankten Organismus angesehen. In den vergangenen Jahrzehnten wurde jedoch gezeigt, dass es sich bei diesen depressionsähnlichen Symptomen um eine gezielte Anpassung des erkrankten Organismus handelt, um möglichst viel Energie zu konservieren, um Heilung zu ermöglichen. Angestoßen wird dieser Prozess durch ein geschwächtes Immunsystem und die Produktion von Interleukin-6.

Es kann also bewirken, dass wir uns sehr krank fühlen – und auch wirklich krank werden. Wenn Interleukin-6 aufgrund chronischer Belastungen langfristig im Blut zirkuliert, kann es Körperzellen schädigen, fördert die bösartige Entartung von Zellen und hemmt paradoxerweise ausgerechnet diejenigen Immunfunktionen, die uns eigentlich schützen sollen. Die Folge sind chronische entzündliche Erkrankungen, zu denen heute eine Reihe von vor allem im Alter auftretenden Krankheiten gezählt wird: Autoimmunkrankheiten wie Arthritis und Gelenkentzündungen, Morbus Bechterew, Gicht sowie Krebs.

Es gibt derart viele Erkrankungen, die auf einer aus den Fugen geratenen Kommunikation zwischen Seele und Immunsystem basieren, dass es auch hier eine neue Disziplin gibt, die sich dem widmet: die Psychoneuroimmunologie. Man kann davon ausgehen, dass sie noch sehr viele wertvolle Beiträge für die Psychosomatik hervorbringen wird.

ALLES BLOSS EINBILDUNG?

Es ist eine tägliche Tragödie: Die Menschen klagen über Schmerzen in Rücken, Bauch, Kopf oder den Gelenken, sie fühlen sich müde und erschöpft, haben Herz- oder Atembeschwerden, Magen-Darm-Probleme oder Schwindel – und kein Arzt kann eine eindeutige organische Ursache für ihre Probleme aufspüren. Irgendwann hört der eine oder andere schließlich den Begriff »somatoforme Störung«. Zusammen mit Depressionen und Angststörungen gehören sie zu den häufigsten psychischen Erkrankungen in Deutschland.

80 Prozent der Bevölkerung haben zumindest zeitweise eines der Symptome. Frauen sind doppelt so häufig betroffen wie Männer. In der Regel gehen die Beschwerden nach einer Zeit von selbst weg, oder sie werden vom Betroffenen nicht sonderlich beachtet. Bei manchen Menschen halten die Beschwerden allerdings über einen längeren Zeitraum an und können den Alltag der Betroffenen erheblich beeinträchtigen.

Aber wenn sich körperlich nichts feststellen lässt, was haben diese Menschen dann bloß? Bilden sie sich das alles nur ein? Sind sie zu wehleidig? – Nein, nichts von alledem. Sie sind jedoch einer großen Gefahr ausgesetzt, indem sie genau mit solchen Vorurteilen konfrontiert werden oder selbst anfangen, so zu denken.

Teil des Problems ist, dass wir Menschen für Krankheiten immer gerne eine klare Ursache haben: Wenn irgendwo etwas wehtut, dann muss das ja einen Grund haben. Einen »echten« Grund wie eine Verletzung, einen Knochenbruch, eine Entzündung oder die Fehlfunktion eines Organs. Bei den somatoformen Störungen sind die Ursachen aber ganz andere, als wir es uns durch unser Modell von Ursache und Wirkung so vorstellen. Manchmal ist der Anfang zu dieser Erkrankung damit gemacht, dass eine Information in Bereiche hindurchschlüpft, in die sie eigentlich nicht gehört.

Dazu zunächst ein paar unglaublich beeindruckende Zahlen: Unsere Sinnesorgane versorgen das Gehirn mit rund 20 Millionen Bit an Informationen – pro Sekunde. Bewusst verarbeitet das Gehirn davon allerdings im selben Zeitraum nur rund 40 Bit. In unser Bewusstsein gerät also wirklich nur ein äußerst dünner Ausschnitt von dem, was in uns und um uns herum passiert. Wir registrieren nicht nur, was die Umwelt so hergibt, sondern auch, was drinnen in unserem Körper so los ist. Es gluckert, blubbert, pocht und verdaut. Unser Körper ist die ganze Zeit in Action. Dabei geht er allerdings sehr diskret vor und lässt uns mit dem Großteil seiner Wahnsinnsarbeit in Ruhe. Obwohl vielleicht gerade die Gefäße unserer linken Gesäßhälfte ziemlich plattgedrückt werden, weil wir schon so lange auf einem harten Stuhl sitzen, macht der Körper trotzdem keinen großen Alarm, sondern sendet uns lediglich ein sehr diskretes Zeichen, mal bitte eben das Gewicht ein wenig zu verlagern. Das passiert ganz nebenbei, in der Regel kriegen wir das nicht einmal richtig mit, sondern machen ganz ungestört mit dem weiter, was gerade unsere Aufmerksamkeit fordert. So läuft es tausende Male am Tag.

Manchmal kann aber doch etwas aus dem Körperinnern in den Fokus unserer Aufmerksamkeit geraten, und obwohl es keiner eingeladen hat, richtet es sich dort dauerhaft ein. Das kann zum Beispiel während einer besonders belastenden Lebenssituation passieren. Jemandem steht eine wichtige Präsentation vor sehr vielen Menschen bevor, und sein Körper reagiert schon nur beim Gedanken daran mit einem eigentlich normalen Vorgang: Das Herz schlägt schneller, er verspannt sich oder bekommt einen nervösen Magen. In so einer Situation kommt ein Faktor dazu, den man »somatosensorische Verstärkung« nennt. Stress und Ängste können einen Menschen in einen Zustand versetzen, in dem er dazu neigt, seinen Körper verstärkt zu beobachten. Durch diese erhöhte Selbstbeobachtung verändert sich die Wahrnehmung möglicher Körpermissempfindungen, die auch »Körpersensationen« genannt werden. Das heißt, die Intensität wird stärker erlebt und oft fehlerhaft bewertet.

Es kann sein, dass jemand, der seinen Herzschlag ansonsten kaum beachtet, durch das starke Pochen in der Brust plötzlich beunruhigt ist. »Ist das noch normal? Nicht, dass es etwas Ernsthaftes ist«, fragt man sich dann. Und schwupp ist der erste Schritt in eine Aufmerksamkeits- und Befürchtungsspirale getan: Je intensiver ein Mensch seine Aufmerksamkeit nun auf die Beschwerden lenkt, desto stärker werden sie.

Wenn jemand beunruhigende Beschwerden an sich wahrnimmt, macht er meistens das einzig Logische: Er will der Sache auf den Grund gehen und sucht einen Arzt auf. Wenn dieser keine Ursache finden kann, ist das in diesem Falle für die Betroffenen leider oft keine Entlastung, es beunruhigt sie eher, und sie suchen weitere Experten auf oder werden von einem Arzt zum anderen überwiesen. Und plötzlich spielen die Beschwerden eine große Rolle im Leben und können zum zentralen Lebensinhalt werden.

Damit sich die Beschwerden nicht verschlimmern, beginnen viele Betroffene, sich zu schonen. Sie meiden körperliche Aktivität, um zum Beispiel Schmerzen zu lindern oder das Herz nicht herauszufordern. Das ist vielleicht mal wieder kurzfristig gut, langfristig kann es zu einer schlechteren körperlichen Verfassung und damit zu noch mehr oder neuen Missempfindungen führen und zu weiterem psychischen Leid. Körperliche Beschwerden über lange Zeit machen auch die Seele fertig.

SCHMERZEN AUS DEM NICHTS

Eine der häufigsten Beschwerden, die zu den somatoformen Störungen zählen, sind *unklare Schmerzen*. Unklare Schmerzen sind etwas besonders Fieses, denn gerade bei Schmerzen erwarten wir eine klare Ursache. Das hat ein bisschen mit unserer Vorstellung über die Entstehung von Schmerzen zu tun.

Schmerz scheint auf den ersten Blick etwas relativ Simples zu sein. Wir treten auf einen Nagel, und weil auf jedem Millimeter der

Haut tausende Schmerzrezeptoren sitzen, spüren wir dort, wo der Nagel in die Haut sticht, den Schmerz. In Wahrheit ist es aber ein bisschen anders: Der Schmerz entsteht gar nicht an der Einstichstelle, sondern er entsteht im Gehirn. Ein Teil unserer Schmerzmatrix ist im limbischen System angesiedelt, genauer: im »anterioren Gyrus cinguli«, aber auch in der »Inselrinde«. Ein anderer Teil befindet sich in einer Hirnwindung des Scheitellappens. Diese Hirnwindung wird auch als »somatosensorischer Kortex« bezeichnet, wo jede Körperregion wie auf einer mentalen Landkarte verzeichnet ist.

Wenn uns irgendwo im Körper etwas schmerzt, dann wissen wir dank des somatosensorischen Kortex, wo es wehtut. Wie sehr es schmerzt, das spüren wir dank der neuronalen Aktivität im anterioren Gyrus cinguli und der Inselrinde.

Schmerz hängt in manchen Fällen sehr viel weniger davon ab, wodurch er verursacht wird, sondern davon, wie das Gehirn die eintreffenden Reize verarbeitet. Die Nervenleitung zwischen großem Zeh und Schmerzmatrix ist allerdings nicht so stabil wie das Glasfasernetz zwischen Mannheim und Stuttgart. Sie ist sehr komplex, ist auf die Arbeit von Neurotransmittern angewiesen und, wie alles in unserem Körper, durchaus störungsanfällig. So kann es unter bestimmten Bedingungen durchaus passieren, dass ein eher harmloser Reiz unsere Haut berührt, aber unser Gehirn die Wahrnehmung hat, dass uns jemand gerade die Haut abzieht.

Wir stellen uns Schmerz eigentlich immer als Symptom vor, als Ausdruck einer Krankheit. Aber Schmerz kann selbst zur Erkrankung werden. Er kann ohne eine erkennbare Ursache auftreten oder wird durch Reize ausgelöst, die eigentlich zu minimal sind, um allein für sehr intensive Schmerzen verantwortlich zu sein. Dann beginnt für viele Menschen oft eine nervige Odyssee auf der Suche nach der richtigen Ursache und Behandlung.

Manche Patienten haben dutzende Arztbesuche, manchmal gar mehrere Operationen hinter sich, bis sich schließlich herausstellt, dass die Seele und nicht der Körper das Problem ist. Bei jedem dritten Patienten mit Rücken-, Nacken- oder Schulterschmerzen entpuppen sich Depressionen und Ängste als Ursache.

Dabei muss man nicht *Dr. House* sein, um den Krankheitsweg nachvollziehen zu können. Dass wir Rückenschmerzen in Zeiten von Stress haben, ist kein Wunder: Wenn wir angespannt sind, ziehen wir unsere Muskeln zusammen. Harte Muskeln tun weh, daher nehmen wir eine Schonhaltung ein, und alles wird noch schlimmer.

Das ist der simple Pfad. Es gibt aber noch einen, den die Forschung aktuell untersucht: Menschen, die gemobbt werden, klagen oft über Rücken-, Schulter- und Nackenschmerzen. Aber Ursache hierfür sind nicht nur allein schmerzhafte Muskelverspannungen durch Stress. Im Spiel ist offensichtlich auch der oben erwähnte Gyrus cinguli. Kalifornische Wissenschaftler haben vor einigen Jahren herausgefunden[51], dass dieser Bereich aktiviert wird, wenn Menschen sich ausgegrenzt fühlen. Die Nervenzellen in dem Gebiet reagieren auf soziale Ausgrenzung genauso wie auf Schmerzreize. So kann es passieren, dass manche Menschen körperliche Schmerzen empfinden, obwohl es eigentlich ihre Seele ist, die gerade lädiert wird.

Es gibt noch eine weitere Möglichkeit, wie im Körper unklarer Schmerz entsteht. Normalerweise geht Schmerz vorbei, sobald die Ursache verheilt ist, die ihn auslöst. Tatsächlich verschwindet er allerdings nicht unbedingt komplett. Unser Körper merkt sich Schmerz manchmal wie eine schlechte Erinnerung. Jeder Körper verfügt über eine Schmerzbiographie beziehungsweise ein Schmerzgedächtnis. Eindrucksvoll wird das am so genannten »Phantomschmerz« deutlich. Eine Studie des Universitätsklinikums Bonn hat gezeigt[52], dass rund 75 Prozent aller Menschen, denen ein Körperteil amputiert werden musste, unter Schmerzen in dem nicht mehr vorhandenen Körperteil leiden. Mitursache hierfür sind zum einen die jetzt »arbeitslosen« Nerven im Stumpf, die dauerhaft erregt werden, und das Schmerzgedächtnis, das sich an die vor und während der Amputation entstandenen Schmerzen erinnert und weiterhin Schmerzinformationen liefert.

Man vermutet eine Mischung aus den genannten Faktoren zum Beispiel hinter der bis heute rätselhaften Schmerzkrankheit »Fibromyalgie«. Für Betroffene ist sie eine Qual. An ihren Sehnenansätzen, manchmal auch an den Muskeln, bilden sich äußerst druckempfindliche Stellen – so genannte »Tender Points« –, und obwohl sich kein organischer Befund erheben lässt, ruft schon eine leichte Berührung dieser Punkte sehr starke Schmerzen hervor. Nach heutiger Auffassung wird die Fibromyalgie als psychosomatisch rheumatische Erkrankung betrachtet. Tatsächlich sind viele Betroffene depressiv. Es ist allerdings in vielen Fällen schwer zu sagen, was zuerst da war: der Schmerz oder die Traurigkeit. Denn beide Faktoren bedingen und verstärken sich gegenseitig.

Jeder chronische Schmerz ist ein Stressor, der wiederum schmerzhafte Muskelverspannungen verursachen kann – ein Teufelskreis, der die Schmerzerkrankung aufrechterhält und die Betroffenen verzweifeln und häufig depressiv werden lässt.

Manchmal hat Schmerz für einen Menschen aber auch eine Funktion: Man bekommt Aufmerksamkeit, und andere kümmern sich um einen. Sie nehmen einem vielleicht Arbeit ab, so dass man Verantwortung abgeben kann und entlastet ist. Deshalb ist es immer wichtig, Schmerzen ernst zu nehmen und herauszufinden, woher sie kommen. Denn für eine Sache sind Schmerzen wirklich gut und nützlich: um uns auf etwas aufmerksam zu machen.

Aber vielleicht eben nicht auf eine körperliche Erkrankung, deren Ursache wir schon so lange vergeblich suchen, sondern auf etwas ganz anderes. Auf unsere Seele.

VON DER NOTWENDIGKEIT, DIE SEELE ERNST ZU NEHMEN

Manchmal wirkt die Seele so, als würde sie alles Mögliche willkürlich machen. Aber eigentlich macht sie nur, was sie gelernt hat. Manchmal schickt der Schmerz uns auf eine unheimlich spannende Reise: jener zu uns selbst und all dem, vor dem wir am liebsten die Augen verschließen würden. Aber die Seele wird immer wieder an uns rütteln. Sie wird versuchen, uns zu zwingen, sie ernst zu nehmen und sich ihr zu widmen – manchmal durch seelisches Leid, manchmal durch körperliches, manchmal durch beides.

Es klingt ein bisschen wie der Plot eines Hollywoodfilms: Man muss sich seinen dunkelsten Seiten stellen und sich mit ihnen auseinandersetzen, wenn es im Leben insgesamt wieder heller werden soll. An dieser Theorie ist mehr dran, als man meinen würde. Sie ist eine neurologische Notwendigkeit. Sie geht von einer Funktionseinheit in unserem Gehirn aus, die sehr eng mit dem limbischen System und mit unserer Seele verbunden ist: Diese Einheit heißt »anteriorer cingulärer Kortex«, den man einfachheitshalber auch ACC nennen kann. Der Psychotherapieforscher Klaus Grawe hat den ACC ausführlich erforscht und ist zu dem Schluss gekommen, dass diese Einheit immer dann aktiv wird, wenn wir irgendeine Form von »Inkonsistenz« spüren: Das kann eine missliche Lage sein, in der wir uns befinden, ein Konflikt, aber auch Schmerzen oder eine psychische Belastung. Grawe ist sicher, dass der ACC dann eine ganz spezielle Aufgabe hat: Er registriert die Inkonsistenz nicht nur, er ist auch dafür da, dass der Mensch seine Aufmerksamkeit explizit auf die Quelle der Inkonsistenz lenkt. Der ACC soll uns demnach dabei helfen herauszufinden, wer oder was unsere missliche Lage verursacht. Vor dem Hintergrund unseres Grundbedürfnisses nach Kontrolle ergibt das sehr viel Sinn. Wenn ein Mensch weiß, was die Ursache seines Leids ist, kann er sich damit auseinandersetzen, eine gesunde Einstellung dazu entwickeln und damit eine Form der Kontrolle zurückgewinnen.

Leider ist genau das sehr oft aber nicht möglich. Gerade Patienten mit Depressionen geraten manchmal in einen Zustand, in dem ihr ACC überhaupt nicht mehr auf Reize anspricht. Warum er so stark gehemmt ist, ist noch unklar. Aber in diesem Zustand scheint er die bewusste Auseinandersetzung mit Schwierigkeiten zu verhindern. Patienten mit Depressionen grübeln zwar unablässig über die Probleme, die sie haben, gelangen aber nicht an den ursächlichen Kern und finden keine Lösung aus eigener Kraft.

Nach Grawes Theorie wird die Arbeit des ACC auch dadurch immer wieder lahmgelegt, weil ein Mensch auf Inkonsistenz sehr oft mit Verdrängung reagiert, also wenn wir unsere Probleme immer wieder leugnen, wegschieben, bagatellisieren und nicht konstruktiv darüber nachdenken können. Dieser Pfad wird dann stärker als das, was der ACC eigentlich von uns will: Auseinandersetzung und Kontrolle. Stattdessen wirken die verdrängten ungelösten Probleme immer wieder auf uns ein – als seelischer oder körperlicher Schmerz.

Wenn wir uns nicht auseinandersetzen, verhindern wir kurzfristig vielleicht Anstrengungen, gleichzeitig nehmen wir uns aber die wichtige Möglichkeit, unsere Probleme bewusst zu betrachten, um dann einen eigenverantwortlichen Umgang mit ihnen zu finden. Wir nehmen uns die Chance, dass es uns besser geht und wir unser Leben wieder in der Hand haben.

Wenn die Natur sich extra die Mühe macht und sich eine Funktionseinheit ausdenkt, die unserer Seele einflüstert: »Suche und widme dich den Dingen, die dich verletzen«, dann ist das mehr als ein Wink mit dem Zaunpfahl.

Kapitel V

Das Gleichgewicht

Wie die Seele Halt findet

DIE THERAPIE:
EINE ABENTEUERREISE ZU SICH SELBST

Auch wenn ich hier wirklich lieber etwas anderes behaupten würde: Sich mit sich selbst auseinanderzusetzen, ist anstrengend. Lohnt es sich? Definitiv!

So viele Menschen kämpfen und leiden, sie verdrängen und kompensieren, sie versuchen, sich irgendwie wirksam zu retten – und sie straucheln. Und so viele Menschen wagen den entscheidenden Schritt, sich professionell helfen zu lassen, oft sehr spät. Obwohl für seelische Leiden sehr viele sinnvolle und außerordentlich erfolgreiche Behandlungen zur Verfügung stehen, ertragen Menschen jahre- und jahrzehntelang seelische und körperliche Schmerzen. Sie nehmen hin, dass sich ihr Zustand immer weiter verschlimmert, oft bis sie völlig am Ende sind.

Noch immer herrschen in den Köpfen die Vorurteile, bloß nicht »so jemand sein, der sein Leben nicht allein in den Griff kriegt«. Man sei ja nicht dumm, verrückt oder bedürftig. Diese Haltungen sind oft bereits ein Teil der Störung. Viele Menschen mussten seit der Kindheit oder Jugend lernen, allein zurechtzukommen – vielleicht weil keine vertrauensvolle Hilfe verfügbar war, weil die Arbeit, Überforderung oder eine Erkrankung der Eltern Fürsorge und Unterstützung verhinderten. Oder weil diese Bezugspersonen willkürlich und damit unsicher und gefährlich waren. Nicht selten sogar explizit schädlich und zerstörerisch. Viele haben auch vorgelebt bekommen, stark sein zu müssen, dass es einen starken Charakter zeigt, wenn man andere nicht braucht. Selbst wenn dies eine Sicht ist, die in das Leiden hineinführt. Dabei fallen Sätze wie »Ich muss das allein schaffen« und »Ich darf niemandem zur Last fallen«. Sie spiegeln die dramatischen Einstellungen mancher Menschen zu sich selbst wider.

Gerade in Familien, in der eine saubere, intakte Fassade wichtiger ist als die Personen innerhalb der Familie selbst, entwickeln Menschen das Überlebensprinzip »Einzelkämpfer« und lassen sich von diesen gnadenlosen Sätzen leiten. Die Vorstellung, sich Hilfe zu suchen, grenzt für sie an Absurdität und wird deshalb oft als maximales Versagen abgewehrt.

Dabei kann man die Sache auch vollkommen anders sehen: Jeder Mensch, der die Praxisschwelle überschreitet, zeigt spätestens da, dass er sich ein besseres und gesünderes Leben für sich vorstellen kann. Dass er es offensichtlich wert ist, auf sich zu achten, und dadurch den Mut aufbringen kann, diesen Schritt zu gehen. Dafür meinen ganzen Respekt!

Eine Therapie ist Arbeit. Gerade anfänglich ist sie oft ziemlich schmerzhaft, und man kann auf Dinge stoßen, bei denen der Wunsch besteht, sie gar nicht entdeckt haben zu wollen. Es ist sehr wahrscheinlich, dass man traurige, verzweifelte, wütende und ohnmächtige Gefühle im Verlauf einer Behandlung erlebt, und auch, dass man daran zweifelt, ob die Entscheidung zur Therapie wirklich die richtige gewesen ist.

Aber eins erlebe ich immer wieder: Die Entlastung und Einflussnahme, die ein Patient für sich selbst gewinnt, wenn er für sein Leben einsteht, und sich gerade macht. Jene, die eine Behandlung durchlaufen haben, nehmen sich ernster, verhalten sich selbst und auch anderen gegenüber würdiger. Und manch einer beschreibt es so: »Ich fühle mich, als wäre ich ein anderer, ein freierer Mensch geworden.«

Das Wissen über sich selbst – wie man funktioniert, fühlt und reagiert – bedeutet, eine Gebrauchsanleitung für sich zu haben und diese auch anderen vermitteln zu können. Es bedeutet, sich nicht mehr ohnmächtig und hilflos zu empfinden. Man wird durch eine Therapie kein anderer Mensch. Aber es ist möglich, einen anderen, gesünderen Weg zu finden, wie man mit dem, der man nun mal ist, umgehen kann. Aber wie wirkt Therapie eigentlich?

Wirkung

Und wie funktioniert Therapie? Okay, da sprechen zwei Menschen miteinander, und hinterher ist einer sein seelisches Leid losgeworden. Durch Reden?

Dass manche Menschen da skeptisch sind, ist durchaus verständlich. Es gibt keine andere Therapie auf der Welt, in der Menschen durch Sprechen behandelt werden. Und trotzdem: Psychotherapie ist ohne jeden Zweifel eine sehr wirksame Methode zur Behandlung von psychischen Störungen.

Zum Glück ist das nicht nur meine Meinung, weil ich es jeden Tag in meiner Praxis erlebe, sondern weil sich auch die Forschung seit Jahrzehnten intensiv mit der Frage beschäftigt, ob Therapie wirkt oder nicht, und wenn ja, wie. Es gibt die so genannte »Ergebnisforschung«, die der Frage nachgeht, ob Psychotherapie überhaupt wirksam ist. Und es gibt die »Prozessforschung«, die sich die unterschiedlichen Therapiemethoden anschaut, um beurteilen zu können, welches die erfolgreichste Methode ist.

Es wäre schön, hier jetzt einfach die beste präsentieren zu können wie bei der Stiftung Warentest. Aber der Clou ist, dass die Ergebnisforschung bisher zu einem nicht ganz eindeutigen Ergebnis gekommen ist.

Dazu ein kurzer Ausflug in das Märchen *Alice im Wunderland*.

Dodo-Bird-Hypothese

In einer Szene des Kinderbuches von Lewis Caroll veranstalten Alice und ein bunter Haufen unterschiedlicher Kreaturen ein Rennen. Die Regeln sind nicht gerade konventionell: Jeder darf innerhalb eines Kreises so herumrennen, wie er möchte. Nach einer halben Stunde ruft der Dodo-Vogel, der in dem Buch eine tragende Rolle hat, das Ende des Rennens aus. Die Teilnehmer wollen nun natürlich unbedingt erfahren, wer gewonnen hat. Der Dodo-Vogel denkt gut nach und verkündet schließlich: »Jeder hat gewonnen, jeder bekommt einen Preis!«

In der Psychotherapieforschung spielt der Vogel insofern eine Rolle, als das Ergebnis einer Überblicksarbeit zu Psychotherapie-Vergleichsstudien vor vielen Jahren unter dem Begriff »Dodo-Bird-Hypothese« für viel Aufmerksamkeit sorgte. Die Hypothese bekam diesen Namen, weil sie bei der Beurteilung der verschiedenen Psychotherapieverfahren zu dem gleichen Schluss kam wie der Vogel Dodo im Märchen: »Alle haben gewonnen und verdienen einen Preis.« Oder in diesem Kontext ausgedrückt: »Alle Therapieformen haben gewonnen, alle helfen Patienten (mehr oder weniger) gut.«

Aber wie kann das bloß sein? Auch das weiß man im Grunde heute sehr gut.

Heilelemente

Therapie scheint immer dann wirksam zu sein, wenn sie bestimmte »Heilelemente« erfüllt – und dann ist es egal, ob jemand zum Psychoanalytiker, zu einem Schamanen oder zu einer Urschreitherapie geht. Der Hirnforscher und Neurobiologe Gerhard Roth hat vier Faktoren beschrieben, die diese Heilelemente ausmachen:

1. Zwischen Patient und Therapeut muss eine Vertrauensbeziehung bestehen. Der Patient muss ein positives Gefühl bezüglich der Kompetenz des Therapeuten und dessen Willen haben, ihm helfen und ihn unterstützen. Und der Therapeut muss ein wahrhaftiges Interesse am Leiden des Patienten haben.

2. Die Behandlung findet innerhalb eines Rahmens statt, der einer geeigneten und anerkannten Heilstätte entspricht, die Zuflucht vor den Anforderungen und Ablenkungen des Alltags bietet sowie eine Aura wissenschaftlicher Heilkunst besitzt. Vielleicht sehen viele Praxen deshalb recht klassisch aus, mit zwei bequemen Sesseln, die sich gegenüberstehen, oder – bei der Psychoanalyse – die rote Couch. Sicher kann sich jeder vorstellen: Ein Therapeut kann noch so gut sein, wenn seine Praxis in einem finsteren, muffigen Keller liegt, macht sich sicher keine »Aura wissenschaftlicher Heilkunst« breit. Zu steril sollte sie jedoch auch nicht sein, denn Kühle schafft Distanz. Wärme hingegen erzeugt Nähe.

3. Die Behandlung beruht auf einer expliziten Behandlungstheorie beziehungsweise einem Behandlungsmythos, der auf einer optimistischen Philosophie der menschlichen Natur aufbaut. Das liefert ein für den Patienten sinnvolles Erklärungsschema für die individuelle Störung und die durchgeführte Behandlungsmethode.

4. Die Behandlung folgt einem Behandlungsplan, der mit dem Patienten zusammen erstellt wurde und Therapieziele beinhaltet. Bestimmte Maßnahmen, die der Patient zusammen mit dem Therapeuten oder auch allein durchführt.

Therapeutische Allianz

Es gibt noch etwas Übergeordnetes, das neben all diesen Heilelementen gefördert werden muss, wenn eine Therapie erfolgreich sein soll: ein Arbeitsbündnis. Psychologen sprechen auch von der »therapeutische Allianz«. Sie bezeichnet die professionelle Verbindung zwischen Patient und Therapeut hinsichtlich Vertrauen, Sicherheit, Verlässlichkeit und positiver Beziehung.

Der erste und schwierige Prozess des Patienten ist es, ein Vertrauensgefühl für den Behandler zu entwickeln, also zu seinen Fähigkeiten, seiner Vorgehensweise und seiner Umgangsart. Und der Behandler wiederum muss in der Lage sein, die Befindlichkeit des Patienten zu erfassen, zu verstehen und empathisch mitzuschwingen. Vielleicht hört sich das ein wenig banal an, tatsächlich passiert durch diese Interaktion jedoch etwas sehr Wesentliches in der Therapie: Ihr eigentlicher Wirkmechanismus wird erzeugt, also der Grund, warum Therapien funktionieren, egal, für welche Therapieart man sich entscheidet. Um den Mechanismus zu verstehen, muss man sich noch einmal die Arbeit des Gehirns vergegenwärtigen.

Neuronale Plastizität

Obwohl die Sache im Grunde so logisch ist, hat man sie sehr lange quasi für unmöglich gehalten: Ein Gehirn, so dachte man, wachse vor allem in der Kindheit, dann passiere während der Pubertät noch einmal ziemlich viel, aber dann sei es irgendwann fertig, und später baue es bloß noch ab. Zum Glück weiß man heute, dass es ganz anders ist.

Unser Gehirn hört nie auf, sich zu verändern. Man kann sagen, dass es bis zu unserem Tod nicht fertig ist. Es hat die biologisch festgelegte Fähigkeit, sich durch Lernen durch Erfahrungen, durch neue Bedingungen in der Umgebung immer wieder zu verändern und anzupassen. Neurologen nennen diese Eigenschaft »neuronale Plastizität«.

Wenn man die Entwicklungsgeschichte der Arten betrachtet, kann es gar nicht anders sein: Es ist schließlich genau diese Anpassungsfähigkeit des Nervensystems, die uns durch Millionen von Jahren der Evolution bis hierher gebracht hat. Es wäre seltsam, wenn das Gehirn die Fähigkeit dazu einfach eingestellt hätte.

Und es ist auch dieser Mechanismus, der wirkt, wenn ein Mensch sich in Therapie begibt. Denn psychische Störungen sind nicht einfach nur seltsame Spielarten der Persönlichkeit. Sie beruhen in der Regel auf falsch gebahnten Netzwerken, Strukturen und Prozessen in unserem Gehirn, weil bestimmte Erfahrungen, Denk- und Verhaltensweisen so lange und so massiv auf sie eingewirkt haben, bis sie sich dahingehend verändert haben.

Das ist die große Chance und Möglichkeit für einen Patienten in einer Therapie: Wenn das in die eine Richtung möglich ist, funktioniert es auch in die andere. Es ist möglich, durch Erfahrungen, die innerhalb einer Therapie gemacht werden, neuronale Verbindungen im Gehirn neu oder anders zu bahnen, von denen aus dann ein anderes Verhalten, Fühlen und Denken ausgeht.

Noch vor ein paar Jahren hat man sich das als eine Art Löschung vorgestellt. Es gab die Theorie, dass belastende Erfahrungen zum Beispiel durch Konfrontation mit ihnen quasi »gelöscht« werden. Dazu gibt es heute eine korrigierte Theorie: Den Radiergummi für die Seele gibt es leider nicht. Man kann belastende Erfahrungen und Erlebnisse nicht einfach löschen, so schön der Gedanke auch wäre. Aber man kann sie überschreiben beziehungsweise über*lernen*.

Sie verschwinden also nicht, können aber durch positive und stärkere Erfahrungen und Einstellungen überlagert werden, bis diese neuen in den Vordergrund treten.

Voraussetzung und Beginn jeder neuronalen Bahnung ist die Aktivierung dessen, was gebahnt werden soll – und es muss wiederholt und anhaltend aktiviert werden. Alles, was der Patient neu denken, fühlen und tun möchte, muss also oft hervorgerufen werden.

Aus der toxischen Selbstsicht »Ich kann nichts, ich bin ein Versager« können im Rahmen einer Therapie und mittels Übungen für neues Verhalten positive Erfahrungen gesammelt werden. Dadurch wird eine konstruktivere und zuversichtlichere Sichtweise auf sich selbst möglich, die die alte ersetzt. »Ich habe mein Bestes gegeben, ich bin okay, so wie ich bin.« Die Veränderung geschieht daher primär durch das Handeln, nicht durch das Denken. Es beeinflusst das Denken und Fühlen jedoch enorm positiv.

Während ein neuer Weg geebnet wird, wächst ein alter zu. Und das ist mindestens genauso wichtig – und genau das macht Therapie. Man kann diesen Prozess mit einer Straße vergleichen, die geteert und häufig befahren war. Wenn sie nicht mehr benutzt wird, holt sich die Natur die Straße zurück.

Aber noch etwas Entscheidendes passiert durch Therapie im besten Falle: Wie in Kapitel III beschrieben, findet man bei Menschen mit Ängsten oder Depressionen oft eine übermäßig aktive Amygdala. In Studien konnte gezeigt werden, dass diese Bereiche bei Patienten dann besonders aktiv waren, wenn sie mit Sätzen konfrontiert wurden, die ihr Leiden wiedergaben. Die Studienteilnehmer waren emotional, aber auch neurobiologisch voll im schmerzhaften Geschehen, wenn man sie derart konfrontierte. 15 Monate nach einer Therapie untersuchte man sie noch einmal – die Aktivität der betroffenen Hirnregionen unterschied sich kaum noch von denen der Personen in der Kontrollgruppe. Die Hirnareale hatten sich unter der Therapie beruhigt. Je besser die Beziehung zwischen Therapeuten und Patient ist, umso leichter schien der Prozess abzulaufen. Aber wieso?

Das liegt daran, dass eine gute therapeutische Allianz eines unserer zentralsten Bedürfnisse aktiviert: das Bindungssystem. Die meisten Menschen mit psychischen Störungen haben schlechte Bindungserfahrungen gemacht. In einer Therapie wird ihr Bindungsbedürfnis neu stimuliert. Zugleich erleben Patienten, dass sie offensichtlich selbstwirksam Bindung herstellen und halten können, was sich zuversichtlich auf weitere Situationen auswirkt. Freundliche, aufmunternde Worte, vertrauensvolle Interaktion, gemeinsames Lachen und Beistand, aber auch nonverbale Kommunikation wie Zugewandtheit, Blicke, Gesten oder Mimik regen das System unserer endogenen Opioide, von Serotonin und Oxytocin an. Man hat diesen Vorgang auch bei einem Austausch von Geheimnissen festgestellt. Und in einer Therapie werden eine Menge Geheimnisse ausgetauscht!

Oxytocin macht aber nicht nur, dass jemand sich für einen Moment wohlfühlt, seine Wirkung kann viel nachhaltiger sein. Es setzt gleichzeitig eine Kettenreaktion weiterer Helfer für die Gesundwerdung der Seele in Gang: Es sorgt dafür, dass endogene Opioide ausgeschüttet werden, was seelische und körperliche Schmerzen lindert und die Freisetzung von Stresshormonen deutlich mindert. Die Patienten fühlen sich nicht nur weniger belastet, ihr Körper ist es auch. In so einem Zustand fällt es den Patienten leichter, den Fokus von den bedrohlichen Erlebnissen zu nehmen und das Grübeln über ihre trostlose Situation immer öfter zu verlassen. Das Leiden kann weniger beachtet werden, was eine Spirale nach oben anstößt; es wird zunehmend leichter.

Zudem unterstützt die Ausschüttung von endogenen Opioiden und Serotonin die Neubildung von Nervenzellen in den »Basalganglien«, die das »Überlernen« der alten Erfahrungen erleichtern. Diese Basalganglien regeln wichtige Funktionen: Motorik, Kognition und das limbische System sowie schrittweises Planen mit vorwegnehmendem Denken und der Bildung von Erwartungen. Und im besten Fall mündet dieses Planen nicht mehr in die Katastrophen von früher, sondern entsteht in den neuen Bahnen, die mit Zuversicht überschrieben sind.

Selbsttherapie

Neuronale Strukturen neu zu bahnen ist nicht leicht. Ganz besonders die, die belastend und drängend ausgeprägt sind. Sie sind kraftvoll gebahnt und laufen außerdem automatisch ab. Jemand, der sich selbst auf eigene Faust ändern möchte, weil er seine Probleme spürt, hat zwar eine gute Wahrnehmung, wird meist aber immer wieder in die kraftvoll gebahnten Strukturen rutschen. Deswegen gibt es wohl auch so viele Ratgeber zur persönlichen Entwicklung auf dem Buchmarkt. Sie enthalten tausende toller Methoden, aber es ist kaum möglich, sie langfristig auf eigene Faust im Alltag zu festigen. Im Tandem mit einem Therapeuten klappt es deshalb sehr viel besser.

DIE KOSTEN: DIE KRANKENKASSEN UND WAS SIE ZAHLEN

Die Palette an Therapien ist sehr groß, von der Krankenkasse werden allerdings nur drei Formen bezahlt, deren Wirksamkeit am besten belegt ist.

Verhaltenstherapie

Denken, fühlen, handeln machen wir ständig, ob günstig für uns oder nicht. Wir hoffen immer das Beste, erleben es aber viel zu oft nicht. Wir können nicht mal eben unser Denken zum Positiven beeinflussen, nur weil wir es uns wünschen oder den Wünschen und Appellen anderer folgen. »Denk doch nicht immer so negativ!« – Das hören viele Patienten, und das klappt nicht. Der Kern dieser Behandlungsmethode richtet sich auf unser Tun. Allerdings nicht mal so eben, sondern mit verhaltenstherapeutischer Unterstützung, in der man sich ein anderes, gesundheitsförderliches Verhalten erarbeitet, das jenseits der gewohnten Pfade liegt. Stimuliert uns das neue Handeln, verändert sich auch das Denken und Fühlen zum Positiven, so wie es sich der Patient selbst wünscht und wie es sich seine Lieben um ihn herum auch für ihn wünschen. Sein Verhalten ist dann auf die Therapieziele abgestimmt, die er selbst zu Beginn der Behandlung benannt hat.

Wenn wir davon ausgehen, dass es unsere Grundüberzeugungen, Schemata, verletzten Grundbedürfnisse, Bewertungen und Erfahrungen sind, die uns in die Störung geführt haben, dann gilt es, diese erst einmal zu verstehen. Da jeder Mensch ganz individuelle Ursachen für seine Leiden mitbringt, gilt es, diese aufzuspüren. Das ist oft Detektivarbeit, die aus Testdiagnostik, Exploration der Symptomatik und des biographischen Profils sowie Analysen schwieriger Situationen besteht. Was auch immer herauskommt, ist mindestens genauso wichtig wie die Tatsache, dass der Patient nachvollziehen kann, wie, warum und wozu er so geworden ist.

Der nächste große Schritt: Es geht um die Wahrnehmung und Bewusstwerdung der Sichtweisen auf uns selbst und andere, auf unsere Bewertungsschemata sowie die Schlüsse, die wir ständig daraus ziehen und nach denen wir unser Handeln ausrichten und warum das manchmal eben nicht zu unserem Besten ist.

Dann liegt die therapeutische Arbeit darin, mit dem, was ein Patient in unterschiedlichen Situationen wahrnimmt, Neues zu kreieren – und das für alle Bereiche: Gedanken mit den dazugehörigen Bewertungen, Einstellungen zu sich und anderen, Sichtweisen, Gefühle und Handlungsimpulse. Neue, angemessene, gesundheitsförderliche Verhaltensmuster zu erlernen geschieht über Verhaltensübungen, Vermittlung von Entspannungstechniken zur Anspannungsregulation, Neugier und ganz viel Ausprobieren. Neues zu versuchen ist dann tägliche Arbeit.

Konfrontationsübungen werden dann gemacht, wenn es um angstauslösende Situationen geht: manchmal »in sensu«, das heißt in der imaginativen Vorstellung, oder auch »in vivo«, das bedeutet im richtigen Leben. Die Übungen machen den Patienten unempfindlicher für schwierige Situationen, die mit umfangreichen Befürchtungen verknüpft sind. Das Angstgefühl wird reduziert, das innere Erleben und Überzeugungen verändern sich. Zum Beispiel dahingehend, dass man es doch schaffen kann, entspannt allein in einem Café zu sitzen und Kaffee zu genießen.

Mit der Zeit haben Patienten daran sogar Spaß und denken sich selbst Übungen aus, die vorher schwierig waren, und erproben sich. Die Zuversicht steigt dann ziemlich an, und Gefühle von Stolz und Wirksamkeit breiten sich in ihnen aus.

Für solche Übungen ist eine stabile, zugewandte, sichere und förderliche Therapeuten-Patienten-Beziehung enorm wichtig, und deshalb steht sie bei der Verhaltenstherapie auch besonders im Vordergrund. Es wird sehr viel Raum und Zeit gegeben, dass sie sich entwickeln kann. Denn nur auf dieser Grundlage kann man sich schwieriger Themen oder konfrontativer Übungen überhaupt erst annehmen. Sie ist wie Netz und doppelter Boden, die den Patienten zur Not auffangen können.

Positive Veränderungen entstehen häufig bereits nach kurzer Zeit. Dennoch gilt es, den alten Strukturen, die immer wieder die Oberhand gewinnen wollen, keinen Raum zu geben und den Effekt der gesunden Selbstfürsorge zu verstärken, bis der Patient wieder »Herr oder Frau im eigenen Haus« ist.

Patienten empfinden diese Form der Therapie als handfest und, weil sie selbst Einfluss nehmen, auch kontrollierbar. Zudem sind Abläufe im Innen und Außen verständlich und nachvollziehbar, was ihnen ein Gefühl der Sicherheit gibt. Es werden Erklärungsmodelle erarbeitet, wie die individuelle Störung entstanden ist, was sie aufrechterhält und welche Auslöser besonders tricky sind. Ressourcen werden ausgegraben und genutzt, um in Übungen die gewünschten Veränderungen zu bewirken.

Die Behandlung dauert zwischen drei Monaten und drei Jahren – je nachdem, in welchem Abstand die Einzelgespräche stattfinden und wie viele Sitzungen bewilligt wurden. In der Regel findet die Behandlung ein- bis zweimal wöchentlich statt. Patient und Therapeut sitzen sich gegenüber und interagieren offen miteinander. Übungen werden ausgiebig vorbesprochen und gemeinsam oder allein durch den Patienten durchgeführt.

In der verhaltenstherapeutischen Behandlung gibt es grundsätzlich zwei Richtungen. Die »standardisierte Verhaltenstherapie«, in der festgelegte Programme oder auch störungsspezifische Konzepte wie etwa die »dialektisch-behaviorale Therapie« für Borderline-Störungen oder das »soziale Kompetenztraining« für Sozialphobie trainiert werden. Und die »integrative Verhaltenstherapie«, bei der ein Patient in seiner Gesamtheit seines inneren Erlebens und seiner Lebensäußerungen wahrgenommen und verstanden wird, und diese für ihn erklärbar werden.

Ich bin Verhaltenstherapeutin, weil mich das Konzept überzeugt, und ich sehe die Erfolge, die diese Methode bei Menschen bewirken kann, jeden Tag. Aber ich freue mich sehr darüber, dass die einzelnen Schulen nicht mehr so hart voneinander getrennt sind, wie es früher der Fall war. Dass heute auch unterschiedliche Betrachtungen aus der Tiefenpsychologie wie aus der Analyse einfließen dürfen, ist hilfreich für Patienten.

Die Möglichkeit der eigenen Einflussnahme, dass ein Patient sein eigener Therapeut werden kann und zunehmend unabhängig wird, ist das, woran ich gern aktiv, kreativ und unterstützend beteiligt bin. Und dann ist Folgendes einfach schön zu hören: »Frau Wery von Limont, ich glaube, Sie sind überflüssig!«

Psychoanalyse

Diese Lehre folgte noch den ursprünglichen Theorien von Sigmund Freud. In der Psychoanalyse wird einfach drauflosgequatscht – und das ist in keiner Weise respektlos gemeint. Patienten beschreiben alles, was ihnen durch den Kopf geht und was sie innerlich wahrnehmen. Das Gesagte wird vom Analytiker nicht bewertet oder beurteilt, dafür aber gedeutet. Er achtet sowohl darauf, was gesagt wird, als auch, wie es gesagt wird und wie sich ein Patient ihm gegenüber verhält. Im Verlauf der Behandlung ergibt sich dann eine Art Muster, bei welchem erkennbar wird, wie der Patient mit sich selbst und anderen umgeht.

Der Patient wird »Analysand« genannt und liegt auf der klassischen roten Couch, die natürlich nicht immer rot sein muss. Der Analytiker sitzt hinter ihm, so dass kein Blickkontakt besteht. Er hört mit »gleichschwebender Aufmerksamkeit« zu und teilt seine

Erkenntnisse, die er während des psychoanalytischen Prozesses gewonnenen hat, mit.

Die Behandlung dauert oft drei bis fünf Jahre bei durchschnittlich 300 Therapiestunden oder länger. Das Setting der Sitzungen ist streng einzuhalten, ungefähr drei- bis fünfmal die Woche. Die Veränderungen treten langsamer hervor als bei der Verhaltenstherapie, so dass im Zuge der allgemeinen Kostenbetrachtung die Analyse ein bisschen ins Visier der Krankenkassen geraten ist.

Was alle Schulen mittlerweile gemeinsam haben, ist die Ansicht, dass die Entwicklung in der Kindheit entscheidend für die spätere Persönlichkeitsbildung ist und die Ursachen für psychische Störungen und für Verhaltensstörungen oft hier zu finden sind.

Tiefenpsychologie

Die Psychoanalyse nach Sigmund Freud hat im Verlauf vieler Jahrzehnte wie ein Stammbaum viele Verzweigungen und Weiterentwicklungen erfahren. Die Tiefenpsychologie ist einer ihrer Verästelungen. In dieser Schule besteht die Annahme, dass das »dynamisch Unbewusste« den wesentlichen Faktor psychischen Leids darstellt. Es besagt, dass viele mentale Vorgänge innerhalb eines Menschen unbewusst ablaufen. Der »dynamisch unbewusste« Teil dieser Vorgänge wird als »alogisch« (also nicht logisch), widersprüchlich und/ oder zeitlich ungeordnet betrachtet.

In der Behandlung werden unbewusste Konflikte, die auch die Beziehung zum Psychotherapeuten bestimmen, aufgedeckt und explizit betrachtet. Tiefenpsychologisch arbeitende Therapeuten helfen den Patienten, die unbewussten Faktoren ihrer psychischen Beschwerden herauszufinden. Zugleich unterstützen sie diese dabei, ihre Konflikte aufzulösen. Es soll auf diese Weise eine gesündere und weniger belastende Lebensgestaltung möglich werden.

Die Gespräche verlangen vom Patienten ein hohes Maß an Offenheit und Vertrauen in den Therapeuten. Die Betrachtung der Konflikte ist zeitlich nicht begrenzt und beinhaltet kindliche oder frühkindliche Konflikte ebenso wie aktuelle. Patient und Psychotherapeut arbeiten zielorientiert. Ziele und Schwerpunkte werden vor und während der Behandlung miteinander besprochen. Patient und Therapeut sitzen sich gegenüber und sind im Austausch. Die Länge ist unterschiedlich und kann zwischen drei Monaten und drei Jahren dauern, je nachdem, in welchem Abstand die Einzelgespräche stattfinden. In der Regel ein- bis zweimal wöchentlich.

In der Behandlung steht nicht das *Symptom* im Vordergrund der Betrachtung, sondern der *tiefere Blick auf die Ursachen*. Die Weiterentwicklung und Entfaltung eines Menschen ist unter günstigen Bedingungen wie zum Beispiel der wertschätzenden Zuwendung, Offenheit und Akzeptanz möglich.

DIE HÜRDEN: HINDERNISSE AUF DEM WEG ZUR THERAPIE

Dass Therapien helfen und Krankenkassen für drei Therapieschulen bezahlen, wissen wir nun. Zumindest theoretisch. Theoretisch haben die gesetzlichen Krankenkassen eine Versorgungspflicht, die durch das Sozialgesetzbuch geregelt ist. Demnach hat jeder Patient die freie Arztwahl, was auch für Psychotherapeuten gilt. Allerdings gilt das nicht für alle Therapeuten.

Die meisten Menschen, die auf der Suche nach einem Therapie-platz sind, gehen davon aus, dass jemand, der »Psychotherapeut« auf seinem Praxisschild stehen hat, auch mit den gesetzlichen Kranken-kassen abrechnen darf. Dem ist nicht so. Der Begriff »Psychothera-peut« ist nicht geschützt und sagt nur bedingt etwas über die Qua-lifikation eines Behandlers aus.

Geschützt sind die Begriffe »psychologischer Psychotherapeut« (PP) und »Kinder- und Jugendlichenpsychotherapeut« (KJP). Sie sind einem Arzt gleichgestellt, das heißt, bei ihnen kann man über die Versicherungskarte mit Krankenkassen abrechnen wie beim Hals-Nasen-Ohren-Arzt. So weit die Theorie. In der Realität ist es etwas komplizierter.

Die psychologischen Psychotherapeuten, die mit den gesetzli-chen Kassen abrechnen können, stehen in limitierter Anzahl zur Verfügung. Das ist noch diplomatisch formuliert. Konkreter gesagt: Es gibt viel zu wenige von ihnen. Nicht, weil es so wenige Thera-peuten an sich gibt, sondern weil die Vergabe der Kassensitze streng durch einen Ausschuss der Kassenärztlichen Vereinigung geregelt wird. Manche Kollegen ziehen sogar in ein anderes Bundesland, um dort einen Kassensitz zu ergattern. Psychologische Psychotherapeu-ten dürfen natürlich auch ohne Kassensitz eine eigene Praxis eröff-nen und Patienten behandeln. Dann dürfen sie allerdings nicht mit den gesetzlichen Krankenkassen abrechnen. Sie können dann eben nur Privatpatienten behandeln oder Menschen, die bereit und in der Lage sind, die Kosten für eine Psychotherapie selbst zu tragen. Es ist daher für Patienten eine echte Herausforderung, einen Be-handlungsplatz bei einem »Kassentherapeuten« zu bekommen. Und viele, die sich da durchkämpfen, haben bereits einen entscheiden-den therapeutischen Effekt hinter sich. Nämlich den, für sich und ihre Gesundheit einzustehen.

Gerade in Großstädten und Ballungsräumen gibt es viele Kassentherapeuten, und die Kassenärztlichen Vereinigungen finden, dass es ausreicht, um die Bevölkerung mit Psychotherapie zu versorgen. Das wäre toll, aber dann gäbe es keine Wartezeiten von sechs Monaten und länger für einen Behandlungsplatz. Die Kassentherapeuten sind verpflichtet, für Menschen, die sich für eine Therapie interessieren, eine so genannte »Sprechstunde« anzubieten. Dieses Erstgespräch dient ausschließlich einer ersten diagnostischen Abklärung. Die Psychotherapierichtlinien sehen für den Patienten die Pflicht vor, ein solches Erstgespräch durchzuführen, ungeachtet dessen, ob dort eine weitere Behandlung möglich ist.

Ein Erstgespräch bei einem Kassentherapeuten bedeutet leider nicht zwingend, dort auch die weitere Behandlung zu bekommen. Der Patient muss unter Umständen mehrmals neuen Behandlern seine aktuelle Befindlichkeit, Teile der Lebensgeschichte und Belastungen erzählen, damit dieser eine diagnostische Einschätzung vornehmen kann.

Mit den Lebenshintergründen, die Patienten bisweilen mitbringen, stellt diese Form des Therapieeinstiegs durchaus eine erhebliche Hürde dar. Es kommt bisweilen sogar zur Re-Traumatisierung und kann den Zustand maßgeblich verschlimmern. Es geht jedoch darum, in einem Erstgespräch durchaus sorgsam mit sich selbst und den belastenden Informationen umzugehen und nicht gleich alle Themen in der gesamten Dramatik auf den Tisch zu legen. Hier ist der Selbstschutz der Patienten gefragt und die innere Erlaubnis, die Dosis der Informationen selbst auszuwählen.

Worauf Sie bei der Wahl eines Therapeuten achten sollten

Der Patient sollte hier gut aufpassen. Das Erstgespräch dient nicht nur dazu, dass der Therapeut sich den Menschen anschaut – sondern eben auch umgekehrt. Es geht darum, sich kennenzulernen, und vor allem darum, sich zu fragen: Glaube ich, diesem Menschen vertrauen zu können? Fühle ich mich verstanden? Vertraue ich seiner Behandlungsweise? Geht er gut auf mich ein?

Denn es ist leider nicht per se so, dass alle Therapeuten wirklich empathisch sind. »Stellen Sie sich nicht so an!« – diesen Satz hörte eine Patientin im Erstgespräch von einer Therapeutin bei der Schilderung ihrer sexuellen Missbrauchserfahrungen über einen Zeitraum von 15 Jahren durch den Vater. Dass diese Traumatisierungen über 45 Jahre her waren, schien für die Therapeutin bagatellisierbar, für die Seele der Patientin war es das keineswegs. Die Patientin wollte diese Therapeutin sogar anzeigen, aber die Kraft hatte sie nicht mehr. Ein Jahr dauerte es, bis sie sich traute, sich erneut auf die Suche nach einem Therapieplatz zu begeben.

Ich halte nicht viel von Appellen, denn sie gehören auf den Appellplatz und nicht in eine Therapie, aber hier gestatte ich es mir: Gehen Sie sorgsam mit sich um, und lassen Sie ein Erstgespräch in Ruhe auf sich wirken, um wahrzunehmen, ob Sie sich in der Behandlung wohl und sicher fühlen. Nicht jeder Therapeut ist für jeden Patienten der passende. Und es ist vollkommen in Ordnung, einem Therapeuten zu sagen: »Ich möchte nicht.« Das bedarf keiner weiteren Erklärung und schon gar keiner Rechtfertigung. Ebenso kann auch ein Therapeut eine Behandlung bei einem Patienten ablehnen, wenn er das Gefühl hat, dass eine therapeutische Allianz nicht hergestellt werden kann.

Aufgabe des Kassentherapeuten während des Erstgesprächs ist es festzustellen, ob angesichts des Zustandes des Patienten eine Wartezeit auf einen Therapieplatz zumutbar ist oder ob es nötig wäre, sofort eine Krisenintervention zu beginnen. Wann Therapeuten ihre festen Sprechstundenzeiten haben, kann bei der Krankenkasse erfragt werden.

Für die Krisenintervention stehen neben Kassentherapeuten auch spezielle Ambulanzen in Krankenhäusern zur Verfügung. Es ist wahrlich nicht einfach für einen Patienten, durch dieses ganze System durchzusteigen, und schon gar nicht, wenn man gesundheitlich erheblich belastet ist. Es bedarf der Unterstützung für all diese formellen Abläufe. Die Krankenkasse in die Pflicht zu nehmen und Hilfe bei der Suche einzufordern ist schon ein erster Schritt in ein eigenverantwortliches und gesünderes Leben. Sich nicht entmutigen zu lassen ist schwer, und Zuversicht ist auch oft nicht da. Es zeigt sich häufig ein belastender Teufelskreis, überhaupt in Behandlung zu kommen.

Für manche Menschen ist es aufgrund der Schwere der Erkrankung kaum möglich, sich auf eine lange, aufreibende Suche nach einem Therapeuten zu machen. Sie sind schon so schwer erkrankt, dass die Symptome es kaum zulassen, etwas zu unternehmen. Für schwer depressive Patienten ist es eine zu würdigende Leistung, morgens überhaupt aufzustehen, sich zu duschen und sich Mahlzeiten zuzubereiten, denn alles fällt enorm schwer. Für manche Angstpatienten ist es kaum möglich zu telefonieren, das Haus zu verlassen und Bus oder Bahn zu benutzen. Sich aufzuraffen, zu kümmern, Zuversicht zu entwickeln, dass es Hoffnung für Besserung gibt – das ist nicht gerade das, was einem Menschen mit Depression oder Angst am nächsten liegt.

Wer ganz akut Hilfe braucht, kann zu einer psychiatrischen Notfallambulanz einer Klinik oder zum psychologischen Notdienst gehen.

DIE MEDIKAMENTE: DIE ROLLE VON DROGEN UND »GLÜCKSPILLEN«

Viele Menschen, die die Qualen einer psychischen Störung erleben, träumen davon, einfach eine Pille zu nehmen, und alles wird gut. Davon würde wohl auch die Pharmaindustrie träumen. Nach Angaben der Weltgesundheitsorganisation (WHO) leiden weltweit rund 350 Millionen Menschen an Depressionen. Das sind rund 350 Millionen potenzielle Kunden.

Einer der Topseller der Branche sind die so genannten »Serotoninwiederaufnahmehemmer«, abgekürzt werden sie SSRI, angelehnt an ihre englische Bezeichnung »Selective Serotonin Reuptake Inhibitors«. Ob auf Deutsch oder Englisch – beide Begriffe geben schon ziemlich gut wieder, wie diese Mittel funktionieren.

Hinter der Funktionsweise dieser Mittel steht eine wirklich bestechende Logik. Wer sich noch an Kapitel I erinnert, der weiß, dass unsere Gefühle auf der Arbeit der Neurotransmitter beruhen und wie die winzigen Botenstoffe Nachrichten durch unsere Nervenzellen schicken. Dadurch entscheidet sich, ob wir heiter, traurig oder wütend sind. Einer der Botenstoffe, der ständig mit der Nachricht »Es geht mir gut, ich bin ganz entspannt« unterwegs ist, ist das Serotonin. Wenn zu wenig davon produziert wird oder wenn es zu wenig Rezeptoren an den Nervenzellen gibt, spüren wir die Nachricht viel zu schwach oder gar nicht.

SSRI bewirken durch unterschiedliche Mechanismen, dass mehr von den Botenstoffen produziert werden und ihre Botschaft durch die Nervenzellen die Runde macht. Das ist eigentlich eine klasse Idee. Funktioniert nur leider nicht bei jedem Menschen, und selbst die, bei denen es anschlägt, müssen zunächst wochenlang auf die gewünschte Wirkung warten. Man braucht also Glück und Geduld, während man von einem Arzt auf das richtige Medikament »eingestellt« wird – aber eine Garantie auf Erfolg gibt es nicht. Ohnehin sollte niemand erwarten, dass er durch SSRI »glücklich« wird. Ich kenne viele Patienten, die eine Einnahme dieser Medikamente ablehnen, weil sie nicht künstlich »glücklich« gemacht werden wollen.

Ich habe depressive Patienten, die unter der Einnahme eines stimmungsaufhellenden Medikaments ihren Alltag leichter meistern und die Anstrengung mit der Auseinandersetzung inneren Erlebens zuversichtlicher betrachten können. Sie fühlen sich wirksamer im Handeln und schaffen sich dadurch positive Verstärker. Dies führt zu einer Aufwärtsspirale, und langsam schaffen sie es, sich aus ihrem depressiven Tal herauszuarbeiten.

Die Patienten könnten den Eindruck haben, dass die Medikamente diese Veränderungsprozesse bewirken. Das tun sie aber nicht, sie schaffen höchstens die chemischen Voraussetzungen dafür, dass der Patient selbst motivierter an den günstigen Veränderungsprozessen arbeiten kann. Sie sollen helfen, dass ein Patient überhaupt wieder in der Lage ist, seinen Alltag zu beschreiten. Dafür sind Medikamente ein großer Gewinn.

Manchmal ist es aber auch so, dass die Patienten von einem Medikament nicht profitieren, sondern unter der Einnahme doppelt leiden. Wenn sich die gewünschte Wirkung nicht einstellt, schafft das zusätzliche Frustration und Hilflosigkeit. Andere Patienten wiederum haben so ausgeprägte unerwünschte Nebenwirkungen, dass in der Summe die positiven Effekte quasi gegen null gehen.

Und es kommt vor, dass für manche Patienten das passende Medikament überhaupt nicht gefunden wird, denn in der Regel muss man nach dem Trial-and-Error-Prinzip suchen. Manche Menschen müssen es über einen längeren Zeitraum mit verschiedenen Mitteln probieren, was eine echte Belastungsprobe ist – nur um dann zu dem sehr frustrierenden Ergebnis zu kommen, dass keines der Mittel bei ihnen richtig anschlägt.

Etwa 20 Prozent aller Patienten mit Depressionen sprechen nicht auf SSRI an. Von daher sind Patienten meist kritisch, wenn es um die Einnahme von Psychopharmaka geht, und das ist gut so. Kritisch sein bedeutet Eigenverantwortungsübernahme, denn schließlich nimmt der Patient die Medikamente ein, nicht der verschreibende Arzt.

Grundsätzlich ist eine Einnahme ohne weitere psychotherapeutische Behandlung bei psychischen Störungsbildern wenig hilfreich. Denn sie heilen nicht. Depressionen entstehen aus belastenden Lebenssituationen – und es gibt kein Medikament der Welt, das das einfach reparieren kann. Aber Medikamente können helfen, besonders belastende Situationen durchzustehen und etwas erträglicher zu machen und sich leichter mit den therapeutischen Prozessen auseinanderzusetzen.

Währenddessen arbeitet die Wissenschaft an der Erforschung neuer Wirkstoffe. Manche sind zwar schon alt, aber man entdeckt erst heute ihre verblüffende Wirkung.

Ketamin: Ein neues Wundermittel?

Manches psychische Leid ist so groß, dass es schwierig ist, mehrere Wochen auf die entlastende Wirkung eines Medikaments zu warten. Deswegen ist der Pharma- und Wissenschaftsbetrieb auch ziemlich elektrisiert, weil derzeit Stoffe untersucht werden, die bisher scheinbar Unmögliches versprechen: eine sofortige entlastende Wirkung.

Einer dieser Stoffe heißt Ketamin. Der Wirkstoff ist eigentlich ein alter Hut. Ärzte der US-Armee haben ihn schon während des Vietnamkriegs als Schmerz- und Beruhigungsmittel eingesetzt. Auch in der Narkose- und Notfallmedizin wird er schon lange verwendet. Sein Anwendungsgebiet schien also klar umrissen. Wahrscheinlich dauerte es deshalb etwas länger, bis Forscher eher zufällig auf seine bemerkenswerte Wirkung bei Menschen mit Depressionen stießen.

Patienten mit schweren Depressionen, die zuvor erfolglos mit mindestens einem gängigen Antidepressivum behandelt worden waren, zeigten signifikante Verbesserung der depressiven Symptome schon 24 Stunden nach der ersten Einnahme. Es gibt Meldungen über Menschen, die seit Jahren so schwer an Depression erkrankt sind, dass sie täglich darüber nachdenken, ihr Leben zu beenden. Mit Ketamin sei die Schwermut einfach von ihnen abgefallen. Binnen kurzer Zeit hätten sie ihre Freude am Leben wiedergewonnen.

Die US-amerikanische Arzneimittelzulassungsbehörde prüft derzeit in einem beschleunigten Verfahren, ob Ketamin offiziell zur Behandlung von Depressionen zugelassen werden kann. Und auch an der Berliner Charité wird zurzeit untersucht, wie und in welcher Form man den Wirkstoff einsetzen kann.

Psilocybin: Der Magic Mushroom kann noch mehr

Ein weiterer Stoff, der derzeit für Aufsehen sorgt, ist kein unbekannter. Menschen nehmen ihn schon seit Jahrzehnten: Er heißt Psilocybin und ist der Wirkstoff von Pilzen, auch unter dem Namen »Magic Mushrooms« bekannt. Den haben sich schon Hippies gerne mal einverleibt, und seitdem steht seine Beliebtheit als psychedelische Partydroge noch immer hoch im Kurs.

In zwei aktuellen Studien haben Forscher allerdings auch eine Wirkung von Psilocybin festgestellt, die einer der Studienleiter als »umgekehrte posttraumatische Belastungsstörung« bezeichnet[53]: Patienten, die den reinen Wirkstoff unter kontrollierten klinischen Bedingungen eingenommen haben, berichteten von Erlebnissen, die sie als zutiefst ehrfurchtgebietend beschrieben. Sie seien von ihnen derart beseelt und tief ergriffen gewesen, dass die Wirkung davon noch Monate lang in ihnen nachhallte.

Die Patienten erhielten die Psilocybin-Kapseln in zwei Sitzungen mit einem Abstand von einer Woche. Die sechs Frauen und sechs Männer zwischen 30 und 64 litten im Schnitt bereits seit 17,8 Jahren unter einer Depression, die sich mit herkömmlichen Mitteln nicht behandeln ließ. So, wie ein traumatisches Ereignis einen Menschen über eine sehr lange Zeit im Griff haben kann, vermag Psilocybin offenbar die umgekehrte Reaktion.

Eine weitere Studie ging noch einen Schritt weiter. Es ging den Forschern nicht nur darum, ein Mittel gegen seelische Leiden per se zu untersuchen.[54] Es ging ihnen vor allem darum, ein Mittel gegen das Leid zu finden, das entsteht, wenn Menschen körperlich schwer krank werden. Wenn Menschen beispielsweise an Krebs erkranken, leiden sie häufig auch unter Angstzuständen und Depressionen. Die Ausgangsfrage der Untersuchung war also: Wenn Menschen ohnehin schon schwer an ihrer körperlichen Krankheit leiden, kann man ihnen nicht wenigstens das seelische Leid nehmen? Und wird sich dadurch eventuell sogar auch der körperliche Zustand verbessern?

Wie sich gezeigt hat, kann Psilocybin schon durch eine einzelne Dosis dazu beitragen. Beide Forschergruppen, die Psilocybin untersuchten, haben ähnliche Behandlungserfolge gemeldet: Bei jeweils rund 80 Prozent der Probanden besserten sich nach der Psilocybin-einnahme Wohlbefinden und Lebensqualität spürbar. Die Studien-teilnehmer hatten zwar weiter Angst vor dem Tod, sahen dem Sterben jedoch gelassener entgegen. Ihre allgemeine Lebenseinstellung wurde positiver, und ihre Spiritualität stieg, was sich deutlich auf ihr allgemeines Wohlbefinden auswirkte. Der Effekt hielt auch sechs Monate später noch an – allerdings nur, wenn die Patienten gleich-zeitig eine Psychotherapie erhielten.

MDMA: Ein Trip gegen das Trauma

Ganz ähnliche Ergebnisse haben Wissenschaftler mit dem ebenfalls als Partydroge bekannten Stoff »MDMA« gemacht. MDMA gehört strukturell zur Gruppe der Amphetamine und war Bestandteil der frühen Generation von Ecstasy-Pillen. Pillen, die heutzutage unter dem Namen Ecstasy gehandelt werden, enthalten inzwischen ganz andere Wirkstoffgemische.

Nun könnte MDMA in den USA bald eine Zulassung als Medi-kament gegen die posttraumatische Belastungsstörung bekommen. Denn bei dieser Störung zeigt MDMA eine Wirkung, die bisher kein anderes Psychopharmakon hervorrufen konnte. Manche Men-schen sind so stark traumatisiert, dass sie nicht in der Lage sind, über das Grauen, das sie erlebt haben, zu sprechen oder spezifische Trau-mabehandlungen durchzustehen.

MDMA allerdings scheint sie in einen therapiefähigen Zustand zu versetzen. Die Patienten haben weniger Angst, und ihre Bezie-hung zum Therapeuten wird vertrauensvoller. Sie kommen insge-samt in einen positiven emotional-mentalen Zustand und sind eher in der Lage, sich mit ihrem Trauma auseinanderzusetzen und die schmerzlichen Gefühle, die dabei aufkommen, auszuhalten. Zudem verbessert sich die Erinnerung an die traumatischen Geschehnisse, wodurch sich häufig ein vollständigeres Bild ergibt, eines das nicht mehr unkontrolliert auf den Menschen einwirkt.

Sowohl Ketamin, Psilocybin als auch MDMA sind Stoffe, die als Drogen verbreitet sind. Das stützt durchaus die Theorie, dass Menschen, die psychisch leiden, Versuche unternehmen, sich mit Drogen selbst zu therapieren. Offenbar haben einige der oft konsumierten Stoffe tatsächlich dieses Potenzial. Und dennoch: Dies ist kein Plädoyer, Drogen zu nehmen! Es sind völlig andere Bedingungen, klinisch reine, sorgfältig dosierte Stoffe unter dem wachsamen Blick von Medizinern und kein gepanschtes Zeug aus unbekannter Quelle, das man unter Partybedingungen einwirft.

Aber so hoffnungsvoll manche Studienergebnisse auch sind, auch solche neuen Wirkstoffe werden bloß dazu da sein, akuten seelischen Schmerz zu lindern und den Patienten insgesamt in einen therapiefähigen Zustand zu versetzen. Um die Auseinandersetzung mit den Ursachen der psychischen Störung kommt man nicht herum – sie ist immer noch das Beste, was man machen kann. Und zwar möglichst mit jemandem, der so viel wie möglich von der individuellen Störung versteht.

DIE SPEZIALGEBIETE DER THERAPEUTEN

Viele Therapeuten spüren schon in der Ausbildung, dass eine Störung sie besonders fasziniert und dass sie sich genau auf diese spezialisieren wollen. Manche Therapeuten behandeln gerne Menschen mit Persönlichkeitsstörungen, andere haben einen besonders guten Zugang zu Patienten mit Ängsten, Zwängen oder Traumatisierun-

gen. Es gibt eine Reihe von Methoden für die jeweiligen Störungsbilder, zu denen ein Therapeut sich zusätzlich ausbilden lassen kann.
Mit den Jahren hat sich der Methodenkatalog erweitert, was Patienten sehr zugutekommt.

Für die Persönlichkeitsstörungen gibt es zum Beispiel die so genannte »Schematherapie«, für Menschen mit einer Borderline-
Störung die dialektisch-behaviorale Therapie, und für die posttraumatische Belastungsstörungen kann man sich zum Beispiel in der
Traumabehandlung »Eye Movement Desensitization and Reprocessing« (EMDR) ausbilden lassen.

Wenn jemand also bereits eine Diagnose hat, wenn er also weiß,
dass er an einer Depression, an einer Angst- oder Persönlichkeitsstörung leidet, dann kann es hilfreich bei der Auswahl eines Therapeuten sein, auch auf seine Spezialgebiete zu achten. Es kann sich ein
größeres Gefühl der Sicherheit einstellen, genau dort richtig aufge-
hoben zu sein.

Mir hatte es schon früh die Psychokardiologie angetan, und so be-
fasste sich auch meine Diplomarbeit mit den psychischen und körperlichen Auswirkungen von Bypassoperationen bei Patienten.
Viele Patienten berichteten eindrücklich von ihren intensiven Gefühlen und Erlebnissen, belastenden Alpträumen und Zukunftssor-
gen rund um die Operation.

Auch wenn ich zu diesem Zeitpunkt keine psychopathologische
Testdiagnostik durchführte, empfand ich die Patienten als schwer
traumatisiert. Damit ergab sich für mich quasi automatisch mein
zweiter Schwerpunkt der Therapiespezialisierung: die Traumathe-
rapie. Zudem zeigte sich, dass die Persönlichkeitsausprägungen von
Koronarpatienten eine erhebliche Auswirkung auf die Erkrankung,
aber auch auf den Genesungsverlauf haben. Alle drei Bereiche zu-

sammen – Traumatisierungen, Persönlichkeitsausprägungen und Körperempfinden – bedingen sich gegenseitig, so dass ich es als eine therapeutische Einheit in der Behandlung ansehe. Und es fasziniert mich noch immer.

»Eye Movement Desensitization and Reprocessing« (EMDR)

Eine folgenreiche Entdeckung

Von 2010 bis 2012 absolvierte ich eine Zusatzausbildung für die so genannte »Eye Movement Desensitization and Reprocessing«-Methode (EMDR). Die Vorstellung, in die Struktur des Gehirns von außen, ohne Skalpell eingreifen zu können, um aus quälenden und zerstörerischen Informationswegen freundliche Wanderwege zu machen, ist und bleibt für mich faszinierend.

Die Idee für diese Methode entstand, als die junge US-Amerikanerin Francine Shapiro Ende der achtziger Jahre während eines Spaziergangs eine zufällige Entdeckung machte. Shapiro steckte zu dem Zeitpunkt selbst in einer schweren Lebenskrise, denn sie musste mit einer Krebsdiagnose fertigwerden.

Nach einem langen Spaziergang entlang einer Allee fühlte Shapiro sich zum ersten Mal seit Tagen deutlich besser. Spaziergängen schreibt man von jeher wohltuende Wirkung zu. Aber Shapiro fühlte mehr als das. Sie hatte das Gefühl, die Diagnose verarbeitet zu haben. Die existenzielle Bedrohung war zwar noch immer da, aber Shapiro hatte das Gefühl, sie jetzt anders betrachten zu können. Ohne den quälenden Schmerz, den sie vorher empfunden hatte. Auch ihre Anspannung war gewichen. Shapiro wollte sich nicht damit begnügen zu denken, dass es einfach so ist. Sie wollte unbedingt wissen, wodurch die Besserung hervorgerufen wurde. Irgendwann wurde ihr klar: Entscheidend war nicht, *was* sie dabei betrachtet hatte (Blumen, Steine, Bäume), sondern *wie*.

Während sie intensiv über die existenzielle Bedrohung durch die Krankheit nachgedacht hatte, waren ihre Augen zwischen den Bäumen entlang des Weges hin und her gewandert, immer und immer wieder in der gleichen Bewegung – rechts – links – rechts – links. Shapiro ist Psychologin, und es fiel ihr ein, woran diese Bewegungen sie noch erinnerten: an die »REM«-Phasen des Schlafes, das »Rapid Eye Movement«, die schnellen Augenbewegungen. Es ist noch immer die rätselhafteste Phase unseres Schlafes.

Lange hatte man angenommen, dass die Augenbewegungen durch die hohe Aktivität des Gehirns ausgelöst werden, etwa weil wir gerade viel träumen. Heute weiß man, dass es umgekehrt ist: Es sind die schnellen Hin- und Her-Bewegungen der Augen, die das Hirn aktivieren. Sie lösen eine bilaterale Stimulation der beiden Hirnhälften aus: Zwischen der rechten und linken Seite beginnt es, auf eine unsichtbare Art zu fließen. Unser Gehirn scheint diesen Zustand zu brauchen, um Dinge zu verarbeiten und dabei zu entspannen. Aber es ist eine andere Art der Entspannung, als wenn wir voller Pizzakrümel auf dem Sofa rumlümmeln. Unser Gehirn bevorzugt die Entspannung in angeregtem Zustand, quasi in einem Yoga- oder Jogging-Modus. Erst dann schaltet es in den Verarbeitungsmodus. Es beginnt, unsere Erfahrungen zu reorganisieren, Erinnerungen abzuspeichern und Gedächtnisinhalte zu konsolidieren.

Während wir gemütlich im Bett liegen und schlafen, nutzt das Gehirn also die Gelegenheit und putzt einmal ordentlich durch. Es räumt den Krempel des hinter uns liegenden Tages auf und summt dabei fröhlich vor sich hin. Es räumt sogar mit ganz alten Erinnerungen auf und mixt diese mit Plänen für das Morgen, die uns im Kopf herumschwirren.

Wenn unser Gehirn unter Stress steht, findet es oft nicht in den Schlaf. Wir liegen wach oder wachen mehrmals nachts auf. Wir grübeln und haben wenig oder gar keinen REM-Schlaf mehr. Ausgerechnet, wenn wir sie dringend bräuchten, sind wir von unseren wichtigen Verarbeitungsmechanismen abgeschnitten. Das Gehirn kann nicht mehr aufräumen.

Nachdem Shapiro an sich entdeckt hatte, dass eine Art REM-Phase auch im Wachzustand herzustellen war, dachte sie über eine Methode nach, diesen Zustand auch bei anderen auszuprobieren. Sie wandte sich an eine Gruppe, die damals wie keine andere unter posttraumatischen Belastungsstörungen litt: an Vietnamveteranen.

Zu diesem Zeitpunkt war der Krieg seit 15 Jahren zu Ende. Für sehr viele Menschen jedoch nur faktisch. In den Köpfen derjenigen, die ihn erlebt hatten, ging er gnadenlos weiter. Aus diesem Krieg waren nicht nur tausende körperlich verletzte, sondern zudem auch seelisch versehrte Männer zurückgekehrt. Und keiner konnte ihnen helfen. Der Drogen- und Alkoholkonsum als Medikation, um zu »vergessen«, war hoch. Es gab keine expliziten Behandlungsmethoden für Traumafolgestörungen, an denen sie litten.

Als Shapiro das erste Mal ein Zentrum für Vietnamveteranen besuchte, war sie erschüttert: Sie traf auf Männer, die nach so vielen Jahren noch immer Tag für Tag die schlimmsten Gräuel durchlebten. Immer wieder erlitten sie Flashbacks, Momente, in denen die im Gehirn ungeeignet archivierten Erinnerungsbruchstücke samt der Bilder und quälender Emotionen aufploppten. Sie waren noch immer mitten im Krieg.

Shapiros Methode schien angesichts so heftiger psychischer Auswirkungen fast schon naiv. Sie setzte sich mit erhobenem Zeige-

und Mittelfinger vor die ehemaligen Soldaten und führte ihre Augen hin und her, um die REM-Phase zu simulieren. Währenddessen sollten die Patienten ganz bewusst an die belastenden Situationen denken.

Es geschah etwas Bemerkenswertes: Die Stresspegel der Veteranen gingen schon nach wenigen Sitzungen deutlich zurück. Sie hatten weniger Flashbacks und Panikattacken. Tatsächlich schien das Gehirn unter der bilateralen Stimulation die Gedächtnisinhalte anders einzusortieren und Erleichterung möglich zu machen.

EMDR in Deutschland

2006 hat der Wissenschaftliche Beirat für Psychotherapie EMDR als wissenschaftlich begründete Psychotherapiemethode bei Erwachsenen anerkannt, 2013 auch bei Kindern. Sie findet bereits seit langem Anwendung im stationären Setting bei posttraumatischen Belastungsstörungen. Die offizielle Kostenübernahme durch Krankenkassen innerhalb eines Richtlinienverfahrens für Erwachsene in der ambulanten Einzelbehandlung erfolgte erst 2015. Sie ist nur genehmigt zur Behandlung der PTBS.

Ungeachtet dessen vertrete ich ebenso wie der Fachverband EMDRIA die Haltung, dass Patienten mit anderen Störungen wie Angst, Panikstörungen, Schmerzen, Sucht oder Depressionen zwar nicht die Diagnosekriterien einer PTBS erfüllen, wie zum Beispiel Flashbacks, jedoch meistens ebenso unter Lebensereignissen leiden, die durchaus als traumatisch angesehen werden können. Wenn die Bedrohung des Lebens, ob mental oder körperlich, ein Trauma darstellt, dann kann ich sagen, dass nahezu alle meine Patienten eine Traumatisierung im biographischen Hintergrund aufweisen.

EMDR wäre hierbei eine schnelle und vielversprechende Behandlungsmethode auch für andere Störungsbilder wie Depressionen, Angst- und Panikstörungen, chronische Schmerzen, starke Trauer nach Verlusterlebnissen und bei Sucht.

So funktioniert es

Und wie geht das nun?

Am Anfang einer EMDR-Behandlung steht die Erarbeitung des gesamten Traumathemas. Es gibt einen klaren Ablauf, als Vorbereitung für die bilaterale Stimulation, die auch *Prozessieren* genannt wird. Was immer ein Patient zu der belastenden Situation erinnert, wird ebenso herausgearbeitet wie seine Haltung dazu, innere Bilder, seine Körperwahrnehmungen und seine Gefühle während der Schilderung. Der Patient empfindet (nicht befindet!) sich dann mit all seinen Wahrnehmungen genau in dieser belastenden Situation, obwohl er sicher in einem Sessel im Behandlungsraum sitzt. Ich bin ihm gegenüber und stimuliere seine beiden Hirnhälften mit den Rechts-links-Bewegungen meiner Finger, genau wie Shapiro es einst entwickelt hatte.

Der Ablauf ist strukturiert. Nach jeder Stimulationssequenz werden die dann entstandene Wahrnehmung, Gefühle, Körperwahrnehmungen, Gedanken und innere Bilder als neue Ausgangssituation für die nächste Stimulationssequenz genommen. Das geschieht so lange, bis der Patient subjektiv keine Belastung mehr empfindet.

Am Ende der Behandlung kann eine entlastende Haltung sich selbst und dem Ereignis gegenüber entstanden sein, zum Beispiel: Diese Behandlung sollte auf keinen Fall im Selbstversuch erfolgen, sondern mit der Unterstützung dafür ausgebildeter Therapeuten. »Ich bin jetzt in Sicherheit« oder »Ich kann jetzt damit umgehen«.

»Imagery Rescripting and Reprocessing Therapy« (IRRT)

EMDR ist nicht die einzige Therapiemethode für Traumafolgestörung. Zunehmend etabliert sich auch die so genannte »Imagery Rescripting and Reprocessing Therapy« (IRRT). Das klingt vielleicht etwas kompliziert, folgt aber einer recht einfachen Theorie über die menschliche Gedächtnisbildung: Unsere Erinnerungen sind sehr viel dynamischer, als wir glauben. Wenn wir eine Erinnerung abrufen, verändern wir sie im Grunde jedes Mal ein ganz klein wenig. Wenn man sich unser Gedächtnis als ein riesiges Bücherarchiv vorstellt, ist es nicht so, dass man ein Buch herausnimmt, darin liest und es hinterher einfach wieder an seinen Platz stellt. Nein, jedes Mal wenn wir eine Erinnerung abrufen, korrigieren wir sie unbewusst um Wissen und Erfahrungen, die wir erst heute haben. Das betrifft insbesondere die Bücher, die uns selbst betreffen, unsere Biographie quasi.

Erinnerungen laufen durch eine Art Photoshop. Manche stellen wir durch einen Filter romantischer dar oder betonen bestimmte Konturen. Wir malen Blümchen und Schmetterlinge an den Rand unserer Erinnerungen oder zeichnen sie düsterer, als sie waren. Wir rücken Details in den Vordergrund oder lassen andere verblassen. Hier und da schreiben wir ein paar Zeilen dazu. Lücken, die entstanden sind, füllen wir vermeintlich sinnvoll auf.

Während wir erzählen, überarbeiten wir auch immer ein Stück weit unsere Biographie. Dieses Prinzip nutzen Methoden wie das IRRT ganz absichtlich. Denn die Dynamik unserer Erinnerungen ist eine große Chance. Durch sie können wir traumatische Gedächtnisinhalte mit neuen Bedeutungen verknüpfen. Situationen, in denen wir uns hilflos oder ohnmächtig fühlen, können wir zum Beispiel mit dem Satz verbinden: »Ich habe es überstanden.«

Während einer Behandlung mittels IRRT muss sich der Patient dafür die belastenden Erinnerungen zunächst auf behutsame Weise vergegenwärtigen. Dann aber folgt der entscheidende Schritt: Er ergänzt sie um einen Ausgang oder eine Interpretation, die ihn entlastet. Hat uns zum Beispiel jemand geschlagen und misshandelt, können wir im Nachhinein dem Kind, das wir damals waren, beistehen und Trost zusprechen. Wir können die schmerzhafte Erinnerung daran um die Sätze ergänzen: »Es war nicht richtig, wie mit dir umgegangen wurde« und »Es ist vorbei«.

Zwei wichtige Systeme finden dadurch wieder zueinander: der Hippocampus und die Amygdala. Er wird aktiviert, und sie wird besänftigt. Wir haben wieder mehr Kontrolle und weniger überschießende Angst. Wenn wir es schaffen, die ursprüngliche Situation mit einer neuen Haltung und einem neuen Gefühl zu verknüpfen, verschwinden auch die damit verbundenen Gefühle wie Angst, Schuld, Hilflosigkeit oder Scham. Die erlebten Kapitel bleiben zwar Teil unseres Archivs, aber wir können sie ergänzen um Zeilen wie: »Ich habe etwas Schlimmes erlebt, aber heute komme ich damit klar.« Und wir stellen sie in ein anderes Regal.

Einer Erinnerung eine neue Bewertung hinzuzufügen, ist etwas ganz anderes als der aussichtslose Versuch, sich durch Verdrängung von ihr abzutrennen. Wir werden die ganz schlimmen Kapitel in unserem Leben nie vergessen können. Aber wir können grundlegend ändern, wie wir über uns selbst in dieser Erinnerung denken.

DIE SENSIBILISIERUNG DES TRAUMAS

Solange belastende Situationen oder Gedanken an uns haften, können Menschen sich oft kaum vorstellen, dass sich ihr Leben wieder zum Besseren wenden kann. Es sei so viel verraten: So wie früher wird es nicht mehr, und das ist auch gut so, denn das hat sie ja schließlich in die Behandlung gebracht. Es kann anders werden. Und den Satz kennen meine Patienten: »Anders kann auch besser sein.«

Die Entwicklung, von der ich hier spreche, besteht aus den vielen Veränderungserfolgen, die Patienten durch eine Psychotherapie erreichen. Zum Beispiel die Wertschätzung und Achtsamkeit für sich selbst, die Freude, mit anderen Menschen vorsichtig wieder in Kontakt zu treten, und die Macht über die selbst erarbeitete Auswahl an Verhaltensstrategien.

Eine Onlineumfrage der Stiftung Warentest aus dem Jahr 2011, an der 4000 Personen teilnahmen, zeigte folgende Ergebnisse. Drei Viertel der Befragten gaben an, zu Beginn einer Therapie »große« oder »sehr große« seelische Belastungen zu haben. Nach Beendigung der Therapie gaben 57 Prozent an, dass ihre seelischen Belastungen sich erheblich verbessert hätten und dass sie diese als »gering« bis »sehr gering« bewerteten. 29 Prozent beschrieben ihre Belastungen als »mäßig«. Insgesamt übereinstimmend habe die Psychotherapie dazu beigetragen, die seelischen Leiden zu lindern und das positive Erleben zu erhöhen. Mehr Lebensfreude beschrieben zwei Drittel der Befragten nach der Behandlung. Ein besseres Selbstwertgefühl beschrieben 63 Prozent, und 61 Prozent konnten im Alltag besser mit Stress umgehen. Deutlich abgenommen durch die Behandlung hatten auch die allgemeinen Einschränkungen im Alltag, im Beruf, in der Familie und in der Freizeit.

Patienten stellen sich in einer Therapie mutig ihren eigenen Themen. Sie lernen, sich zu verstehen, Zusammenhänge und Ursachen aufzudecken, sie lernen wahrzunehmen, was alles bei ihnen passiert, und üben gewissenhaft für ein schöneres Gefühl in der Zukunft. Dazu gehört viel Kraft, Energie und auch Frustrationstoleranz, denn es klappt nicht gleich alles, und es gibt keine Garantie, dass es klappt. Umso mehr Respekt, Anerkennung und Applaus gehört den Patienten, die es schaffen, ihrem Leben eine Wendung zu geben. Das ist eine krasse Leistung, auf dem Weg dahin anrührend und auch für mich motivierend, mit der therapeutischen Arbeit weiterzumachen.

DER BODYGUARD UNSERER SEELE

Beziehungen

Seit Jahrzehnten werden in der Psychologie Studien durchgeführt. Manche dauern wenige Stunden, manche mehrere Monate. Es gibt Studien, die über viele Jahre hinweg durchgeführt werden – und es gibt eine Studie, die im Jahr 1941 begann und die bis heute andauert. Man kann wohl mit Recht behaupten, dass sie eine der eindrucksvollsten Psychologiestudien ist, die je durchgeführt wurde – beziehungsweise noch immer durchgeführt wird.

Der Psychiater Robert Waldinger führt das Harvard-Projekt in vierter Folge. Er und seine Vorgänger verfolgen das Leben von 724 Männern nun schon seit mehr als 76 Jahren. Jedes Jahr befragen sie ihre Teilnehmer nach ihrer Arbeit, dem Familienleben und ihrer Gesundheit. 60 der Männer sind noch immer am Leben und nehmen an der Studie teil. Die meistens sind über 90 Jahre alt. 2015 zog Waldinger eine aufsehenerregende Zwischenbilanz. Von allem, was im Laufe des Lebens auf die Menschen eingewirkt hatte, identifizierte Waldinger als den wichtigsten Faktor, der sie gesünder und glücklicher machte: gute Beziehungen zu anderen Menschen.

Auch wenn die Studienteilnehmer in früheren Jahren andere Werte wie Glück, Erfolg und Wohlstand anstrebten, räumten sie im fortgeschrittenen Alter ein, dass das, was das Beste in ihrem Leben gewesen ist, gute Beziehungen zu anderen Menschen waren.

Die Untersuchungsergebnisse bestätigen das: Menschen, die einsamer sind, als sie es sein wollen, fühlen sich weniger glücklich, ihre Gesundheit verschlechtert sich früher in ihrer Lebensmitte, ihre Gehirnfunktion lässt eher nach, und sie sterben früher als Menschen, die nicht einsam sind. Waldinger drückt es sehr drastisch aus: Einsamkeit ist tödlich.

Allerdings – so viel wurde in der Studie auch festgestellt – müssen die Beziehungen zu anderen auch wirklich gut und liebevoll sein. Waldinger hat auch Menschen beobachtet, die zwar in einer Beziehung sind, aber trotzdem einsam und voller Leid leben. Es komme deshalb nicht auf die Anzahl der Freunde an und nicht darauf, ob man überhaupt in einer festen Beziehung ist, sondern es kommt vor allem auf die Qualität der engen Beziehungen an. Konfliktbehaftete Bindungen sind toxisch. Schlechte Ehen können für die Gesundheit nach Waldingers Fazit sogar schlechter sein als eine Scheidung.

Unterstützung bekommt diese Theorie durch neueste Erkenntnisse aus der Psychokardiologie. Es sind knallharte Forschungsergebnisse, die aber trotzdem ein wenig wie aus einem schnulzigen Roman klingen. Das Gegengift für Schmerz und Leid im Leben ist: die Liebe. Aber es ist nicht das wunderschöne Gefühl an sich, das so heilsam ist. Es ist die körperliche Antwort darauf – und das ist in erster Linie die Ausschüttung von Oxytocin. Dass dieses Hormon durch körperliche und zwischenmenschliche Nähe freigesetzt wird, ist schon länger bekannt. Oxytocin ist wie Balsam, wie Medizin für das Herz und für die Seele. Es senkt den Blutdruck, den Puls, es verscheucht Angstgefühle und schweißt uns mit Menschen zusammen, zu denen wir uns hingezogen fühlen.

Bis vor kurzem dachte man, über die Wege der Oxytocinfreisetzung alles zu wissen. Aber Forscher am Universitätsklinikum Ulm haben diese Erkenntnis um einen Aspekt bereichert. Sie fanden heraus, dass das Herz offenbar eigene Rezeptoren besitzt, an denen Oxytocin andocken kann. Und mehr noch: Es kann dort sogar produziert werden. Das ist durchaus eine Sensation.

Und sie könnte einen uralten Zwiespalt erklären, in den Menschen seit Ewigkeiten immer wieder geraten. Manchmal, wenn es um die Liebe geht, haben sie das Gefühl, dass ihr Herz und ihr Verstand einen Kampf austragen. Diese Metapher wird schon immer für das Ringen zwischen Ratio und Seele verwendet, sie ist schon beinahe eine Phrase.

In Wahrheit zeigt sich nun, dass dieses Gefühl biologisch begründet sein könnte. Denn manchmal gewinnt tatsächlich das Herz diesen Kampf, indem es gar nicht erst wartet, was der Kopf mit den Informationen von außen so anfängt, sondern sein eigenes Ding macht. Wenn uns jemand berührt, sich uns liebevoll zuwendet, wenn wir Sex haben, dann schüttet das Herz seine eigenen Botenstoffe aus, ohne das Gehirn einzubeziehen – quasi auf direktem Wege, ohne Verstand.

Als beste Medizin für ein gesundes und fröhliches Herz nennen viele Psychologen und Kardiologen gute soziale Beziehungen. Langzeitstudien zeigen, dass die Unterstützung durch einen Partner oder Verwandte und der regelmäßige Kontakt mit Freunden das Leben verlängert. Die Menschen, die man in sein Herz lässt, werden zu seinem stärksten Schutz. Das Herz braucht eben auch Liebe. Und im Hinblick auf das Oxytocin ist sie tatsächlich eine gute Medizin.

Eine andere 2013 durchgeführte Studie hat gezeigt, dass Menschen, die sich in Liebe gebunden haben, eine höhere Lebenserwartung haben als ungebundene. Männer haben demnach rund neun zusätzliche Jahre, Frauen immerhin etwa sieben.

Aber nicht nur für das Herz ist Liebe rundherum positiv. Sondern auch für das Immunsystem. Psychische Belastung kann Entzündungsprozesse aktivieren, aber es scheint auch umgekehrt zu funktionieren: Positive psychische Faktoren können die Konzentration »proinflammatorischer Botenmoleküle« im Blut senken, das heißt, dass psychisches Wohlbefinden sich günstig auf Entzündungsprozesse auswirkt.

Partnerschaft

Verlässliche, positive Bindungen – das müssen nicht zwingend Liebesbeziehungen sein, sondern können auch jene zu Kollegen, in Sportgemeinschaften oder Hobbygruppen – können Quellen für ein erfülltes Leben jenseits von Partnerschaft sein. Wobei die Zweisamkeit einer Liebesbeziehung sich noch mal anders darstellt und anfühlt, allein schon auf der Ebene körperlicher und sexueller Nähe. Dennoch stärkt uns Gemeinschaft, sie stabilisiert uns, bringt uns weiter und fühlt sich einfach saugut an. Ob nun der Kleingartenverein oder der Fiat-500-Club, wir brauchen Zugehörigkeit. Dieses Bedürfnis nach Zugehörigkeit kennt dabei keine Moral, keine Grenze und existierte schon immer.

Spiritualität

Im Jahr 2012 ploppte eine aufsehenerregende Meldung auf: Neurologen hatten den so genannten »God spot« entdeckt: einen kleinen Bereich im Gehirn, der immer dann aufflackert, wenn Menschen über spirituelle Dinge sprechen. Kurzzeitig sorgte das für ein paar aufregende Schlagzeilen und Diskussionen, ein wenig später wurden die Befunde aber wieder revidiert. Bei nachfolgenden Tests zeigte sich, dass doch eigentlich das gesamte Gehirn einbezogen ist, wenn von Gott, vom Glauben oder einem höheren Sinn die Rede ist.

Das bestechend Schöne an einem God spot hätte sein können, dass er vielleicht den *Glauben an den Glauben* bestärkt hätte. Am Glauben scheiden sich die Gemüter; jeder hat eine eigene Sicht, jeder etwas anderes, an das er glaubt. Selbst wenn er an nichts glaubt, ist das ja auch eine Glaubensrichtung.

Die Seele jedenfalls liebt es, wenn wir an etwas glauben. Menschen mit einer transzendenten Heimat – und es spielt keine Rolle, welche es ist – werden mit den Zumutungen und Bedrohungen des Alltags besser fertig. Und positiv erfahrene Spiritualität kann erhebliche Ressourcen zur Bewältigung von seelischen Problemen bereitstellen.

Für den US-amerikanischen Psychologen Abraham Maslow, der sich als einer der ersten Experten mit der Erforschung der seelischen Grundbedürfnisse beschäftigte, zählte Spiritualität unbedingt zu diesen Bedürfnissen dazu: »Ohne das Transzendente ist der Mensch gewalttätig, nihilistisch, hoffnungslos, apathisch. Wir brauchen etwas Größeres als uns selbst, um Ehrfurcht zu empfinden.«[55]

Menschen, die mystische Zustände erfahren, weisen angeblich ein höheres Maß an psychischer Gesundheit auf als der Durchschnitt der Bevölkerung. Der klinische Psychologe David Larson vom

US-amerikanischen National Institute for Healthcare Research hat alle zwischen 1978 und 1989 erschienenen Untersuchungen seines Instituts systematisch auf den Zusammenhang zwischen Glauben und psychischer Gesundheit ausgewertet und kommt zu dem Fazit, Religiosität wirke sich in 84 Prozent der Fälle positiv, in 13 Prozent neutral und in 3 Prozent gesundheitsabträglich aus.

Das Gesundheitsverhalten von Gläubigen scheint grundsätzlich günstiger zu sein: Sie rauchen weniger, trinken weniger Alkohol und nehmen seltener Drogen, sie erfahren größere soziale Unterstützung in der Gemeinschaft und genießen bessere Krankenpflege in intakten Familien – Auswüchse von Machtmissbrauch mal außer Acht gelassen.

Es gibt gar Studien, die besagen, dass religiöse Menschen seltener Selbstmord begehen. Als mögliche Gründe werden hier der soziale Support einer Gemeinde, die regelmäßige Teilnahme an Gottesdiensten und eine verinnerlichte Religiosität und Spiritualität gesehen. In meiner therapeutischen Arbeit erlebe ich viele Patienten, die eine Kombination von Glauben, Spiritualität und Therapie als hilfreiche Unterstützung erleben. Eine Patientin beschrieb es als tröstend, in schwierigen Situationen zu beten, und empfand ein Gefühl der Annahme durch »ihre« höhere Macht. Es stellte für sie eine Form der Bindung dar, in ihrer Not nicht allein zu sein. Es wirkte auf sie stabilisierend und Mut machend für die weitere Behandlung.

Glaube

Gerade bei Behandlung von Suchterkrankungen nimmt die Religion und Spiritualität eine ausgeprägte Rolle ein. So arbeiten die Anonymen Alkoholiker und das Blaue Kreuz neben der Eigenverantwortungsübernahme für das eigene Handeln und dem Gemein-schaftskonzept der gegenseitigen Unterstützung auch mit der Hin-wendung zu Gott. Die höhere Macht steht dafür, Trost und Zwiesprache zu bieten. So können die Bindungslosigkeit und Ein-samkeit, innere Leere und Traumata dann anders verarbeitet werden als mit einem Surrogat wie Alkohol. Die zwölf Schritte des Pro-gramms der Anonymen Alkoholiker, das unzähligen Menschen hilft, ihre Sucht zu bewältigen, basieren auf einem konfessionsneu-tralen Transzendenzbegriff. Der Glaube an eine höhere Macht plus Bindung an eine Gruppe und dem Erleben, sein Leben wirksam beeinflussen zu können.

Es muss dabei nicht unbedingt der Glaube an ein höheres Wesen sein. Es reicht, überhaupt einen Sinn im Leben zu sehen. Men-schen, die ein glückliches Leben führen, haben eine Erfüllung in dem gefunden, was sie tun und wie sie es tun. Ein Leben ohne Sinn wird als leer und wertlos empfunden und führt häufig zu einer ne-gativen Selbstsicht. Ein Leben wird als sinnvoll empfunden, wenn man für etwas lebt, an das man glaubt.

Der Mensch sucht meist nach dem Sinn des übergreifenden Gan-zen. Wenn er das gefunden hat, was glaub*würdig* für ihn ist, erfährt er Konsistenz.

Meditation

Ein Mensch setzt sich hin, schließt die Augen und macht gar nichts. Was soll das denn bringen? Viele Menschen blicken skeptisch auf Yogis, Meditierende oder Menschen, die im Park in Zeitlupe barfuß merkwürdige Bewegungen machen. Und dann gibt es noch die, die in Gruppen laut »Om Namah Shivaya« singen.

Jeder hat sie, die Freunde, die ein bisschen militant die Yogastunde verherrlichen und von dem Effekt schwärmen. Alles Spinner? Zumindest die Forschung nimmt sie in letzter Zeit sehr ernst. Was genau ist dieser Effekt, den Menschen erhalten, wenn sie meditieren oder den Hintern in die Luft strecken und in der Asana-Übung »Herabschauender Hund« versinken?

Was man herausgefunden hat, ist wirklich atemberaubend: Meditation hat offenbar die Fähigkeit, Hirnstrukturen, die etwa durch eine Depression verändert sind, neu zu modellieren. In mehreren Studien konnten Wissenschaftler nachweisen, dass nach nur acht Wochen Training mit täglich 45 Minuten Übungsdauer eine signifikante Verdichtung der Hirnsubstanz im Hippocampus messbar ist – einer Struktur, die bei Dauerstress oder ausgeprägter Depression durch einen hohen Cortisolspiegel geschädigt werden kann.[56]

Aber das ist noch nicht alles: Auch die Partnerin des Hippocampus – die Amygdala – war verändert: Sie meditierte gleich mit und war »gechillt«, so dass sie nicht dauerhaft in Alarmbereitschaft war und weniger Angstsignale senden konnte.

Das allein ist schon enorm. Aber Praktiken, die eine hohe geistige Präsenz erfordern, können noch mehr. Sie können dabei helfen, Körperempfindungen, Emotionen und Gedankenbeobachten wahrzunehmen, um starre Reaktionsmuster zu erkennen. Das macht den Weg für neue oder alternative Sicht- und Reaktionsweisen frei.

Dass Yoga sowohl allein als auch in der Gruppe erlebt werden kann und damit mal wieder Beziehungen und Kontakt ermöglicht, ist ein zusätzlicher Effekt. Beim Aufsagen oder Singen von Mantras in einer Gruppe entsteht ein Gleichklang, der mit Worten kaum zu beschreiben ist.

Mentales Training kann also nicht nur die Selbstwahrnehmung verbessern, sondern auch die Selbstregulierung. Ein Teil passiert ganz von allein, weil die Ruhe und Konzentration an sich das Nervensystem ganz automatisch herunterfahren. Einen weiteren Teil kann der Mensch selbst beitragen, indem er lernt, sich besser wahrzunehmen, kennenzulernen und einen anderen Umgang mit Schmerzen, Ängsten, Depressionen oder Süchten zu entwickeln. Wir Menschen richten uns gerne nach dem Motto: »Bloß nicht so viel herumsitzen, lieber etwas tun!« Es wäre hilfreich, diesen Satz ab und zu mal umzukehren in: »Tu nicht so viel, sitz lieber mal etwas rum!«

DIE PSYCHOHYGIENE

Bereits 1901 prägte der Psychiater Karl Robert Sommer den Begriff der »Psychohygiene« und gründete dafür 1923 gar einen Ausschuss und einen Verband, die sich mit dem Schutz und dem Erlangen der psychischen Gesundheit befassten. Im Lauf der Jahre wurden dann in der Schweiz und in anderen Ländern Gesellschaften für Psychohygiene gegründet. Diese widmeten sich vorwiegend den praktischen Aufgaben des psychischen Gesundheitsschutzes. Heinrich Meng, deutsch-schweizerischer Analytiker, bekleidete 1945 den ersten europäischen Lehrstuhl für Psychohygiene in Basel.

Es gibt Ratgeber, Studien, Methoden, Krankenkassenangebote, Berufsgenossenschaften und Firmen, die sich alle irgendwie mit Prävention befassen und damit versuchen, den Erhalt der Gesundheit zu unterstützen. Prävention für die Seele hat jedoch kaum Vorgaben. Yoga und Joggen sind ja nicht per se für die Seele zuständig. Es gibt Mammascreening, Darmkrebsvorsorge, und wer einmal im Jahr zum Zahnarzt geht, bekommt einen Bonus, wenn doch mal eine Krone notwendig ist. Es gibt aber keinen Bonus, wenn man sich der psychischen Gesundheit widmet, weil es für die Seele keine organisierte Prävention gibt. Es ist noch immer so, dass erst ein Schaden entstanden sein muss, bis Krankenkassen sich für die seelische Behandlung und Rekonvaleszenz zuständig fühlen.

Mein Wunsch, ähnlich wie beim Zahnarzt. Einmal im Quartal ein therapeutisches Gespräch und – bei Bedarf – zeitnah einen Platz beim gewählten Therapeuten für eine weitere Behandlung. Ich vermute, dass es die Hürden maßgeblich senken und Patienten sich nicht über Jahre quälen würden.

Wir nutzen und *benutzen* unsere Seele Tag und Nacht, und sie verdient nicht nur Aufmerksamkeit, sondern auch Pflege. Dennoch wissen die meisten Menschen kaum, was sie selbst tun können, um sie gesund zu erhalten. Psychohygiene ist nicht nur ein Begriff, es ist eine Haltung, die jeder zu sich selbst entwickeln kann. Meine drei Zauberworte der Psychohygiene heißen *Wahrnehmung*, *Achtsamkeit* und *Genuss*, um die psychische Widerstandskraft zu erhalten.

Wahrnehmung

Wir nehmen so viel wahr, dass wir es gar nicht mitkriegen. Das soll nicht verwirren, sondern klären. Wir beschränken uns häufig auf die Wahrnehmung, die von außen kommt und die gegebenenfalls im Inneren irgendetwas mit uns macht. Und was wir dann ratzfatz machen, ist bewerten. Wahrnehmungsübungen können uns dafür sensibilisieren zu beschreiben, was wir im Außen sehen und was wir im Innen erleben. Und zwar zunächst ohne Wertung!

Meine Patienten sind manchmal auf einer Parkbank zu finden. Sie sitzen da, gucken, hören, fühlen, nehmen wahr. Sie üben zu beschreiben, was sie alles wahrnehmen. Sie sind konzentriert, und wenn sie abgelenkt werden, kehren sie wieder zurück zur Wahrnehmung. Keine Interpretation, keine Vergleiche. Raus aus Schemata und Mustern, rein in die individuelle Beschreibung der wahrgenommenen Fakten. Es geht darum, die Dinge vorerst zu akzeptieren, wie sie sind, und festzustellen, dass das tragbar ist. Inneres Erleben samt aller unangenehmen Gefühle kann beeinflusst werden. Das hört sich leichter an, als es ist, denn die Bewertung grätscht uns immer dazwischen. Ausprobieren hilft und macht neue Erfahrungen möglich. Wahrscheinlich werden Sie, nachdem Sie die ersten Ambivalenzen zwischen »Das ist doch Quatsch« und »Ich bin auch neugierig« überwunden haben, feststellen, dass Ihre Atmung gleichmäßig und entspannt ist, ebenso wie Ihr Körper. Wenn Sie dann zum Schluss noch im Park sitzen und das ganze Mantra des Om Namah Shivaya vor sich hin sagen, kann Sie so schnell nichts aus der Ruhe bringen. Sie sind die Ruhe selbst.

Achtsamkeit und Genuss

Achtsamkeit ist Wertschätzung, für uns selbst, unsere Umgebung, andere Menschen und Dinge wie zum Beispiel Lebensmittel. Diese mit Bedacht und Langsamkeit auszuwählen, zuzubereiten und zu verzehren ist im Alltag schwer umsetzbar, aber als explizite Übung durchaus möglich.

Dazu gibt es eine einfache Übung: die Brotmeditation.

Kaufen Sie sich ein Brot und nehmen Sie eine halbe Scheibe davon. Machen Sie das an einem ruhigen Ort, zu Hause oder wo immer Sie keine Ablenkungsgeräusche haben. Nehmen Sie sich Zeit und folgen Sie diesem Ablauf:

- Setzen Sie sich bequem und aufrecht hin.
- Nehmen Sie das Brot in die Hand.

– Schließen Sie die Augen, und nehmen Sie ein paar gleichmäßige tiefe Atemzüge, wobei das Ausatmen ungefähr doppelt so lange dauern sollte wie das Einatmen.

Alles, was nun folgt, machen Sie sehr langsam und achten dabei auf das, was Sie alles wahrnehmen. Beschreiben Sie es still für sich, ohne Bewertung. Zwischen all den folgenden Schritten lassen Sie eine Pause, so lange, wie sie mögen.

– Betasten Sie das Brot, erfühlen Sie es mit Ihren Händen.
– Erspüren Sie es mit Ihren Lippen, Ihren Wangen und womit Sie wollen.
– Riechen Sie daran.
– Lecken Sie daran.
– Beißen Sie ein kleines Stück ab und lassen es im Mund »kreisen«.
– Kauen Sie langsam und lange.
– Wenn es Ihnen ausreicht, schlucken Sie runter.
– Verfahren Sie ebenso mit den weiteren Bissen, bis die Scheibe aufgegessen ist.
– Halten Sie die Augen noch geschlossen, und spüren Sie nach, was Sie erlebt haben, und versuchen Sie, es innerlich für sich zu formulieren.
– Wenn Sie zu mehreren sind, tauschen Sie sich über Ihre Erfahrungen aus.

Es ist möglich, dass sich Ihre Wahrnehmung für Brot daraufhin verändert. Sie können das selbstverständlich mit jedem Lebensmittel machen. Spannend ist das mit einem Schokoriegel. Es gibt Schokoriegel, die so süß sind, dass man sie tatsächlich nur schnell essen kann – aber das hat dann nichts mehr mit Genuss zu tun. Viel Spaß.

Es gibt noch andere Übungen, die geeignet sind, unsere psychische Hygiene zu fördern. Zum Beispiel solche, die wir anwenden können, wenn Gedanken und Gefühle uns piesacken und zermürben.

Stopp-Technik

Mindfucking.

Quälende Gedanken foltern in Dauerschleifen unser Gehirn. Die negativen Gedanken halten uns gefangen. Grübelspiralen fangen ganz harmlos an, und wir bekommen ihren Anfang gar nicht mit. Wir merken es erst, wenn wir mittendrin sind, und dann haben wir das Drumherum bereits verloren.

Ein Patient erlebte das seit Jahren und beschrieb eindrucksvoll sein individuelles Mindfucking so: »Ich sitze bei der Arbeit, bin konzentriert auf meine Vorgänge. Ich bearbeite Gerichtsakten. Wie ein Tier, das mich von hinten anfällt, schießt mir ein Gedanke in den Kopf. Er breitet sich aus wie heiße Lava, die alles andere verbrennt, was ich bis dato im Kopf hatte: *Das schaffst du nicht. Das kriegst du alles bis heute Abend niemals hin.*

Eigentlich reicht schon »Das schaffst du nicht«, um den Lavastrom zu starten. Alles, was folgt, geht ganz automatisch:

Ich muss das schaffen. Wenn ich das nicht schaffe, dann hab ich morgen noch mehr auf dem Tisch. Ich bin viel zu langsam. Andere schaffen viel mehr. Jeder kann sehen, dass ich hier gar nichts hinbekomme. Wenn das mein Vorgesetzter sieht, macht er mich rund. Er hat mich eh schon auf dem Kieker. Mir wird schlecht. Ich kann gar nicht mehr richtig gucken, die Buchstaben verschwimmen. Meine Hände sind klitschnass, und mir ist kalt. Ich kann den Job nicht mehr machen. Ich bin ein totaler Versager.

Das ist nicht das Ende dieses Gedankenmartyriums, aber es wird deutlich, dass solche psycho-physiologischen und biochemischen Stressabläufe in »Reflexgeschwindigkeit« ablaufen. Das gesamte Körper-Seele-System ordnet sich diesen Grübelspiralen unter und »überlässt« die Kontrolle willkürlich aufkommenden Dramen. Das Gefühl, nichts dagegen tun zu können, bedeutet, ausgeliefert zu sein, ohnmächtig. Das zu unterbrechen ist wie ein gedanklicher Kurzschluss, den ein Patient erlernen kann. Wenn ich mit Schussfahrt den Berg nach unten sause, ist es sinnvoll, rechtzeitig zu stoppen, bevor ich in ein Haus krache. Die Schwierigkeit ist mitzubekommen, dass ich mich auf einen geistigen Steilhang zubewege. Und noch bevor die Stopp-Technik greifen kann, ist es zwingend notwendig wahrnehmen zu können. Es ist einfacher, in etwas flacherem Terrain zu stoppen als am Steilhang. Wahrnehmen macht genau das möglich. Die Anfänge mitzukriegen.

Einige Sitzungen später war dem Patienten Folgendes möglich:

Das Arbeitsaufkommen hatte sich nicht geändert, und die Gedanken feuerten los: *Das schaffst du nicht, das kriegst du alles bis heute Abend niemals hin.*

STOPP!

Der Patient steht auf, wendet den Blick auf das Bild, das er sich zur Beruhigung und Entlastung aufgehängt hat. Es zeigt eine dschungelartige Landschaft in Costa Rica. Mit diesem Urlaub und dem Foto sind ausnahmslos positive Gefühle und Erinnerungen verknüpft. Er hatte in diesem Urlaub auch Herausforderungen gemeistert, auf die er sehr stolz ist. Er konzentriert sich auf all diese Erinnerungen, die wie ein schöner Film in ihm ablaufen, in dem er die oscarverdächtige Hauptrolle spielt. Gleichzeitig atmet er ruhig ein und aus, das heißt, er lenkt seine Aufmerksamkeit auf die Erinnerung und verknüpft sie mit dem aktuellen Tun des Atmens. Dann lenkt er seine Gedanken auf das, was ihm jetzt guttun würde. Er macht nicht immer das Gleiche. Er hatte in vielen Situationen ausprobiert, was hilfreich und wirksam ist. Er geht bewusst schlendernd in die Teeküche, kocht sich seinen Lieblingstee. Sein Körper ist ruhig, sein Geist geordnet, die Amygdala besänftigt, die Seele zufrieden, und den Magen wärmt ein leckerer Tee.

Üben, üben, üben.

Gerade dann, wenn uns etwas niederdrückt, ist es wichtig, dass wir uns ausgebildet haben, dem etwas entgegenzusetzen. Meist gucken wir auf die Veränderung der Situation oder des Menschen, von dem die Belastung ausgeht, aber tatsächlich ist unser Einfluss darauf gleich null. Wir können einen anderen nicht ändern, und wir können einen Aktenstapel auch nur bedingt ändern. Menschen versuchen das über Jahre und Jahrzehnte. Und manch eine Ehe startet noch immer mit der irrwitzigen Überzeugung: »Ach, das gewöhne ich ihm schon ab.« »Never ever«, kann ich da nur sagen.

Aber es geht natürlich auch noch so: die Freundin anrufen, sich verabreden, Sport machen – je nachdem, was uns auf positive Gedanken bringt. Anfänglich ist die Seele oft blockiert für kreative und freundliche Ideen für uns. Diesen inneren Schweinehund kennen wir alle.

Ich gebe meinen Patienten eine »Liste angenehmer Aktivitäten« mit, um sich diesem Thema langsam anzunähern und auszuprobieren, was eigentlich alles guttun würde. Diese Liste aus der Materialsammlung *Lehrbuch für Verhaltenstherapie* von Meinlschmidt, Schneider und Margraf zeigt 179 Möglichkeiten auf – irgendwas geht da immer.

Positive Überzeugung der eigenen Einflussnahme auf sich selbst ist der Schlüssel zur Entstressung. Sich rechtzeitig stoppen zu können ist die rettende Selbsthilfe, gedankliche und gefühlsmäßige

Umlenkung und die Neubewertung des eigenen inneren Erlebens. Es stärkt das Selbstwertgefühl, die Haltung zu sich selbst und anderen. Wir entwickeln eine Aufwärtsspirale und schrauben uns quasi aus dem schlechten Zustand heraus. Nichts anderes passiert eigentlich in einer Therapie. Damit sind Sie dann Ihr eigener Therapeut geworden.

Schlusswort

Viele Menschen verhalten sich heute immer gesundheitsbewusster: Wir kaufen im Bioladen ein, gehen zur Zahnreinigung und dokumentieren Trainingserfolge auf Instagram. Auch für unsere Güter sorgen wir: Wir bringen das Auto zur Inspektion und schließen selbst für unsere Kaffeemaschinen Wartungsverträge ab. Wir tun so viel für uns – nur unsere Seele vernachlässigen wir unbekümmert. Dabei ist sie so dankbar, wenn sie gehegt und gepflegt wird. Wir sollten Wartungsverträge für unsere Seele abschließen.

Manche ehemalige Patienten von mir haben das gemacht. Sie kommen ein- bis viermal im Jahr zum Seelen-Check, zum Seelen-Update. Es hilft ihnen, in der erlernten Stabilität zu bleiben. Sie haben Eigenverantwortung verinnerlicht und mit sich selbst einen Vertrag geschlossen, nämlich den, sich selbst und ihr wichtigstes Organ nicht mehr zu vergessen.

Kürzlich sorgte eine Rundmail der Web-Entwicklerin Madalyn Parker an ihren Chef und den Rest der Arbeitskollegen eines US-Software-Unternehmens für Schlagzeilen. Parker schrieb darin: »Hey Kollegen, ich bleibe heute und morgen zu Hause, um mich auf meine psychische Gesundheit zu konzentrieren. Hoffentlich bin ich nächste Woche in aller Frische zurück und wieder zu 100 Prozent leistungsfähig.«[57]

Von ihrem Chef und in sozialen Netzwerken bekam Parker für ihre Offenheit viel Applaus. Wie außergewöhnlich so eine ehrliche Krankmeldung ist, sieht man daran, dass daraus überhaupt eine Nachricht wurde, die in Zeitungen und Onlinediensten weltweit erschien. Immer mit positivem Grundton – das ist ein Schritt in die richtige Richtung. Vielleicht ist bald nichts Außergewöhnliches mehr daran, sich seiner seelischen Gesundheit so selbstverständlich zu widmen. Weil die Menschen endlich die Wertschätzung für die Seele gefunden haben, die sie verdient. Ich wünsche mir für Sie, dass Sie dieser Sichtweise durch dieses Buch vielleicht schon etwas nähergekommen sind.

Anhang

DANKSAGUNG

Mein inniger Dank gilt den Menschen, die voller Leidenschaft, energiegeladener Neugier und sehr viel Geduld am Entstehungsprozess dieses Buches beteiligt waren.

Das gilt insbesondere für meine Co-Autorin Jarka Kubsova. Ihr großartiges Engagement, ihre Frustrationstoleranz und ihr wunderbarer Schreibstil haben mich sehr bewegt. Voller Leidenschaft hat sie sich ebenso in die Materie eingearbeitet, wie sie mir immer wieder Fragen gestellt und psychologisch mitgedacht hat. So ist aus diesem Projekt, wie ich finde, ein großartiges Buch entstanden.

Mein Mann, Martin, meine Kinder Lisa und Sina, mein Schwiegersohn Silas und meine Enkel Patrice, Kadiel und Emmanuel sind tief in meinem Herzen und haben durch geduldiges Zuhören und Verständnis dieses Buch mitgeprägt. Also Emmanuel jetzt nicht so, der war zu der Zeit noch im Bauch. Ich danke euch sehr und bin gerührt, wie ihr hinter mir steht. Selbst nächtelanges Lesen und Schreiben, versaute Wochenenden und gestresste Stimmung konnten offensichtlich keinen von euch davon abhalten, mir nah zu sein. Ihr seid wunderbare Menschen.

Natürlich gehören zu meiner gesamten Familie noch viele Menschen mehr. Besonders erwähnen möchte ich meine Eltern, Inna und Wolf-Dieter. Auch ihr habt euren Anteil an der Entstehung dieses Buches. Telefonate zur Entspannung, essen gehen, um einfach mal auf andere Gedanken zu kommen. Danke, das war sehr entlastend. Auch mit Eka, meiner Tagebuch-Tante, konnte ich, wann immer ich es brauchte, telefonieren, gern auch spätabends. Das ist dann doch das Gute, dass sie in den USA lebt.

Danke an den ganzen Familienclan in Deutschland und Amerika.

Meine Freundinnen Anna und Reingard richteten mich auf, wenn ich keinen sinnvollen Satz mehr formulieren konnte, und Moni ging mit mir spazieren, was, wie nun bekannt, eine bilaterale Stimulation der Hirnhälften auslöst – und mich beruhigte.

Bea, Bernadette, Sven, Natalja, Karen, Andrea, Nicole, Ilona und Sibylle: Ihr alle habt geduldig und zugewandt meinen Rückzug ausgehalten. Danke, dass keiner Druck gemacht hat, keiner beleidigt war und wir jetzt einfach da weitermachen, wo ich vor einigen Monaten ausgestiegen bin.

Danke euch allen.

Der Agentur, Landwehr & Cie. in Berlin, insbesondere Florian Glässing, meinen respektvollen Dank. Es war alles so aufregend, und du hast mich wunderbar und für wirklich jede Frage offen durch den ganzen Prozess der ersten Schritte des Projekts »Buch« geführt. Den Kollegen in der Agentur danke ich für das Vertrauen in die Idee, und dass sie es in ihre Obhut genommen haben.

Und nun endlich meinen Dank an die Verlagsgruppe Random House und an den Verlag, der wie kein anderer so stimmig für dieses Buch ist: MOSAIK und deren Programmchefin Monika König. Es war mir eine Ehre, Sie und das großartige Team kennengelernt zu haben.

Es konnte eigentlich kein anderer Verlag werden, weil Menschen auch aus einzelnen Mosaiksteinchen bestehen, die ihrem Leben die Form und Farbe geben, so dass daraus ein ganzes, erkennbares Bild wird.

Johannes Engelke, mein Lektor und auch in späten Abendstunden telefonischer Gesprächspartner bei allen möglichen Fragen. Ihnen meinen ganzen Respekt für so viel Engagement, Interesse, Neugier, Förderung, Entlastung und große Unterstützung, dass es so lange hin und her gehen durfte, bis es stimmig war. Vielen herzlichen Dank für die Geduld.

Meinen Dank auch an Bettina Seidel, die ich bereits ein Jahr vor Erscheinen auf der Leipziger Buchmesse kennengelernt hatte und die mir schon so lange im Voraus jegliches Lampenfieber nahm, so dass ich dem Erscheinungstermin entspannt entgegensehen konnte.

Und zu guter Letzt, ganz wichtig! Danke an all meine Patienten, die mir ihr Vertrauen geschenkt haben, sie auf ihrem Weg ein Stück zu begleiten. Sie haben dieses Buch mit Leben gefüllt. Einige werden sich in Teilen wiedererkennen, aber auch nur sie allein, keinem anderen soll dies möglich sein, das war mir wichtig.

QUELLENVERZEICHNIS

1 Roth, Gerhard; Strüber, Nicole: Wie das Gehirn die Seele macht. Klett-Cotta 2014.

2 Ebd.

3 Ebd.

4 Ebd.

5 Ebd.

6 Strüber, Nicole: Die erste Bindung. Klett Cotta 2017.

7 Oldham, John; Morris, Lois: Ihr Persönlichkeitsportrait. Verlag Dietmar Klotz 2007.

8 Roth, Gerhard; Strüber, Nicole: Wie das Gehirn die Seele macht. Klett-Cotta 2014.

9 www.sueddeutsche.de/gesundheit/psychologie-sensible-kinder-wilder-loewenzahn-fragile-orchidee-1.1040879 – Zuletzt abgerufen: 18.10.2017.

10 www.spektrum.de/lexikon/biologie/beobachtungslernen/7982 – Zuletzt abgerufen am 19.10.2017.

11 Glaesmer, Heide; Brähler, Elmar: Die Langzeitfolgen des Zweiten Weltkrieges in der deutschen Bevölkerung: Epidemiologische Befunde und deren klinische Bedeutung. Psychotherapeuten Journal 2011.

12 Ebd.

13 www.welt.de/geschichte/zweiter-weltkrieg/article132502055/Millionen-Deutsche-leiden-an-Weltkriegs-Traumata.html – Zuletzt abgerufen am 19.10.2017.

14 www.wissenschaft.de/leben-umwelt/genforschung/-/journal_content/56/12054/2553445/Die-Angst-schlummert-in-den-Genen – Zuletzt abgerufen am 28.09.2017.

15 www.dasgehirn.info/grundlagen/kindliches-gehirn/wie-die-schwangere-so-die-kinder – Zuletzt abgerufen am 19.10.2017.

16 www.br.de/radio/bayern2/sendungen/radiowissen/mensch-natur-umwelt/epigenetik-erbgut-vererbung100.html – Zuletzt abgerufen am 19.10.2017.

17 Schwartz, Steven: Wie Pawlow auf den Hund kam. Beltz 1988.

18 Ebd.

19 Grawe, Klaus: Neuropsychotherapie. Hogrefe 2004.

20 Ebd.

21 Ebd.

22 Potreck-Rose, Friederike; Jacob, Gitta: Selbstzuwendung, Selbstakzeptanz, Selbstvertrauen. Klett-Cotta 2016.

23 Potreck-Rose, Friederike; Jacob, Gitta: Selbstzuwendung, Selbstakzeptanz, Selbstvertrauen. Klett-Cotta 2003.

24 Grawe, Klaus: Neuropsychotherapie. Hogrefe 2004.

25 Roth, Gerhard: Bildung braucht Persönlichkeit. Klett-Cotta 2015.

26 Grawe, Klaus: Neuropsychotherapie. Hogrefe 2004.

27 Höllrigl, Tanja: Schematherapie und Persönlichkeitsstörungen. Diplomica Verlag 2010.

28 Roth, Gerhard: Bildung braucht Persönlichkeit. Klett-Cotta 2015.

29 Grawe, Klaus: Neuropsychotherapie. Hogrefe 2004.

30 Sachse, Rainer: Klärungsorientierte Psychotherapie von Persönlichkeitsstörungen: Grundlagen und Konzepte. Hogrefe 2011.

31 Oldham, John M.; Morris, Lois B.: Ihr Persönlichkeits-Portrait: Warum Sie genauso denken, lieben und sich verhalten, wie Sie es tun. Verlag Dietmar Klotz 2007.

32 Sachse, Rainer: Klärungsorientierte Psychotherapie von Persönlichkeitsstörungen: Grundlagen und Konzepte. Hogrefe 2011.

33 www.spektrum.de/news/borderline-persoenlichkeitsstoerung-emotionaler-ausnahmezustand/1455643 – Zuletzt abgerufen am 19.10.2017.

34 Grawe, Klaus: Neuropsychotherapie. Hogrefe 2004.

35 www.jogmap.de/civic4/?q=node/30621 – Zuletzt abgerufen am 28.09.2017.

36 Siehe www.welt.de/reportage/article137261639/Frau-42-erfolgreich-Und-trotzdem-Panikstoerung.html – Zuletzt abgerufen am 06.10.2017

37 Roth, Gerhard; Strüber, Nicole: Wie das Gehirn die Seele macht. Klett-Cotta 2014.

38 Ebd.

39 Brisch, Karl Heinz (Hg.): Bindung und Sucht. Klett-Cotta 2015.

40 www.sciencedaily.com/releases/2017/01/170124140855.htm – Zuletzt abgerufen am 19.10.2017.

41 Roth, Gerhard; Strüber, Nicole: Wie das Gehirn die Seele macht. Klett-Cotta 2014.

42 Ebd.

43 Spielberg, Rüdiger: Informationsverarbeitungsprozesse bei Patienten mit posttraumatischer Verbitterungsstörung. Dissertation 2006.

44 Ebd.

45 Brisch, Karl Heinz (Hg.): Bindung und Sucht. Klett-Cotta 2015.

46 www.huffingtonpost.com/jeanpaul-bedard/something-that-almost-wor_b_6343608.html – Zuletzt abgerufen am 19.10.2017.

47 https://de.wikipedia.org/wiki/Rat_Park – Zuletzt abgerufen am 28.09.2017.

48 www.spektrum.de/news/warum-wir-an-die-seele-glauben/1379699 – Zuletzt abgerufen am 28.09.2017.

49 Rüegg, Johann Caspar: Gehirn, Psyche und Körper: Neurobiologie von Psychosomatik und Psychotherapie. Schattauer 2006.

50 Spitzer, Carsten; Meyer, Thomas; Herrmann-Lingen, Christoph: Komplexe Traumatisierung und körperliche Gesundheit. Assoziation von Kindesmisshandlungen und koronarer Herzkrankheit. Psychotherapeut 2016.

51 www.wissenschaft.de/leben-umwelt/hirnforschung/-/journal_content/56/12054/1146733/Soziale-Ausgrenzung-%C3%A4hnelt-k%C3%B6rperlichem-Schmerz/ – Zuletzt abgerufen am 28.09.2017.

52 https://idw-online.de/de/news626545 – Zuletzt abgerufen am 28.09.2017.

53 www.geo.de/magazine/geo-magazin/23964-geo-nr-06-2017-heilsamer-rausch – Zuletzt abgerufen am 28.09.2017.

54 Ebd.

55 Stauss, Konrad: Bonding Psychotherapie. Grundlagen und Methoden. Kösel 2006.

56 www.deutschlandfunknova.de/beitrag/neurowissenschaft-wie-meditation-im-hirn-wirkt – Zuletzt abgerufen am 28.09.2017.

57 www.berliner-zeitung.de/panorama/-mental-health--mitarbeiterin-meldet-sich-krank-und-erhaelt-lob-vom-chef-27955456 – Zuletzt abgerufen am 28.09.2017.

WICHTIGE STUDIEN

Autor(en)	Titel der Studie	Erscheinungsjahr	Zeitschrift
Blauth, Griffin, Harrison, Klinger, Newman, Pugsley, Smith, Taylor, Treasure, Venn	Neuropsychologic alterations after cardiac operation	1988	Journal of Thoracic Cardiovascular Surgery
Ebert, Walzer, Huth, Herrmann	Early neurobehavioral disorders after cardiac surgery: a comparative analysis of coronary artery bypass graft surgery and valve replacement	2001	Journal of Cardiothoracic Vascular Anesthesia
Kapfhammer	Trauma and stressor-related disorders: diagnostic conceptualization in DSM-5	2014	Nervenarzt
Obergriesser, Ende, Braus, Henn	Long-term follow-up of magnetic resonance-detectable choline signal changes in the hippocampus of patients treated with electroconvulsive therapy	2003	Journal of Clinical Psychiatry
Israel, Manegold	Elektrischer Sturm Definition, Häufigkeit, Ursachen und prognostische Implikationen	2014	German Journal of Cardiac Pacing and Electrophysiology
Brockmann, Schlüter, Eckert	Die Frankfurt-Hamburg Langzeit-Psychotherapiestudie	2001	Langzeitpsychotherapie, Kohlhammer Verlag

LESENS- UND HÖRENSWERTES

Nipun Aggarwal: Om chanting. 108 times – CD
Christoph Joseph Ahlers: Himmel auf Erden und Hölle im Kopf
Albus, Herrmann-Lingen, Titcher (Hg.): Psychokardiologie.
   Ein Praxisleitfaden für Ärzte und Psychologen
Christian Albus, Volker Köllner (Hg.): Psychotherapie im Dialog:
   Psychokardiologie
Marc Arnoud Arntz, Gitta Jacob: Schematherapie in der Praxis
Marc Aurel: Selbstbetrachtungen
Sven Barnow: Persönlichkeitsstörungen
Amon Barth: Breit. Mein Leben als Kiffer
Martina Belz, Jan Philipp Klein: Psychotherapie chronischer Depression
Sabine Bode: Kriegsenkel. Die Erben der vergessenen Generation
Sabine Bode: Die vergessene Generation. Die Kriegskinder brechen ihr
   Schweigen
Aron Ronald Bodenheimer: Warum? Von der Obszönität des Fragens
Raphael M. Bonelli: Männlicher Narzissmus
Jorge Bucay: Komm, ich erzähl dir eine Geschichte
Ulrich Clement: Think Love
John P. Forsyth, Georg H. Eifert: Mit Ängsten und Sorgen erfolgreich
   umgehen. Ein Ratgeber für den achtsamen Weg in ein erfülltes Leben
   mit Hilfe von ACT (acceptance and commitment therapy)
Delia Grasberger: Autogenes Training – Buch und CD
Friedrich Hainbuch: Progressive Muskelentspannung – Buch und CD
Thomas A. Harris: Ich bin o.k., du bist o.k.
Martin Hautzinger: Kognitive Verhaltenstherapie bei Depressionen
Martin Hautzinger, Elisabeth Thies: Klinische Psychologie
Annika Isterling: Ankommen. Deine Yogapraxis für zu Hause
Kelly Koerner: Praxisbuch DBT. Strategien der Dialektisch-Behavioralen
   Therapie
Margraf, Meinlschmidt, Silvia Schneider (Hg.): Lehrbuch der Verhaltens-
   therapie
Mercury Max: Om Namah Shivaya – CD

Rolf Merkle: Ich höre auf, ehrlich

Rosemarie Portmann: Sozialkompetenz. Grundlagen und mehr als
    80 Spiele

Luise Reddemann: Kriegskinder und Kriegsenkel in der Psychotherapie

Gerhard Roth: Wie das Gehirn die Seele macht

Matt Ruff: Ich und die anderen

Rainer Schandry: Biologische Psychologie

Friedemann Schulz von Thun: Miteinander reden 1+2

Stefanie Stahl: Das Kind in dir muss Heimat finden

Claus Vögele: Klinische Psychologie. Körperliche Erkrankungen
    kompakt

Jürg Willi: Die Zweierbeziehung

REGISTER

Anhang